Thümler
Die Parkinson-
Krankheit
Mehr wissen –
besser verstehen

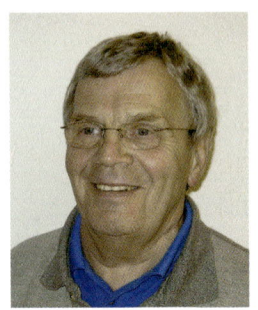

Der Autor

Prof. Dr. med. Reiner Thümler, geb. 1941, war von 1982 bis 2004 Chefarzt der Abteilung für Neurologie und Neurologische Rehabilitation der Rheinhessen-Fachklinik Alzey. Seitdem betreibt er eine neurologische Privatpraxis in Mainz. Die Schwerpunkte seiner Tätigkeit sind Parkinson, Multiple Sklerose, Schindel und Epilepsie. Er hat ca. 50 Buch- und Zeitschriftenbeiträge veröffentlicht und war mit wissenschaftlichen Untersuchungen an der Vorbereitung und Durchführung der D1- und D2-Raumfahrtmission in den 70er-Jahren beteiligt.

Für Sara Marie

Prof. Dr. med. Reiner Thümler

Die Parkinson-Krankheit

Mehr wissen –
besser verstehen

▌ Diagnose, Verläufe und neue Therapien:
Hilfreiche Antworten auf die
172 häufigsten Fragen

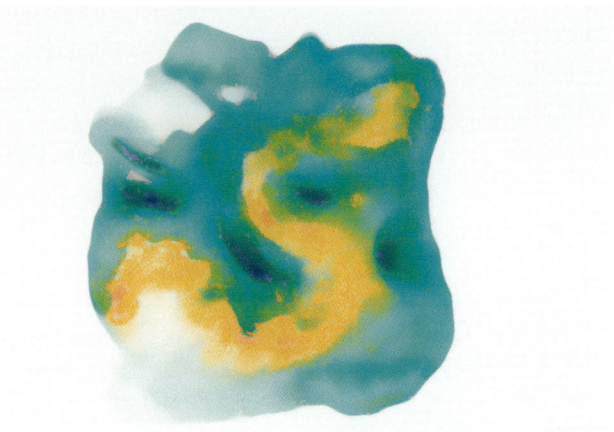

Empfohlen von der Deutschen
Parkinson Vereinigung e.V.

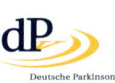

Deutsche Parkinson
Vereinigung e.V.

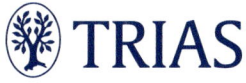 TRIAS

Inhalt

Ursachen

Wie entsteht die Parkinson-Krankheit?

Symptome

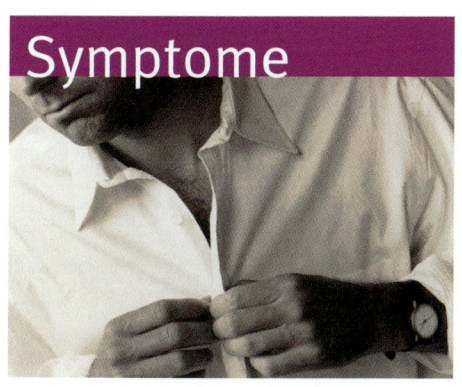

Wie zeigt sich die Erkrankung?

Inhalt

Diagnose

Die Krankheit erkennen

Therapie

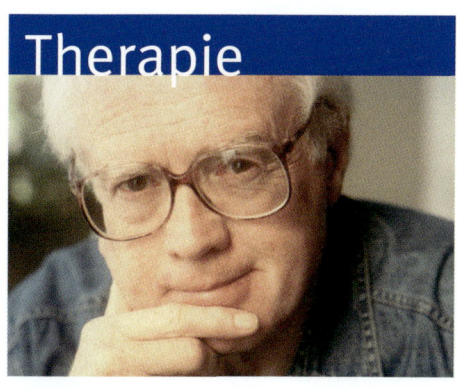

Wie der Arzt behandelt

Inhalt

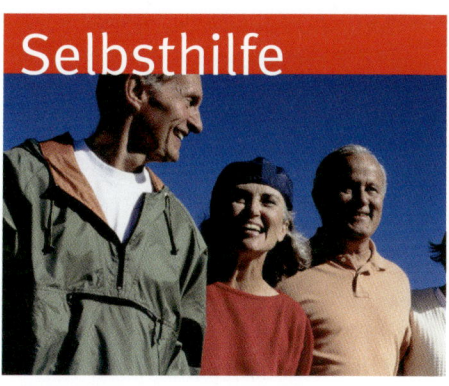

Selbsthilfe

Mit der Parkinson-Krankheit leben

Inhalt

Liebe Leserin, lieber Leser

Die Parkinson-Krankheit zählt mit etwa 150 000 Betroffenen zu den häufigsten neurologischen Krankheitsbildern. Die modernen Behandlungsmöglichkeiten haben die Lebensqualität der Parkinson-Patienten deutlich verbessert und deren Lebenserwartung erhöht. Trotz der enormen wissenschaftlichen Erfolge auf dem Gebiet der Parkinson-Forschung ist bis heute jedoch die Ursache dieser Erkrankung unbekannt. Parkinson-Behandlung bedeutet in der Regel die Langzeitbehandlung eines Patienten im mittleren oder höheren Lebensalter. Es ergeben sich daher nicht nur Fragen, die mit der Parkinson-Krankheit selbst zusammenhängen, sondern auch medizinische und soziale Probleme, die allgemein mit dem zunehmenden Alter des Menschen auftreten.

Seit der letzten Auflage 2001 hat die Parkinson-Forschung weitere Fortschritte hinsichtlich der therapeutischen und diagnostischen Möglichkeiten gemacht, die ich an in dieser vollständig überarbeiteten Auflage an Sie als Betroffene, an Ihre Angehörigen, Freunde und Bekannten weitergeben möchte.

Nach dem Motto »Besser verstehen – besser damit umgehen« hat für mich die Aufklärung über Art, Verlauf und Behandlungsmöglichkeiten des Parkinson-Syndroms einen hohen Stellenwert in der täglichen Praxis. Ich halte es für sinnvoll, dass der Patient zum Experten in eigener Sache wird. Je mehr Sie über Ihre Erkrankung wissen, desto besser verstehen Sie die einzelnen diagnostischen und therapeutischen Schritte.

Dieses Buch will Sie aber keinesfalls auffordern, Selbstdiagnostik und Eigenbehandlung durchzuführen. Die Behandlung kann nur und muss durch das vertrauensvolle Gespräch mit Ihrem behandelnden Arzt geschehen. Nur er kennt die Besonderheiten seiner einzelnen Parkinson-Patienten.

In den Medien werden Sie vielleicht über neue Behandlungs- und Untersuchungsmethoden hören und lesen, die noch nicht Eingang in die medizinische Praxis gefunden haben. Auch darauf werde ich kurz eingehen und kritisch Stellung nehmen.

Nach Erscheinen der 2. Auflage habe ich viele Zuschriften von Betroffenen mit der Bitte erhalten, noch eingehender auf bestimmte Fragestellungen einzugehen. Ich habe verschiedene Vorschläge dankbar aufgenommen, musste aber auch einige Informationen streichen, um den Gesamtumfang nicht wesentlich zu vergrößern.

Besonderes Anliegen dieses Buches ist es auch, auf Einzelbeschwerden, die entweder im Zusammenhang mit der Parkinson-Erkrankung selbst stehen oder durch die medikamentöse Behandlung verursacht werden, einzugehen und Hilfen anzubieten. Sie erhalten auch Tipps, um Ihre Alltagsprobleme zu meistern.

Um Ihnen die Zusammenhänge des Krankheitsbildes besser verständlich zu machen, werde ich nach Möglichkeit auf medizinische Fachausdrücke verzichten oder sie zusammen mit der deutschen Übersetzung anführen. Fachausdrücke und Medikamentennamen werden bei den einzelnen Fragen bewusst wiederholt erklärt. Die einzelnen Abbildungen sollen Ihnen das Verständnis erleichtern.

Die Diagnose Parkinson-Krankheit ist eine klinische Diagnose, die durch die spezielle Krankengeschichte (Anamnese) und die neurologische Untersuchung gestellt wird. Moderne bildgebende Untersuchungsverfahren wie PET und SPECT können jedoch bei der Abgrenzung von anderen Krankheitsbildern helfen. In einzelnen Fällen wird Ihr Arzt Ihnen bestimmte Zusatzuntersuchungen vorschlagen, die an entsprechender Stelle kurz erläutert werden.

Ich habe versucht, die Fragen nach dem aktuellen Forschungs- und Wissensstand und meinen persönlichen Erfahrungen zu beantworten. Ich möchte Sie als Leser erneut um kritische Anmerkungen und Anregungen bitten.

Bei den Mitarbeitern des TRIAS Verlags bedanke ich mich für die sehr angenehme Zusammenarbeit

Mainz, im Frühjahr 2006

Reiner Thümler

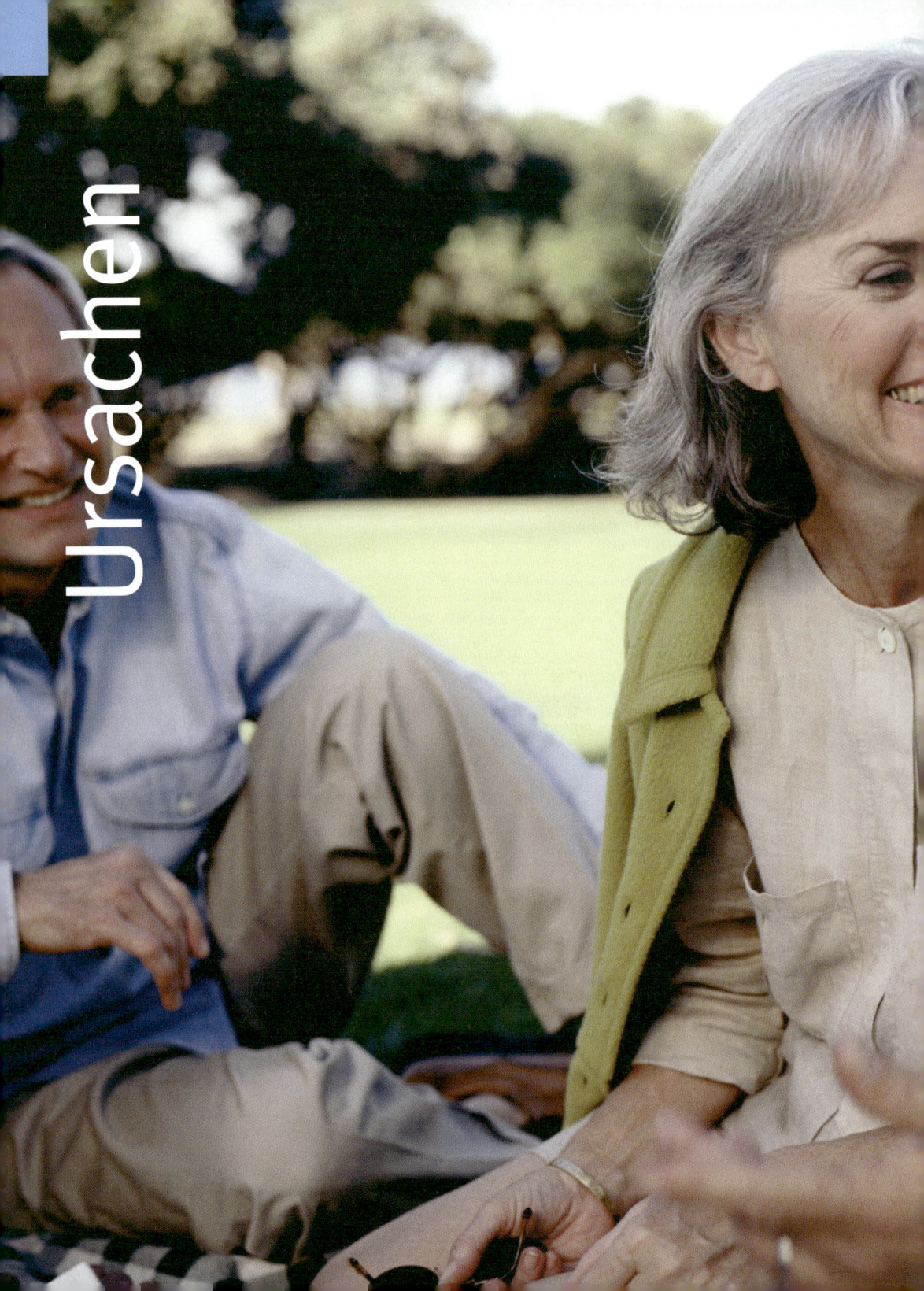

Ursachen

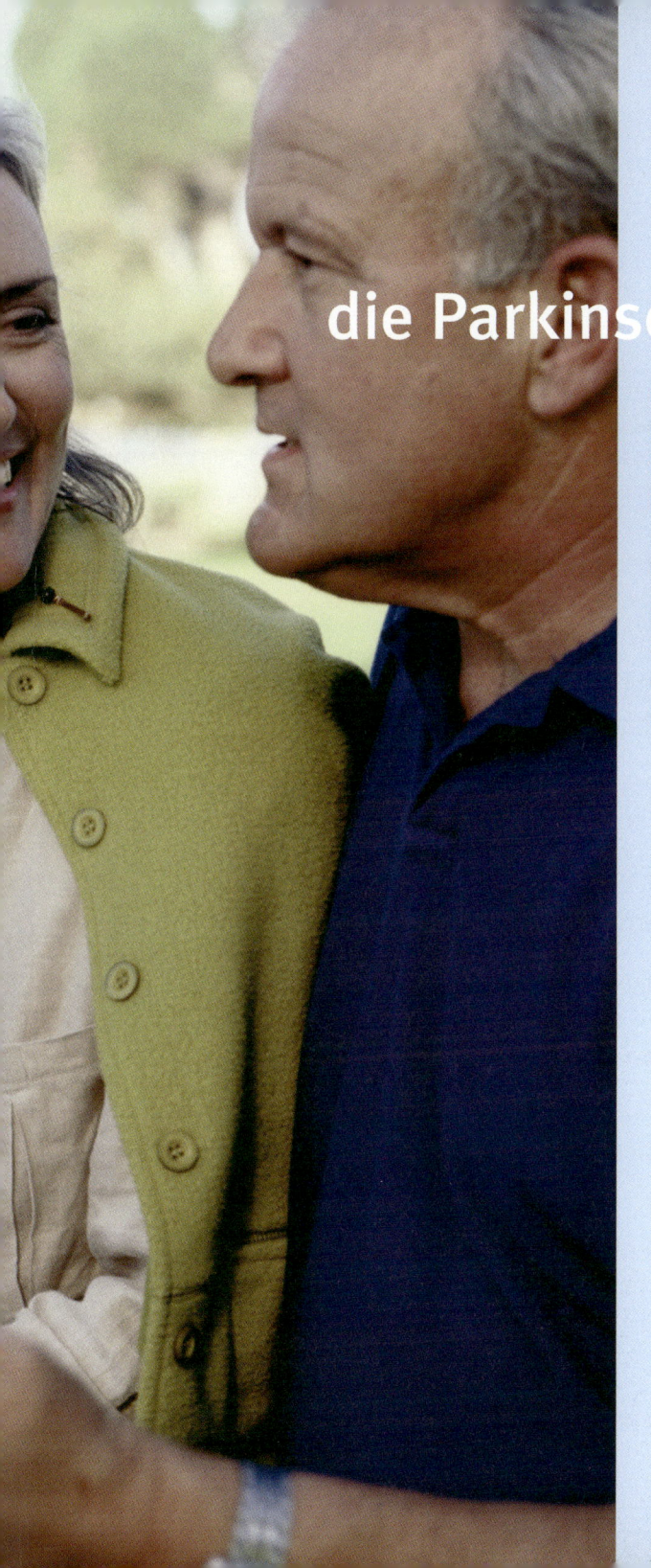

Wie entsteht die Parkinson-Krankheit?

Man weiß heute ziemlich genau, welche Nervenzellen im Gehirn von Parkinson-Kranken untergehen und so die Erkrankung herbeiführen. Was man jedoch noch nicht so genau weiß, ist, warum sie absterben. Hier gibt es verschiedene Überlegungen, die wir Ihnen im Folgenden vorstellen.

Grundlagen

In den ersten acht Fragen und Antworten erläutern wir kurz Zahlen und Fakten zur Parkinson-Krankheit, beispielsweise wie viele Menschen welchen Alters betroffen sind. Natürlich beginnen wir mit den Fragen, woher die Bezeichnung »Parkinson-Krankheit« bzw. die wenig treffende Bezeichnung »Schüttellähmung« stammen.

1 Woher stammt die Bezeichnung »Parkinson-Krankheit«?

James Parkinson (1755–1824), ein englischer Landarzt (Chirurg) aus einem damaligen Vorort Londons, hat 1817 ein kleines Buch mit dem Titel »An essay on the shaking palsy« (Eine Abhandlung über die Schüttellähmung) herausgegeben. Anhand von sechs Fällen beschreibt er in dieser Abhandlung die wesentlichsten Merkmale der nach ihm benannten Erkrankung. Vier Patienten hatten sich in seiner Praxis vorgestellt, zwei Patienten hatte er auf der Straße angesprochen. Erstaunlich ist die bis heute gültige Beschreibung dieser Erkrankung:

»Beginn mit leichtem Zittern der Hände und leichter Schwäche … Drang, den Oberkörper vorzubeugen … zunehmende Gangschwierigkeiten mit Stürzen … das Schreiben falle zunehmend schwerer … die Sprache werde unverständlich … Kauen und Schlucken beschwerlich.« Zu dieser Zeit war das Nervensystem noch nicht bekannt. Parkinson nahm eine Schwellung im Halsmarkbereich an, wodurch das »Nervenfluidum« unterbrochen werde. Wenn wir heute »Nervenfluidum« mit dem Botenstoff Dopamin übersetzen würden, läge seine Vorstellung gar nicht so fern. Als Therapie bot Parkinson die seiner Zeit üblichen Methoden wie Aderlass, Schröpfen und Eiterablassen an. Der berühmte französische Arzt Charcot hat erst etwa ein halbes Jahrhundert später diese Erkrankung als einheitliches Krankheitsbild erkannt und sie nach dem Erstbeschreiber »maladie de Parkinson« (Parkinson-Krankheit) genannt.

Die Begriffe parkinsonsche Krankheit, Morbus Parkinson (lat. Morbus = Krankheit), idiopathisches Parkinson-Syndrom (IPS), idiopathische Parkinson-Krankheit werden für ein und dasselbe Krankheitsbild benutzt. Ein Syndrom ist ein Krankheitsbild, das mit stets den gleichen Krankheitszeichen einhergeht. Idiopathisch bedeutet soviel wie: ohne erkennbare Ursache entstanden. Das Parkinson-Syndrom noch ungeklärter Ursache wird auch als primäres Parkinson-Syndrom bezeichnet. Es betrifft mit etwa 80 % die größte Gruppe der Parkinson-Patienten. Wir werden in diesem Buch vorwiegend die Bezeichnung Parkinson-Krankheit für das idiopathische Parkinson-Syndrom benutzen.

2 Was bedeutet »Schüttellähmung«?

Zittern (Tremor) wurde von James Parkinson als ein sehr auffälliges Zeichen bei den von ihm untersuchten Patienten angesehen. Die von Parkinson gewählte lateinische Bezeichnung »agitans« wurde mit »Schüttel-« ins Deutsche übersetzt. Die gleichzeitig bestehende Bewegungsverlangsamung hat James Parkinson als Lähmung fehlgedeutet, sodass er die Bezeichnung Paralysis agitans (»Schüttellähmung«) wählte. Heute wissen wir, dass die Bewegungsverlangsamung bei Parkinson-Kranken nicht Folge einer Lähmung wie etwa bei Schlaganfallspatienten ist. Die Kraftentwicklung ist bei Parkinson-Patienten in der Regel nicht gemindert. Auf der anderen Seite wissen wir auch, dass es eine große Anzahl von Parkinson-Patienten gibt, die kein Zittern, also keinen Tremor entwickeln.

3 Wie häufig ist die Parkinson-Krankheit bei uns?

Die Parkinson-Krankheit gehört zu den häufigsten neurologischen Krankheitsbildern. Nach einer Erhebung aus Schleswig-Holstein leiden 183 Patienten von 100 000 Einwohnern in dieser Region an der Parkinson-Krankheit. Die Erkrankungshäufigkeit steigt mit zunehmendem Alter und wird aufgrund der zu erwartenden Altersentwicklung weiter zunehmen: 10 % der Patienten erkranken vor dem 40. Lebensjahr, 30 % vor dem 50. Lebensjahr und 40 % zwischen dem 50. und 60. Lebensjahr. In der Altersgruppe der über 65-Jährigen ist durchschnittlich jede 100. Person ein Parkinson-Kranker.

> **INFO**
>
> Anteil der Parkinson-Patienten an der Gesamtbevölkerung:
>
> - 1,4 % bei den 55-Jährigen,
> - 2,0 % bei den 65-Jährigen,
> - 3,4 % bei den 75-Jährigen.

Die Zahl der Neuerkrankten zum Zeitpunkt der Untersuchung (Inzidenzrate) wird mit durchschnittlich 20 pro 100 000 angegeben. Die Neuerkrankungsrate pro Jahr steigt nach einer neueren amerikanischen Studie mit zunehmendem Alter von 5,3 (zwischen dem 40. und 49. Lebensjahr) auf 254 (zwischen dem 70. und 79. Lebensjahr) pro 100 000 Einwohner und sinkt ab dem 80. Lebensjahr auf 155 pro 100 000 Einwohner ab. Eine deutsche Untersuchung zeigt, dass oberhalb des 65. Lebensjahres 713 von 100 000 Einwohnern erkranken. Nach verschiedenen Untersuchungen und Hochrechnungen rechnet man mit etwa 150 000 bis 200 000 Parkinson-Kranken in Deutschland.

4 Wie häufig ist sie in anderen Ländern?

In den USA und Europa scheint die Parkinson-Erkrankung etwa gleich häufig zu sein. In Südeuropa, Afrika, Japan und China erkranken aus noch unbekannten Gründen weniger Patienten als in den westlichen Staaten. Die Frage, ob es wesentliche Unter-

INFO

Faktoren, die für die unterschiedliche Häufigkeit Erkrankungsraten diskutiert werden:

▪ Klimatische Verhältnisse,
▪ Industrialisierungsgrad,
▪ Ernährungsgewohnheiten,
▪ soziokulturelle Faktoren.

schiede in Bezug auf klimatische Verhältnisse, Industrialisierungsgrad, Ernährungsgewohnheiten und andere soziokulturelle Faktoren gibt, hat besonders auch bei der Suche nach Ursachen für die Erkrankung Bedeutung.

5 In welchem Alter beginnt die Erkrankung?

Das mittlere Erkrankungsalter liegt zwischen dem 50. und 60. Lebensjahr. Nach dem 50. Lebensjahr steigt die Häufigkeit stark an und fällt im hohen Alter wieder ab.

In der angloamerikanischen Literatur spricht man von einem »juvenilen« Parkinson-Syndrom, wenn die Erkrankung vor dem 21. Lebensjahr, und von einem »young onset« Parkinson-Syndrom, wenn die Erkrankung zwischen dem 21. und 39. Lebensjahr diagnostiziert wird (etwa 10 % der Patienten). Parkinson-Patienten mit einem Krankheitsbeginn

INFO

Benennung der Parkinson-Krankheit nach ihrem Beginn:

▪ »Juveniles« Parkinson-Syndrom: Beginn vor dem 21. Lebensjahr,
▪ »Young onset« Parkinson-Syndrom: Beginn vor dem 40. Lebensjahr,
▪ »Late onset« Parkinson-Syndrom: Beginn nach dem 40. Lebensjahr,
▪ »Very late onset« Parkinson-Syndrom: Beginn nach dem 75. Lebensjahr.

vor dem 40. Lebensjahr haben in nahezu allen Bundesländern Kontaktstellen und Clubs für junge Parkinson-Kranke (Club U 40) gegründet. Diese Clubs helfen besonders bei Problemen in dieser Altersgruppe (Partnerschaft, Sexualität, Beruf).

6 Sind Männer und Frauen gleichermaßen betroffen?

Obwohl in zahlreichen Untersuchungen Männer etwas häufiger als Frauen betroffen waren, scheint nach genaueren Erhebungen keine Bevorzugung eines Geschlechts zu bestehen. In einer Stichprobenerhebung aus unserer Parkinson-Ambulanz waren Männer und Frauen etwa gleich häufig betroffen. Es könnte sein, dass bei Männern die Krankheit etwas früher diagnostiziert wird, wenn motorische Probleme die berufliche Leistungsfähigkeit beeinträchtigen. Da Frauen durchschnittlich eine höhere Lebenserwartung haben, ist für das höhere Alter ein Überwiegen weiblicher Parkinson-Patienten zu erwarten.

7 Haben Parkinson-Kranke eine verkürzte Lebenserwartung?

Mit der Weiterentwicklung der medikamentösen Parkinson-Therapie und mit der Verbesserung der Behandlung von Begleitkomplikationen hat sich die Lebenserwartung bei Parkinson-Patienten deutlich verbessert. Vor der Einführung der L-Dopa-Therapie war die Sterblichkeit bei Parkinson-Patienten fast dreimal so hoch wie in der entsprechenden Altersgruppe.

Als Todesursachen stehen bei Parkinson-Kranken, wie bei Personen gleichen Alters, Herz-Kreislauf-Erkrankungen, Krebserkrankungen und Schlaganfälle an vorderster Stelle.

8 Treten andere Erkrankungen gehäuft auf?

Parkinson-Patienten sollen im Vergleich zur altersgleichen Bevölkerung weniger häufig einen Herzinfarkt entwickeln. Warum Parkinson-Kranke seltener als die Vergleichsbevölkerung an Krebs- und Lebererkrankungen leiden, ist unbekannt. Das erhöhte Risiko, an den Folgen einer Pneumonie oder Grippe zu sterben, kann mit der allgemeinen Einschränkung der körperlichen Aktivität und mit dem Aspirationsrisiko bei Schluckstörungen erklärt werden. Schilddrüsenfunktionsstörungen, gutartige Schilddrüsentumoren, Zuckerkrankheit, Magenschleimhautentzündungen, Glaukom und Katarakt scheinen bei Parkinson-Patienten häufiger vorzukommen. Die Gründe hierfür sind im Einzelnen nicht geklärt. Etwa gleich häufig treten Schlaganfall und etwas seltener Bluthochdruck bei Parkinson-Patienten auf.

Mögliche Ursachen

Warum erkranken Menschen an der Parkinson-Krankheit? Die Frage nach dem Warum kann man heute leider noch nicht genau beantworten. Doch es gibt verschiedene mögliche Ursachen und zahlreiche Vermutungen, die wir im Einzelnen erläutern.

9 Was passiert im Gehirn?

Wenngleich die genaue Ursache der Parkinson-Krankheit nicht bekannt ist, weiß man heute doch ziemlich genau, wo die Schädigung im Gehirn entsteht und wie die einzelnen Krankheitszeichen zu erklären sind. Wir wissen heute, welche strukturellen Veränderungen (neuroanatomisch) und welche funktionellen Störungen (biochemisch, Botenstoffe) verantwortlich sind.

Botenstoffe (Neurotransmitter)

An einem stark vereinfachten Beispiel soll zunächst dargestellt werden, wie wir uns die Vorgänge im Gehirn bei einer willkürlichen Bewegung vorstellen können (siehe Abb. S. 23).

Bewegungsimpuls. Wenn wir z. B. den linken Arm bewegen wollen, muss in bestimmten Nervenzellen des Gehirns (Zerebrum) zunächst einmal ein Bewegungsimpuls erzeugt werden. Da unsere rechte Hirnhälfte für Bewegungen der linken Körperseite (und umgekehrt) verantwortlich ist, entsteht die Erregung in diesem Falle in der rechten Gehirnhälfte. Von hier aus wird der Bewegungsimpuls als elektrisches Signal durch das Großhirn und den Hirnstamm geführt, gelangt in den unteren Abschnitten des Hirnstammes auf die linke Seite, erreicht das Rückenmark und über die Armnerven schließlich die Muskeln des linken Armes.

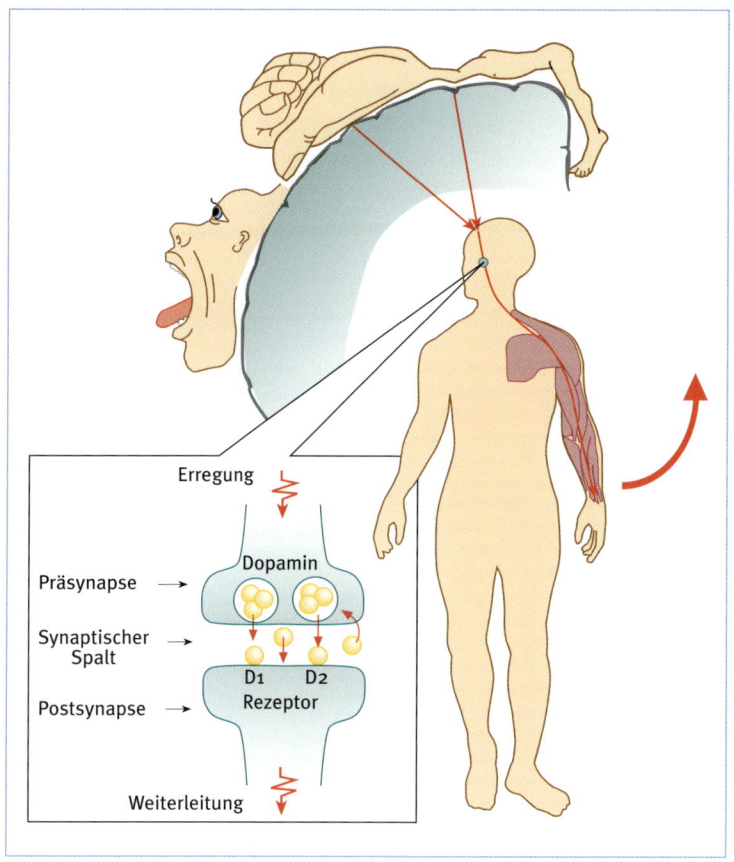

Erregung

Präsynapse →

Dopamin

Synaptischer
Spalt →

D₁   D₂
Rezeptor

Postsynapse →

Weiterleitung

◀ Schematische Darstellung der Erregungsfortleitung eines Bewegungsimpulses von den Hirnzellen zur Muskulatur (weitere Erläuterungen im Text).

Synapsen. Nun ist dieser Weg nicht direkt mit einem durchgehenden elektrischen Kabel vergleichbar. Die Nervenfasern sind an bestimmten Stellen unterbrochen, wo der ankommende Bewegungsimpuls nicht »elektrisch«, sondern »chemisch« weitergeleitet wird (siehe Ausschnittsvergrößerung in der Abbildung). Die Kontaktstellen zweier Nervenfasern werden Synapsen (griechisch synapsis = Verbindung) genannt. (Das klobige Endstück der ersten Nervenendigung heißt Präsynapse [prä = vor], der Anfangsteil der weiterleitenden Nervenfaser heißt Postsynapse [post = nach].)

Botenstoffe. Die chemischen Substanzen, die Reize von einer Nervenzelle auf eine andere übertragen, werden als Überträgerstoffe (Botenstoffe) oder Neurotransmitter bezeichnet (Transmitter = Überträger, Neuron = Nerv, also Überträger von Nervensignalen). Einer dieser Neurotransmitter ist die Substanz Dopamin, die beim Parkinson-Syndrom eine große Rolle spielt. Weitere Neurotransmitter sind zum Beispiel Acetylcholin, Glutamat und Serotonin.

INFO

Prinzip der Erregungsübertragung an einer Dopamin-Synapse

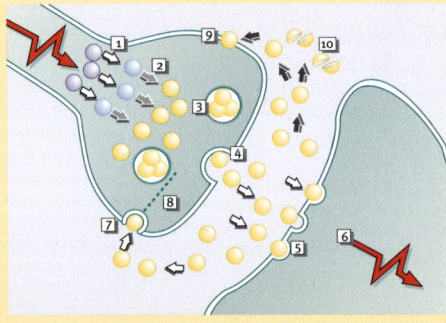

Die Abbildung zeigt, wie die Erregungsübertragung im Detail verläuft:

- Vorstufe für das Dopamin ist die Aminosäure Tyrosin, die über ein Enzym zu Dopa umgewandelt wird (1).
- Durch ein weiteres Enzym wird Dopa in aktives Dopamin überführt (2) und in Bläschen (Vesikel) gespeichert (3).
- Der elektrische Impuls bewirkt, dass das Dopamin in den synaptischen Spalt austritt (4).
- Die Erregungsfortleitung erfolgt dadurch, dass sich das Dopamin mit seinem Rezeptor des nachgeschalteten Nervs verbindet (5), der Nervenimpuls wird jetzt wieder elektrisch geleitet (6).
- Ein Teil des Dopamins wird an speziellen Rezeptoren der Präsynapse (Autorezeptoren) gebunden (7), um die Ausschüttung von Dopamin zu regulieren (8).
- Nicht benötigtes Dopamin wird entweder in die Nervenzelle zurücktransportiert (9) oder abgebaut (10) und ausgeschieden.

Das elektrische Nervensignal bewirkt am Nervenfaserende (Präsynapse), dass der hier gespeicherte Botenstoff Dopamin in den Spalt zwischen den Nervenendigungen (Synapsenspalt) austritt und sich mit speziellen Empfängern (Rezeptoren, lat. recipere = aufnehmen) des zweiten Nervs (Postsynapse) verbindet. An der Hülle (Membran) des zweiten Nervs befinden sich diese speziellen Empfänger (Dopamin-Rezeptoren). Nach dem Schlüssel-Schloss-Prinzip findet das Dopamin seinen Rezeptor und löst damit die Weiterleitung des Nervensignals aus.

Dopaminmangel. Im Gehirn von Parkinson-Kranken ist der Botenstoff Dopamin nicht mehr in ausreichendem Maße vorhanden, mit der Folge, dass Bewegungsimpulse nur ungenügend weitergeleitet werden und somit schließlich den Muskel auch nur unzureichend steuern können.

Strukturelle Veränderungen im Gehirn

Wie kommt es nun zu diesem Mangel an Dopamin? Bei Parkinson-Patienten kommt es aus bisher noch ungeklärter Ursache zu einem Untergang der Zellen in einem bestimmten Gehirnbereich im Hirnstamm – der schwarzen Substanz (Substantia nigra; siehe Abb.) – und in geringerer Ausprägung auch in anderen Hirnregionen. Areale abgestorbener Nervenzellen werden von so genannten Glia- und Stützzellen gefüllt, es verbleibt eine blasse narbige Struktur. Weitere Folge ist, dass die von der schwarzen Substanz zum Streifenkörper (Striatum) ziehenden dopaminhaltigen Fasern untergehen und somit das Dopamin für die Erregungsübertragung an den Nervenkontaktstellen (Synapsen) nicht mehr in ausreichendem Maße zur Verfügung steht (siehe Abb. S. 26).

An der Nervenkontaktstelle kommt es also zur Schädigung der ersten Nervenendigung (Präsynapse), während der nachfolgen-

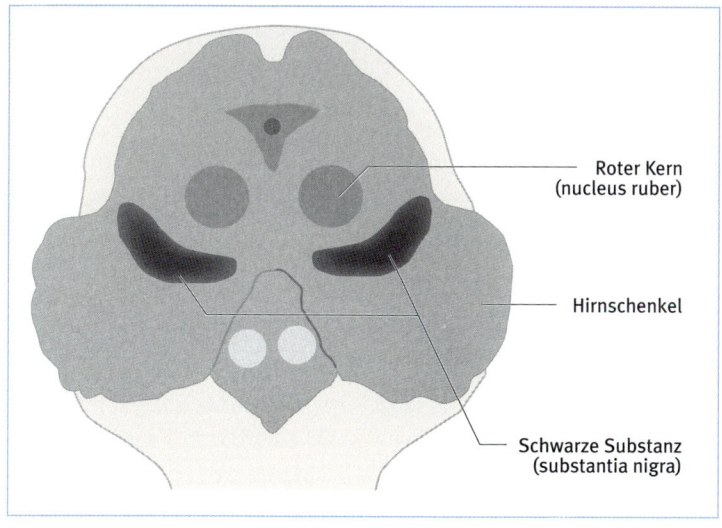

Roter Kern (nucleus ruber)

Hirnschenkel

Schwarze Substanz (substantia nigra)

◀ Schematische Darstellung des Mittelhirns im Querschnitt: Die schwarze Substanz (Substantia nigra) ist der Bereich, der sich bei der Parkinson-Krankheit deutlich sichtbar verändert. Hier kommt es zu einer Verblassung, weil die schwarzgefärbten (melaninhaltigen) Nervenzellen absterben.

Ursachen

▶ Ausgangspunkt der Parkinson-Krankheit ist die Zellschädigung in Teilen der schwarzen Substanz (Substantia nigra) im Hirnstamm. Von hier ziehen die dopaminhaltigen Fasern zum Streifenkörper (Corpus striatum), wobei der Streifenkörper selbst nicht geschädigt ist.

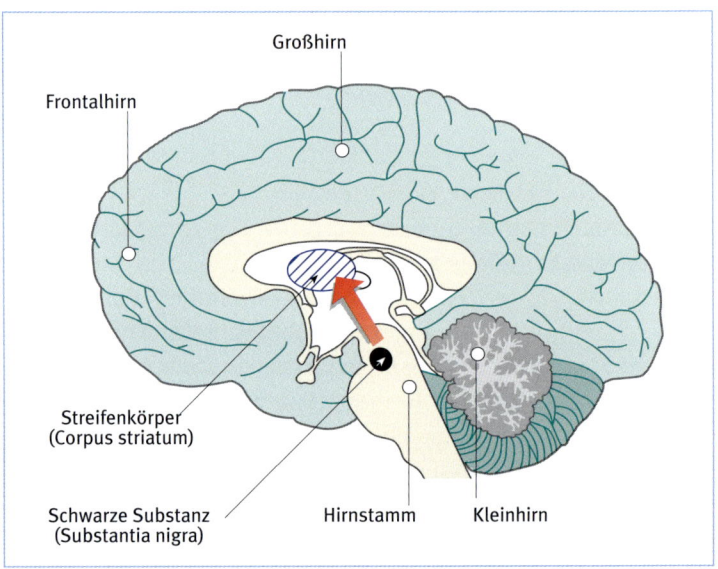

Großhirn

Frontalhirn

Streifenkörper
(Corpus striatum)

Schwarze Substanz
(Substantia nigra)

Hirnstamm

Kleinhirn

de Anteil (Postsynapse) intakt bleibt. Der noch intakte postsynaptische Teil bietet sich therapeutisch für Wirksubstanzen an, welche die nicht geschädigte Postsynapse direkt stimulieren, also wie Dopamin »agieren«. Auf diese als Dopaminagonisten bezeichneten Wirkstoffe werden wir später noch ausführlich eingehen.

Lewy-Körperchen. Unter dem Mikroskop sieht der Neuropathologe in der Substantia nigra kugelförmige Strukturen, die nach ihrem Erstbeschreiber Lewy-Körperchen genannt werden (siehe Abbildung S. 27).

Ehe die ersten Zeichen der Parkinson-Krankheit sichtbar werden, sind schon etwa 50 % der präsynaptischen Nervenzellen untergegangen. Da man die Geschwindigkeit des Zelluntergangs in etwa abschätzen kann, lässt sich hochrechnen, dass 7–12 Jahre vergehen können, bis der Prozess zu sichtbaren Krankheitszeichen führt. Anders ausgedrückt bedeutet dies, dass der heute 60-jährige Parkinson-Patient schon im Alter von etwa 50 Jahren (oder früher) erkrankte, ohne dass man bei ihm Krankheitszeichen hätte feststellen können.

Das Zusammenspiel der Botenstoffe ist gestört

Die genannten Vorgänge sind stark vereinfacht dargestellt und geben nur einen Teil der krankhaften Veränderungen im Gehirn von Parkinson-Kranken wieder. Komplizierter wird es, wenn wir auch die anderen Botenstoffe berücksichtigen, die mit Dopamin in einem Gleichgewicht stehen. Für das Verständnis der medikamentösen Behandlung soll zunächst auf einen zweiten Botenstoff hingewiesen werden, nämlich das Acetylcholin. Bei einem Gesunden können wir davon ausgehen, dass sich Acetylcholin und Dopamin die Waage halten (siehe Abbildung S. 28, Bild a).

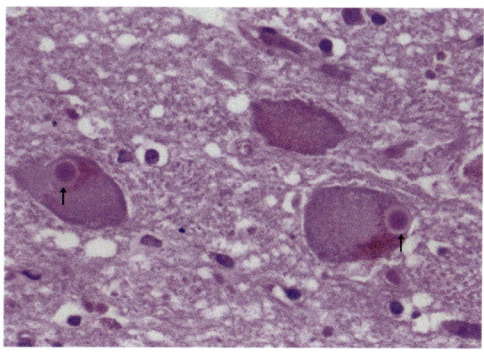

Überschuss an Acetylcholin. Die Dopaminverarmung bei Parkinson-Patienten führt zu einem relativen Überschuss von Acetylcholin, die Waage sinkt zur Seite des Acetylcholins (siehe Abbildung, Bild b). Für das Zittern (Tremor) und für die Erhöhung der Muskelspannung (= Rigor) ist maßgeblich der Acetylcholinüberschuss und für die Bewegungsverlangsamung (Bradykinese) vorwiegend der Dopaminmangel verantwortlich.

▲ Nachweis von Lewy-Körperchen (Pfeile) in der Substantia nigra (mit freundlicher Genehmigung von Herrn Prof. Dr. H.H. Goebel und Dr. J. Bohl, Neuropathologisches Institut der Universität Mainz).

Gleichgewicht wieder herstellen. Um das Gleichgewicht beider Botenstoffe wieder herzustellen, kann man entweder Acetylcholin vermindern (siehe Abbildung, Bild c) oder Dopamin hinzugeben (siehe Abbildung, Bild d). Die Behandlung der Parkinson-Krankheit kann demnach zum einen auf den Ausgleich des verminderten Dopamins und zum anderen auf die Hemmung der relativen Überfunktion des Acetylcholins zielen. Die Verminderung (Hemmung) des Acetylcholins durch so genannte Anticholinergika führt zwar zum Gleichgewicht im gezeigten Waagemodell, sowohl Dopamin als auch Acetylcholin sind dann

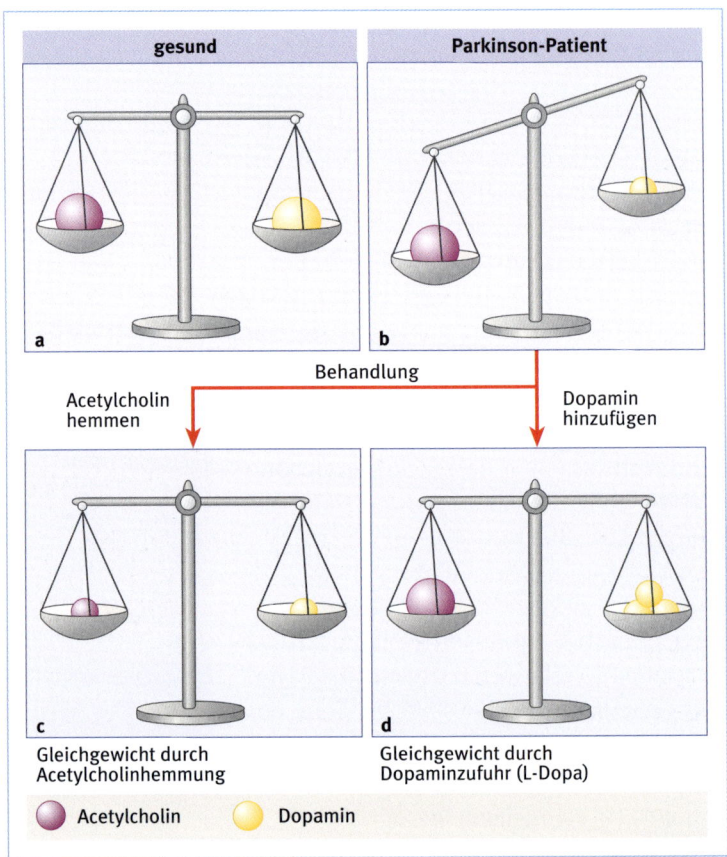

gesund | Parkinson-Patient

a

b

Behandlung

Acetylcholin hemmen

Dopamin hinzufügen

c Gleichgewicht durch Acetylcholinhemmung

d Gleichgewicht durch Dopaminzufuhr (L-Dopa)

● Acetylcholin   ○ Dopamin

▶ Das Waagemodell veranschaulicht das Ungleichgewicht der beiden Botenstoffe Dopamin und Acetylcholin bei der Parkinson-Krankheit (weitere Erläuterungen im Text).

jedoch relativ vermindert. Das Gleichgewicht wird also auf einem niedrigeren Niveau hergestellt. Anticholinergika spielen – wie wir später sehen werden – eine untergeordnete Rolle in der Parkinson-Behandlung. Im Falle einer Dopaminzufuhr wird dagegen das ursprüngliche Gleichgewicht der Botenstoffe wieder hergestellt.

L-Dopa. Man kann dem Gehirn das fehlende Dopamin nicht von außen in Form einer Tablette oder Spritze zuführen, da es die so genannte Blut-Hirn-Schranke (das ist die Stelle, an der Stoffe vom Blut in das Gehirn übertreten) nicht durchdringen kann (siehe Abb. auf S. 123).

L-Dopa dagegen, eine Vorstufe des Dopamins, kann diese Schranke überwinden und im Gehirn zu Dopamin umgewandelt werden.

Glutamat. Für die Parkinson-Behandlung ist ein dritter Botenstoff von Bedeutung, nämlich das Glutamat. Durch die Verminderung des Dopamins entsteht – wie beim Acetylcholin – eine relative Überfunktion des glutamatergen Systems, auf die bestimmte Antiparkinsonmittel wie Amantadine und Budipin dämpfend wirken.

Umwandlung von Tyrosin in Dopamin

Wie im Kasten unten dargestellt, entsteht Dopamin im Gehirn aus der Aminosäure Tyrosin, die zunächst in Dopa und dann in Dopamin umgewandelt wird. An diesen biochemischen Umwandlungsprozessen sind zwei bestimmte Enzyme beteiligt, die Tyrosin-Hydroxylase und die Dopa-Decarboxylase (siehe Abbildung).

ZUSAMMENFASSUNG

Bei der Parkinson-Erkrankung sterben bestimmte Nervenzellen im Gehirn ab, und zwar vor allem die Nervenzellen, die von der schwarzen Substanz (Substantia nigra) in den Streifenkörper (Striatum) ziehen. Diese Nervenzellen stellen den Botenstoff Dopamin her. Durch den Zelluntergang entsteht ein Dopaminmangel beim Parkinson-Kranken.

Da die Botenstoffe im Gehirn in einem empfindlichen Gleichgewicht stehen, verursacht der Dopaminmangel einen Überschuss an Acetylcholin und Glutamat. Die medikamentöse Behandlung zielt darauf ab, die Botenstoffe wieder ins Gleichgewicht zu bringen.

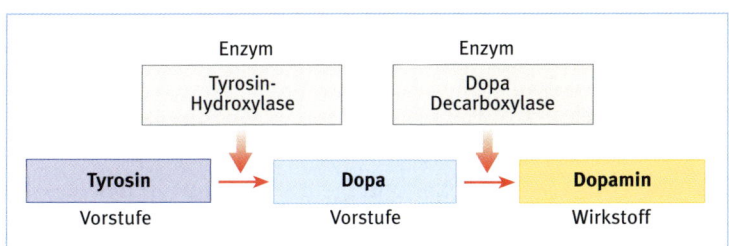

◀ Umwandlung der Ausgangssubstanz Tyrosin in die Wirksubstanz Dopamin, vermittelt durch Enzyme.

10 Warum sterben die dopaminhaltigen Neurone ab?

Wenngleich die biochemischen und neuropathologischen Vorgänge im Gehirn eines Parkinson-Kranken relativ gut bekannt sind, weiß man bis heute nicht, warum es zum Zelluntergang in der schwarzen Substanz kommt. Es gibt eine Reihe von Hypothesen, welche Vorgänge für den Untergang dopaminerger Neurone verantwortlich sein könnten.

> **INFO**
>
> Mögliche Ursachen für den Untergang dopaminerger Neurone:
>
> ▌ anlagebedingte (genetische) Empfindlichkeit gegenüber einer Schädigung,
> ▌ äußere Faktoren (exogene Toxine, z. B. Umweltgifte),
> ▌ innere Faktoren: im Gehirn selbst entstehende Mechanismen (z. B. endogene Toxine, immunologische Prozesse).

Vorzeitiger Abbau. Im normalen Alterungsprozess verliert der Mensch bis ins höhere Alter fortlaufend einen Anteil seiner dopaminergen Neurone, ohne Parkinson-Zeichen zu entwickeln (siehe Abbildung, normaler Verlauf). Der fortschreitende Untergang nigrostriataler Neurone könnte Folge eines prozesshaften vorzeitigen Alterns sein (1). Möglicherweise wird die Parkinson-Krankheit auch durch ein schädigendes Ereignis (z. B. entzündlich oder toxisch) in einem früheren (2) oder

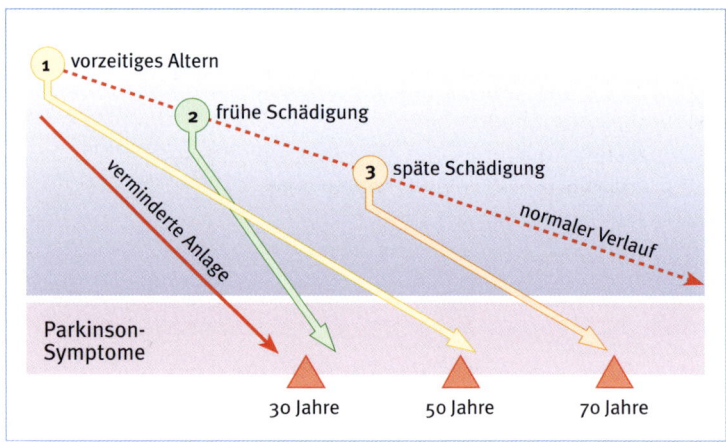

▶ Normaler und vorzeitiger Abbau nigrostriater Neurone (Erläuterung im Text).

späteren Lebensalter (3) ausgelöst, dem ein prozesshafter, rascher Zelluntergang folgt. Eine andere, allerdings wenig untermauerte Theorie geht von einer verminderten Anlage von Dopamin produzierenden Nervenzellen aus.

Ausgangsursache für das vorzeitige Absterben der dopaminergen Neurone könnte eine besondere anlagebedingte (genetische) Empfindlichkeit für die Schädigung durch äußere Faktoren (exogene Toxine, z.B. Umweltgifte) oder auch im Gehirn selbst entstehender Mechanismen (endogene Toxine, altersabhängige Faktoren) sein.

11 Ist die Parkinson-Krankheit vererbbar?

▼ Das Risiko, die Parkinson-Krankheit weiter zu vererben, ist eher gering.

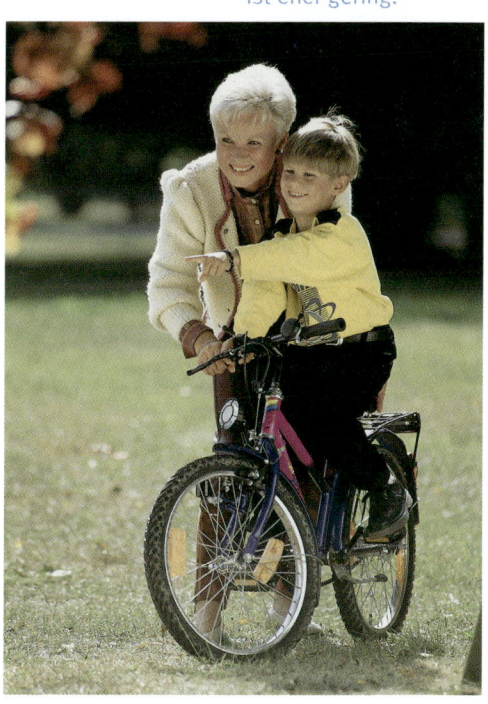

Es sind einzelne Familien mit einer vererbten Form der Parkinson-Krankheit bekannt. Bei einigen wurde eine Mutation an einem Gen (α-Synuklein-Gen) nachgewiesen. Das Protein α-Synuklein ist Hauptbestandteil der für die Parkinson-Krankheit typischen Lewy-Körperchen (siehe Abbildung S. 27). Es wird vermutet, dass die Ansammlung von α-Synuklein direkt oder indirekt mit dem Zelltod zusammenhängt. In chronologischer Reihenfolge ihrer Entdeckung sind die Gene bzw. Genorte, die mit der Parkinson-Krankheit zusammenhängen, als PARK1- bis PARK10-Gen bezeichnet worden.

Für die Parkinson-Forschung sind diese Entdeckungen zwar von großer Bedeutung, sie spielen jedoch für die genetische Beratung der Nachkommen von Parkinson-

Patienten eher eine untergeordnete Rolle. Das anlagebedingte Risiko, eine Parkinson-Krankheit weiter zu vererben, wird auf etwa 0,1% geschätzt. Für den einzelnen Parkinson-Patienten ist also das Risiko, die Parkinson-Krankheit weiter zu vererben, eher gering, insbesondere, wenn in der Familie bisher keine Parkinson-Krankheit bekannt war oder die Erkrankung erst nach dem 50. Lebensjahr manifest wurde.

12 Was bedeutet »programmierter Zelltod« (Apoptose)?

Dieser Begriff aus dem Griechischen für das »Fallen der Blätter« soll auf ein programmiertes, normales und gewünschtes Zellsterben im Organismus hinweisen, um einer Zellneubildung Platz zu machen (»Selbstmord« der Zellen). Diesen genetisch programmierten Vorgang nennt man Apoptose. Wir können diesen natürlichen Vorgang beispielsweise an unserer Haut beobachten: Die oberste Zellschicht stirbt ab und wird abgestoßen (manchmal sieht man kleine Hautschüppchen mit bloßem Auge).

Wenn das Gleichgewicht von Zellneubildung und Zellsterben gestört ist, kann es entweder zu einer unkontrollierten Neubildung von Zellen (z.B. Tumorbildung) oder zu einem beschleunigten Untergang von Zellen (z.B. Untergang von Nervenzellen im Gehirn) kommen. Auf der anderen Seite kann der Zelltod auch durch ein schädigendes Ereignis im Organismus hervorgerufen werden (z.B. Hautverbrennung, Nekrose). Ob Apoptose eine wesentliche Rolle für die Entstehung der Parkinson-Krankheit darstellt, wird unterschiedlich beurteilt.

13 Was bedeutet Neuroprotektion?

Neuroprotektion bedeutet Schutz (Protektion) der neuronalen Zellen vor einem schädigenden Einfluss, der zum Zelluntergang führen kann. Parkinson-Mittel wie MAO-B-Hemmer, Amantadin, Dopaminagonisten und Budipin sollen neuroprotektive Eigenschaften haben. Weitere Neuroprotektiva sind z. B. Neurotrophine (Nervenwachstumsfaktoren) und verschiedene Antioxidanzien. Unter restaurativer Therapie (Wiederherstellung) versteht man, dass

- bereits geschädigte Neurone geheilt oder
- nach dem schädigenden Einfluss gerettet
- oder durch funktionsfähige neue Nervenzellen ersetzt werden (siehe Transplantation dopaminerger Zellen).

14 Was besagt die »Oxidative Stress-Hypothese«?

Unter normalen Bedingungen werden im Gehirn kurzfristig so genannte »giftige freie Radikale« gebildet, die rasch wieder entgiftet werden und keinen Schaden anrichten. Die freien Radikale sind chemisch sehr aggressiv und versuchen, in einem Oxidationsprozess eine stabilere Verbindung mit Fettbausteinen der Nervenzellhülle (Zellmembran) einzugehen. Dieser Oxidationsvorgang wird »oxidativer Stress« genannt und löst weitere Prozesse an der Nervenzelle aus, die schließlich zum Zelltod führen können (siehe Abbildung).

◀ »Oxidativer Stress«: Dopamin wird durch das Enzym MAO-B und durch Oxidation zu Wasserstoffsuperoxid (H_2O_2) abgebaut. Unter Mitwirkung von Eisen entstehen freie Radikale (OH^-), die den Zelltod herbeiführen.

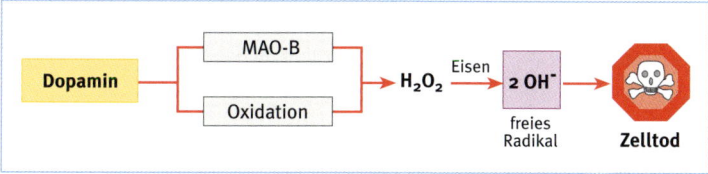

33

Oxidativer Stress muss nicht der Hauptfaktor für den Zelluntergang sein, sondern kann einer von zahlreichen pathogenetischen Kaskaden in der Entwicklung des Zelltods sein. Der erhöhte Dopaminumsatz unter einer sehr hohen L-Dopa-Dosierung könnte die oxidative Entgiftung überlasten und somit zum »oxidativen Stress« beitragen. Beim Menschen ist allerdings ein toxischer L-Dopa-Einfluss in den gebräuchlichen Dosierungen nicht nachgewiesen.

Wahrscheinlich sind die dopaminergen Neurone des Parkinson-Patienten nicht ausreichend vor freien Radikalen geschützt, oder/und der Entgiftungsprozess bei Parkinson-Patienten ist gestört.

15 Was sind neurotrophe Faktoren?

Für die Funktion und das Überleben von Nervenzellen sind so genannte neurotrophe Faktoren (Nervenwachstumsfaktoren) notwendig. Es wird vermutet, dass neurotrophe Faktoren bei der Parkinson-Krankheit nicht in ausreichender Menge zur Verfügung stehen und so der natürliche Zelluntergang gefördert oder zumindest nicht verhindert werden kann.

Beispiele für neurotrophe Faktoren:
- NGF (nerv growth factor),
- BDNF (brain-derived neurotrophic factor),
- GDNF (glial cell line-derived neurotrophic factor),
- Neurotrophin-4/5.

In jüngster Zeit sind verschiedene Nervenwachstumsfaktoren experimentell untersucht worden. Neurotrophe Faktoren können wegen ihrer Molekülgröße die Blut-Hirn-Schranke nicht überwinden und deshalb nicht von außen als Medikament zugeführt werden. Sie müssen direkt in die geschädigten Hirnareale oder die Hirnkammern eingebracht werden, was nur im Rahmen einer stereotaktischen Operation möglich ist. Der Einsatz neurotropher Faktoren befindet sich noch im experimentellen Stadium und steht für die Parkinson-Therapie derzeit nicht zur Verfügung.

16 Was ist ein MPTP-Parkinson-Tiermodell?

1979 wurde in den USA erstmals über einen jungen drogenabhängigen Chemiestudenten berichtet, der nach Konsum einer »im eigenem Labor« zuhause hergestellten Droge (Pethidin-Verbindung) neben einer psychischen Störung ein schweres Parkin-

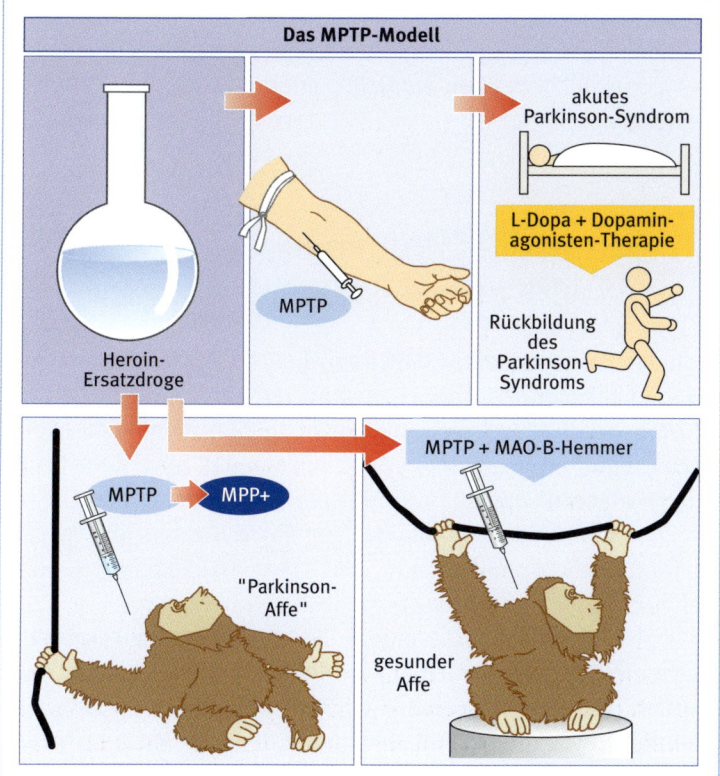

Das MPTP-Modell

akutes Parkinson-Syndrom

L-Dopa + Dopamin-agonisten-Therapie

MPTP

Heroin-Ersatzdroge

Rückbildung des Parkinson-Syndroms

MPTP ➤ MPP+

"Parkinson-Affe"

MPTP + MAO-B-Hemmer

gesunder Affe

◄ Oben: Entwicklung eines Parkinson-Syndroms nach Missbrauch einer Heroin-Ersatzdroge.
Unten: Ausbildung eines Parkinson-Syndroms beim Affen nach Injektion des verantwortlichen Giftstoffs MPTP. Nach Vorbehandlung mit MAO-B-Hemmern tritt kein Parkinson-Syndrom auf.

son-Syndrom entwickelte, das gut mit Antiparkinsonmitteln behandelt werden konnte. Der auch nach der erfolgreichen Therapie weiterhin drogenabhängige Patient verstarb wenig später infolge eines Suizids. In seinem Gehirn konnte man die gleichen Veränderungen nachweisen, wie sie auch bei Parkinson-Patienten gefunden werden.

Als verantwortliche Substanz wurde in der Droge als Nebenprodukt ein Stoff gefunden, der MPTP genannt wird. (Diese Abkürzung steht für 1-Methyl-4-Phenyl-1,2,5,6-Tetra-Hydro-Pyridin.) MPTP führt nach Umwandlung in die eigentliche giftige Substanz (MPP+) zur isolierten Schädigung der schwarzen Substanz (Substantia nigra). Im Labor kann mit MPTP bei Tieren (z.B. Affen) ein Parkinson-Syndrom erzeugt und so die Erkrankung bzw. deren Behandlung eingehend erforscht werden (MPTP-Tiermodell). Die Ergebnisse aus den Studien mit dem MPTP-Tiermodell sind jedoch nicht in allen Bereichen auf die Parkinson-Krankheit übertragbar.

17 Kann die Erkrankung durch Umweltgifte ausgelöst werden?

Nach der Entdeckung von MPTP wird nach verschiedenen Stoffgruppen gesucht, die ähnlich strukturiert sind und für die Entstehung der Parkinson-Krankheit beim Menschen eine Rolle spielen könnten. Pestizide, wie z.B. Paraquat, sind dem MPTP strukturell verwandt, sodass sich die Frage aufdrängte, ob Pestizidexposition einen Risikofaktor für das Auftreten der Parkinson-Krankheit darstellen kann.

Pestizide. Wenn Pestizide eine Rolle spielen würden, müssten Einwohner ländlicher Gebiete häufiger erkranken als Stadtbewohner. Hinweise für diese Hypothese gab es nach amerikanischen Untersuchungen aus dem Jahre 1986. In Kanada hatten

Menschen, die in ländlichen Gebieten geboren und aufgewachsen waren, ein größeres Risiko, eine Parkinson-Krankheit zu entwickeln.

Eine Befragung von über 700 Parkinson-Patienten aus dem Jahre 2005 zeigte, dass diese häufiger als eine Kontrollgruppe mit Pestiziden Kontakt hatten. Da die Parkinson-Krankheit auch in Gebieten auftritt, in denen keine Umweltgifte entstehen oder eingesetzt werden, können Umweltfaktoren allenfalls nur ein Teilauslöser der Parkinson-Krankheit sein.

Es sind weitere Faktoren untersucht worden, aber bisher lässt sich weder
▪ für das Leben in ländlichen Gegenden,
▪ bei landwirtschaftlichen Tätigkeiten mit Pestizidexposition,
▪ bei Brunnenwasserkonsum noch
▪ für Ernährungsgewohnheiten,
▪ für einen bestimmten Lebensstil,
▪ für Tierkontakte und
▪ einzelne Infektionskrankheiten
ein sicherer ursächlicher Zusammenhang nachweisen.

Industrie. Gleiches gilt für die berufliche Tätigkeit in bestimmten Industriezweigen (z. B. Holz-, Papier-, Glasverarbeitung, Druckerei, Arbeiten im Steinbruch) oder der Kontakt mit bestimmten Werkstoffen (Lösemittel in Lacken und Klebstoffen, Holzschutzmittel).

Entgiftungsmechanismus. Diskutiert wird auch, ob ein erblich bedingter Defekt im Entgiftungsmechanismus die Empfindlichkeit gegenüber Umwelttoxinen erhöhen und die Kombination beider Faktoren die Zellschädigung einleiten könnte. Im Zeitraum von 1978 bis 1995 beziehen sich die als Berufskrankheiten anerkannten Parkinson-Fälle in der Bundesrepublik Deutschland auf Mangan (3 Fälle), Kohlenmonoxid (1 Fall) und Halogenwasserstoffe (3 Fälle).

18 Ist eine infektiöse Auslösung möglich?

In den 20er-Jahren erkrankte in Europa eine große Anzahl eher jüngerer Menschen an einer Hirnentzündung (Enzephalitis), die neben anderen neurologischen Störungen mit einem Parkinson-Syndrom einherging. Als Ursache wurde eine Virusgrippe angenommen, jedoch nie nachgewiesen.

Heute kommt es ausgesprochen selten im Rahmen einer Hirnentzündung unterschiedlicher Ursache (Viren, Pilze) zu einem Parkinson-Syndrom. Nach einer erworbenen Immunschwäche (AIDS) mit Toxoplasmose sind (selten) Parkinson-Zeichen beschrieben worden. Auch bei der Borreliose, einer durch Zeckenbiss ausgelösten Infektionserkrankung, können in ganz seltenen Fällen auch Parkinson-Symptome auftreten. Neben den Parkinson-Zeichen treten dann jedoch immer auch weitere neurologische und/oder psychische Störungen hinzu.

19 Können Medikamente die Erkrankung auslösen?

Die Parkinson-Krankheit, also das idiopathische Parkinson-Syndrom, wird nicht durch Medikamente ausgelöst. Es gibt jedoch eine Reihe von Wirkstoffen, die als unerwünschte Wirkungen direkt oder indirekt in den Dopaminstoffwechsel eingreifen und Parkinson-Zeichen auslösen. Es handelt sich um Wirkstoffe, die entweder die Dopaminwirkung am Rezeptor blockieren (Dopaminrezeptorblocker) oder die Dopaminspeicher in den präsynaptischen Bläschen entleeren (Dopaminspeicherentleerer).

Neuroleptika

Ganz im Vordergrund medikamentös ausgelöster Parkinson-Syndrome stehen als Dopaminrezeptorblocker die Neuroleptika. Neuroleptika sind Wirkstoffe, die bei psychiatrischen Erkrankungen mit psychomotorischer Erregtheit und psychotischen Zustandsbildern eingesetzt werden.

Neuroleptika blockieren die postsynaptischen Dopaminrezeptoren, sodass freigesetztes Dopamin den Rezeptor nicht mehr aktivieren kann. Innerhalb von Tagen bis Wochen nach Einleitung der Neuroleptikabehandlung können sich Parkinson-Zeichen ausbilden. Ältere Patienten über 65 Jahre sind stärker gefährdet als jüngere. Im weiteren Verlauf oder gleichzeitig können Verkrampfungen (dystone Störungen) und Überbewegungen im

---

INFO

Verursachende Medikamente

Folgende Medikamente können Parkinson-Zeichen (Parkinsonoid) auslösen.

Dopaminrezeptorblocker:
- Antipsychotika (Neuroleptika, bei Verwirrheitszuständen und Trugwahrnehmung),
- Antiemetika (gegen Übelkeit und Erbrechen, z. B. Metoclopramid),
- Tranquillanzien (z. B. Imap, Psyquil),
- Kalziumantagonisten (Flunarizin, Cinnarizin).

Dopaminspeicherentleerer:
- Einzelne Mittel gegen Bluthochdruck wie Reserpin und Alpha-Methyldopa.

Weitere Wirkstoffe:
- Antidepressiva,
- einzelne Medikamente gegen epileptische Anfälle,
- einzelne Medikamente gegen erhöhte Blutfette,
- Lithium.

Mundbereich (orofaziale Dyskinesien) hinzutreten. Die durch Neuroleptika ausgelösten Parkinson-Zeichen werden auch medikamentöses Parkinson-Syndrom oder Parkinsonoid genannt.

In den meisten Fällen bilden sich die Krankheitszeichen nach Absetzen der auslösenden Medikamente wieder zurück (was man bei der Parkinson-Krankheit, dem idiopathischen Parkinson-Syndrom dagegen nicht erwarten darf). In etwa 1 % der Fälle können die medikamentös ausgelösten Parkinson-Symptome jedoch über mehrere Jahre oder auch für immer bestehen bleiben.

So genannte atypische Neuroleptika wie z. B. Clozapin und das neuere Quetiapin haben ein geringeres Parkinsonoidpotenzial und eignen sich deshalb auch zur Behandlung von Trugwahrnehmungen (Halluzination) bei Parkinson-Patienten (siehe später).

20 Kann ein Schlaganfall der Krankheitsauslöser sein?

Früher ist die Diagnose eines »arteriosklerotischen Parkinson-Syndroms« (entstanden durch »Verkalkung« der Hirngefäße) sehr häufig gestellt worden. Ohne die modernen Untersuchungsmethoden wie Computertomographie, Kernspintomographie und Ultraschalldiagnostik zur Verfügung zu haben, hatte man großzügig ganz allgemein viele Hirnerkrankungen auf eine Arterienverkalkung (Arteriosklerose) zurückgeführt. Schlaganfälle treten bei Parkinson-Kranken jedoch nicht häufiger auf als in der Normalbevölkerung, und auch der wichtigste Risikofaktor für die Arteriosklerose, der Bluthochdruck, ist bei Parkinson-Patienten eher seltener.

Im Rahmen einer arteriosklerotischen Hirngefäßschädigung können jedoch neben anderen neurologischen Symptomen auch Bewegungsstörungen auftreten, die den Bewegungsstörungen bei der Parkinson-Krankheit ähnlich sind. Dieses vaskuläre Parkinson-Syndrom wird auch als »Pseudo-Parkinson-Syndrom« bezeichnet.

Vaskuläres Parkinson-Syndrom

Die subkortikale arteriosklerotische Enzephalopathie (SAE), ist eine bei älteren Patienten häufige Erkrankung, die auf eine Hirngefäßerkrankung zurückzuführen ist. Die Patienten entwickeln »kleine Schlaganfälle« in Gehirnarealen unterhalb der Großhirnrinde (= subkortikal).

Wichtige Risikofaktoren für die SAE sind hoher Blutdruck (Hypertonie) und Zuckerkrankheit (Diabetes mellitus).

Bei den Betroffenen mit subkortikaler arteriosklerotischer Enzephalopathie sind vorwiegend die Beine betroffen, sodass auch von einem »Parkinson-Syndrom der unteren Körperhälfte« gesprochen wird. Im Unterschied zu der Parkinson-Krankheit bleibt die Mimik lange relativ lebhaft und die Arme schwingen beim Gehen meist gut mit. Der Gang ist breitbasig und unbeholfen, die Schritte schlurfend. Ein klassischer Ruhetremor tritt nicht auf. Im weiteren Verlauf treten Sprachstörungen (dysarthrische Sprache) und eine Affektlabilität mit krankhaftem Weinen und Lachen hinzu. Die Symptomatik entwickelt sich akut oder subakut und verschlechtert sich meist schubweise.

Mit speziellen Untersuchungsverfahren (Computertomographie – CT, siehe Frage 58 und Magnetresonanztomographie – MRT, siehe Frage 59) lässt sich die SAE mit den typischen, mehrfachen kleineren Hirninfarkten relativ gut von der Parkinson-Krankheit abgrenzen. Patienten mit subkortikaler arteriosklerotischer Enzephalopathie sprechen nur schlecht auf Parkinson-Medikamente wie L-Dopa und Dopaminagonisten an.

> **INFO**
>
> Merkmale der subkortikalen arteriosklerotischen Enzephalopathie
>
> ▮ Akuter oder subakuter Beginn mit schubweiser Verschlechterung,
> ▮ Gangstörung (»Parkinson-Syndrom der unteren Körperhälfte«),
> ▮ weitere neurologische Ausfallerscheinungen und Zeichen,
> ▮ mehrfache Infarkte im CT/MRT nachweisbar.

21 Welche Rolle könnten Hirnverletzungen spielen?

Das Auftreten eines isolierten Parkinson-Syndroms nach einer Schädel-Hirn-Verletzung ist außerordentlich selten. Neben der Parkinson-Symptomatik finden sich dann immer auch weitere klinisch-neurologische Störungen.

Für den »Boxer-Parkinsonismus« (Boxer-Enzephalopathie) sind wiederholte Hirnverletzungen mit kleinen Blutungen und Quetschungen durch Faustschläge verantwortlich. Die Parkinson-Symptomatik wird von Kleinhirnstörungen und einer demenziellen Entwicklung begleitet. Eine Reihe von Boxern hat während oder nach ihrer aktiven Laufbahn ein derartiges Parkinson-Syndrom entwickelt.

22 Kann die Erkrankung durch einen Hirntumor ausgelöst werden?

Es ist auffällig, dass ein Tumorwachstum in der Hirnregion, wo das Parkinson-Syndrom entsteht (Substantia nigra), nur selten zu ausgeprägteren Parkinson-Symptomen führt. Bei raschem Fortschreiten der Parkinson-Symptome und fehlendem Ansprechen auf die Antiparkinson-Medikation wird der Arzt auch an einen Tumor denken. Mithilfe der Computertomographie und Kernspintomographie ist es heute relativ einfach, einen Tumor auszuschließen.

Durch die Computertomographie kann auch eine pathologische Erweiterung der inneren Hirnkammern (Hydrocephalus internus, Normaldruckhydrozephalus) oder ein Prozess im Frontalhirn als Ursache von Parkinson-Zeichen nachgewiesen bzw. ausgeschlossen werden.

23 Welchen Einfluss hat Rauchen?

Nach mehreren statistischen Erhebungen mit unterschiedlichen Methoden in unterschiedlichen Kulturkreisen haben Zigarettenraucher ein geringeres Risiko, die Parkinson-Krankheit zu entwickeln. Dieser Befund ist nicht etwa auf eine selektive Sterblichkeit der rauchenden Parkinson-Patienten zurückzuführen. Nikotin soll als Radikalfänger und als MAO-B-Hemmer wirksam sein. Weiterhin wird eine zellschützende (neuroprotektive) Wirkung von Nikotin diskutiert.

▼ Rauchen schadet der Gesundheit, auch wenn im Falle der Parkinson-Krankheit ein positiver Effekt festgestellt wurde.

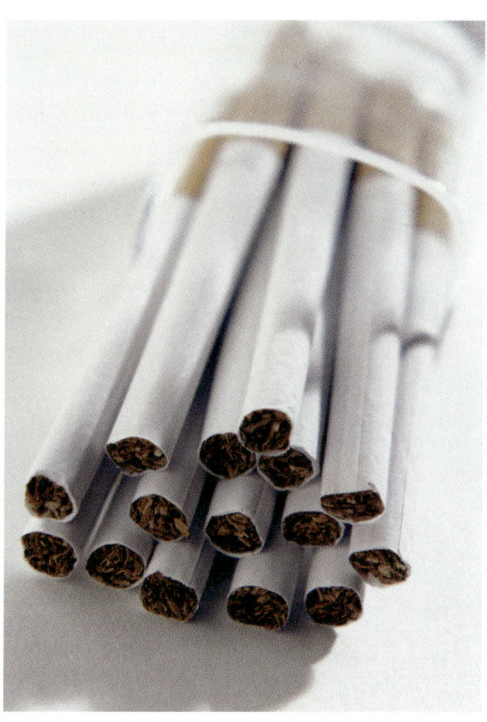

In neuerer Zeit sind ähnliche Korrelationen auch für den Kaffee- und Alkoholgenuss berichtet worden. Gemeint ist immer der leichte bis mäßige Konsum! Der gesundheitsschädigende Einfluss von Nikotin und Alkohol ist auf jeden Fall weitaus größer als die positive Assoziation, sodass dieser Befund rein wissenschaftliches Interesse hat und nicht etwa zum Nikotin- und Alkoholgenuss als neuroprotektive Maßnahme gegen Parkinson auffordern sollte. Übrigens konnte durch die Verwendung eines Nikotinpflasters der Verlauf bei Parkinson-Patienten nicht beeinflusst werden.

24 Ist die Parkinson-Krankheit vorhersagbar?

Eine Früherkennung in dem Sinne, dass die Erkrankung schon vor dem Auftreten der ersten Krankheitszeichen (präklinisch) durch eine Blutuntersuchung oder durch eine Untersuchung der Nervenflüssigkeit vorausgesagt werden kann, ist bisher nicht möglich.

Wie erwähnt, ist bei Auftreten der ersten Krankheitszeichen schon ein großer Teil der verantwortlichen Nervenzellen abgestorben. Mit modernen bildgebenden Untersuchungsverfahren, wie der Positronen-Emissions-Tomographie (PET) und der Single-Photon-Emissions-Computed-Tomographie (SPECT) ist es theoretisch möglich, schon sehr früh die zugrunde liegende Störung nachzuweisen. PET und SPECT gewinnen für Risikopatienten (z. B. familiäre Belastung) und für die differenzialdiagnostische Abgrenzung gegenüber nichtidiopathischen Parkinson-Syndromen und besonderen Tremorformen (z. B. essenzieller Tremor) zunehmend an Bedeutung.

▶ Es gibt typische Anzeichen, aber auch unspezifische Beschwerden, die auf eine Parkinson-Krankheit hindeuten können.

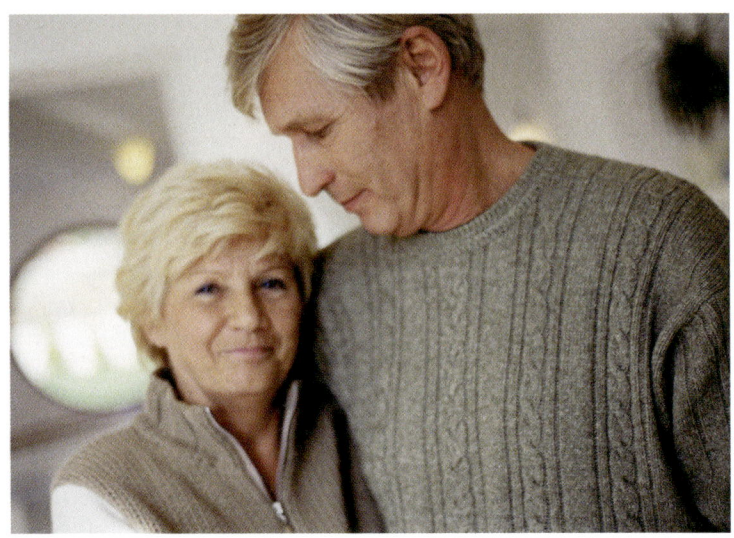

Vorrangig bleibt bisher die Fahndung nach ersten charakteristischen frühen Anzeichen, wie Störungen der Feinmotorik (z.B. Probleme beim Zähneputzen, Schnürsenkelbinden, Schreiben, Musizieren, bei der Ausübung handwerklicher Hobbys), aber auch weniger spezifischen Beschwerden wie einseitig betonte Schulter-Arm-Schmerzen, Appetitmangel, Mundtrockenheit, Verstopfung, traurige Verstimmtheit und Versagensängste.

Standardisierte feinmotorische Aufgabenstellungen können bei der Diagnosefindung hilfreich sein. Riechstörungen (Oregano, Vanille) können schon früh bei der Parkinson-Krankheit auftreten. Es hat sich weiter gezeigt, dass sehr früh Farbschattierungen nicht so gut erkannt werden. Eine Früherkennung ist auch dann besonders wichtig, wenn sich die Hinweise einiger Parkinson-Mittel für eine Neuroprotektion sicher bestätigen lassen.

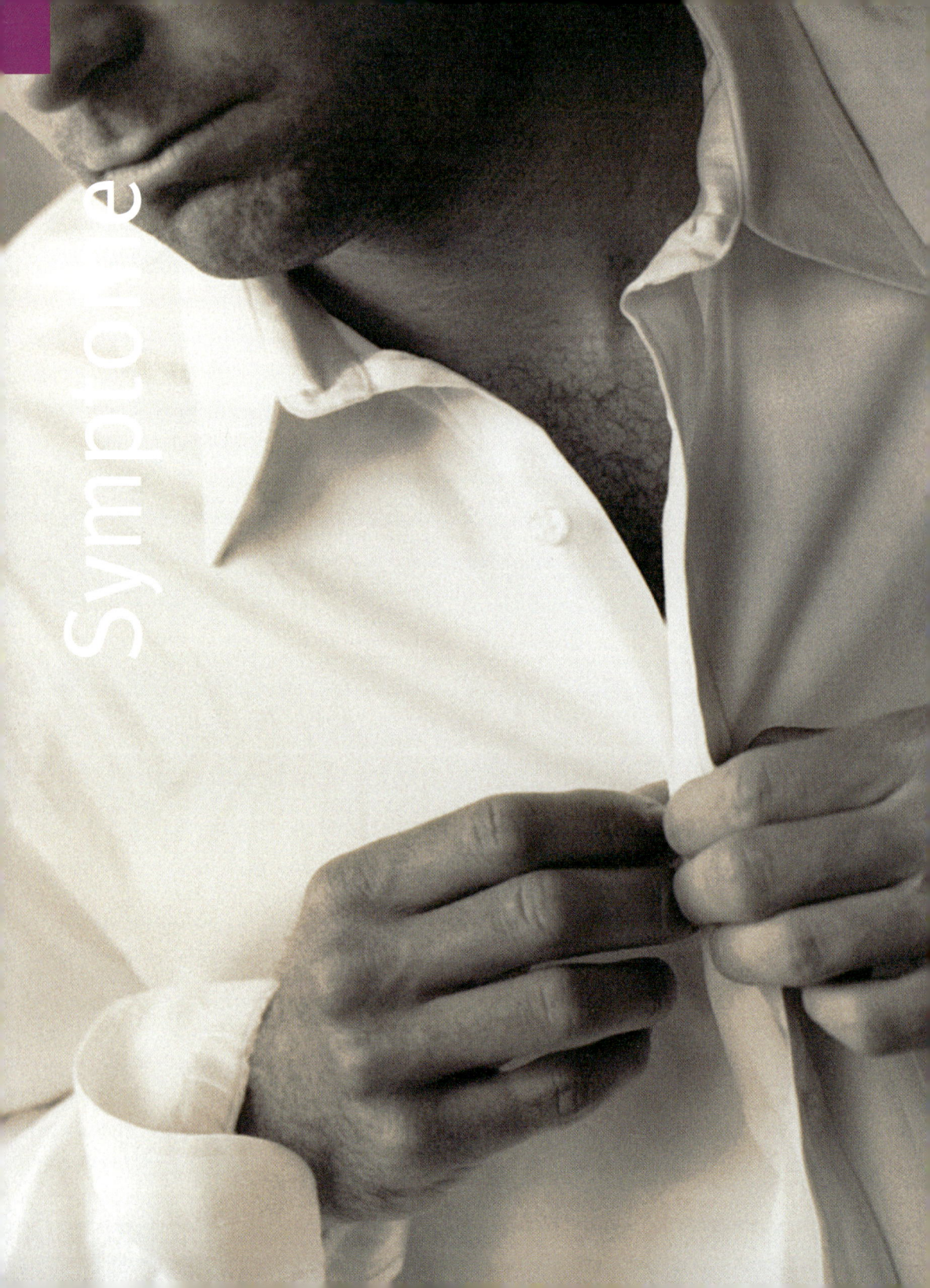

Symptome

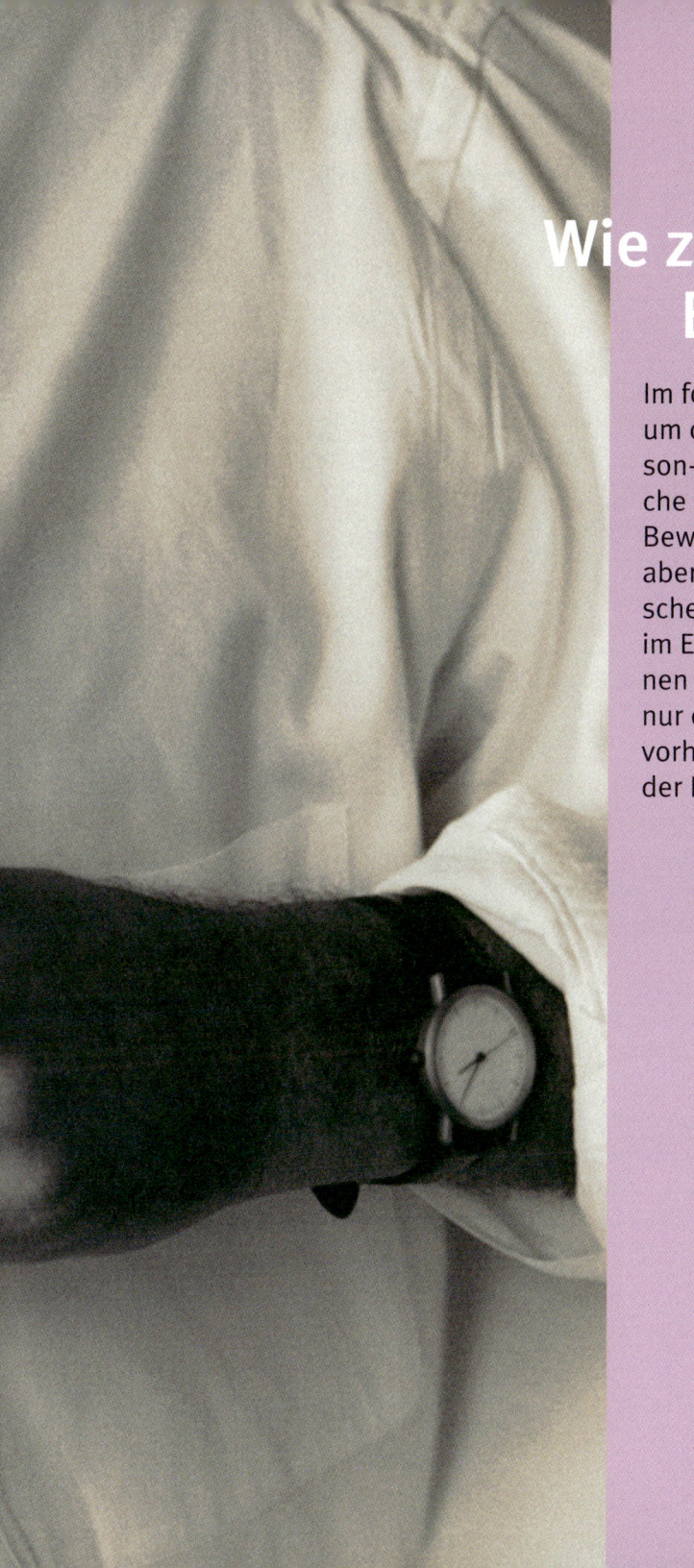

Wie zeigt sich die Erkrankung?

Im folgenden Kapitel geht es um die Symptome der Parkinson-Krankheit. Es gibt zahlreiche Krankheitszeichen, die die Bewegungsfähigkeit betreffen, aber auch viele nichtmotorische Störungen, die wir Ihnen im Einzelnen vorstellen. Bei Ihnen selbst werden vermutlich nur einige dieser Symptome vorhanden sein oder im Laufe der Erkrankung auftreten.

Die einzelnen Krankheitszeichen

Es gibt typische und auch weniger eindeutige Zeichen einer Parkinson-Krankheit, die wir Ihnen im Folgenden kurz vorstellen. Da ein Zittern (Tremor) viele Parkinson-Patienten betrifft, auch bei anderen Erkrankungen und auch bei Gesunden vorkommt, wird auf dieses Symptom besonders ausführlich eingegangen.

25 Was sind die wichtigsten Symptome?

Die voll ausgebildete Parkinson-Krankheit zeigt so typische Krankheitszeichen (Symptome), dass ihre Erkennung für den Arzt kaum Probleme bereitet. Das Krankheitsbild ist geprägt durch die Hauptsymptome

- Bewegungsverarmung (Akinese),
- Muskelsteife (Rigor),
- Zittern (Tremor) und
- im fortgeschrittenen Stadium durch eine zunehmende Haltungsinstabilität (posturale Instabilität).

Da diese Symptome die Bewegung betreffen, werden sie auch als motorische Störungen bezeichnet. Neben diesen motorischen Störungen entwickeln sich in unterschiedlicher Kombination und Ausprägung nichtmotorische Symptome, die in einigen Fällen den motorischen Störungen (siehe Kasten) vorauseilen können.

26 Was sind Akinese, Hypokinese und Bradykinese?

Akinese heißt wörtlich übersetzt »ohne Bewegung« (griech. akinein = nicht bewegen können) und soll besonders auf die Hemmung des Bewegungsstarts hinweisen. Hypokinese (hypo = unter, darunter) bedeutet »weniger oder verminderte Bewegung« und soll die reduzierten Bewegungsamplituden und Spontanbewegungen beschreiben. Von einer Bradykinese (brady = langsam) spricht der Arzt, wenn er besonders auf die Verlangsamung der Bewegungsabläufe hinweisen möchte. Unter besonderen Umständen kann es im Spätstadium der Erkrankung zur völligen Bewegungsunfähigkeit, der eigentlichen Akinese, kommen.

Die Begriffe Akinese, Hypokinese und Bradykinese werden meist bedeutungsgleich für die drei genannten Aspekte der Bewegungsarmut benutzt. Sie stellen für die meisten Parkinson-Patienten den gravierendsten Teil ihrer Behinderung dar.

INFO

Nichtmotorische Störungen der Parkinson-Krankheit

- psychische Störungen
  - kognitive Störungen
  - Demenz
  - Depression
  - Angststörung
- vegetative Störungen
  - Herz-Kreislauf-Störungen
  - Magen-Darm-Störungen
  - Blasenentleerungsstörungen
  - Sexualfunktionsstörungen
  - Atemstörungen
  - Temperaturregulationsstörungen
  - vermehrter Speichelfluss
  - vermehrte Talgproduktion (Salbengesicht)
- Schlafstörungen
- Schmerzen und Gefühlsstörungen
- Sehstörungen

27 Wie zeigen sich Störungen der Feinmotorik?

Die feinmotorischen Störungen äußern sich so, dass willkürliche, rasch abwechselnde Bewegungsabläufe der Hände oder Finger in ihrem Tempo verlangsamt sind und stockend verlaufen, wie z.B. Drehbewegungen der Hand (wie beim Einschrauben einer Glühbirne oder beim Drehen eines Schraubenziehers).

Bei der Untersuchung wird das rasche Tippen des Zeigefingers auf den Daumen (Finger-Tapping) oder der Ferse auf den Boden (Fersen-Tapping) geprüft. Dabei sind sowohl der Bewegungsausschlag (Amplitude) als auch die Geschwindigkeit vermindert. Schon früh fällt eine Beeinträchtigung der feinmotorischen Geschicklichkeit bei den täglichen Verrichtungen auf (z. B. Ankleiden, Zuknöpfen, Zähneputzen, Rasieren, Schnürsenkel binden). Zu Beginn der Erkrankung sind die motorischen Störungen stets einseitig betont ausgeprägt.

28 Wie zeigen sich Schreibstörungen?

Im Schriftbild fällt auf, dass die ersten Buchstaben und Zahlen noch relativ groß geschrieben werden, dann aber immer kleiner und unleserlicher werden. Der Schriftzug weicht oft nach rechts oben ab. Eine derart veränderte Schrift wird als Mikrographie (mikro = klein, graphie = Schrift) bezeichnet. Zusätzlich kann die Schrift durch den Tremor verzittert sein.

Im Spiralzeichentest und in der Schriftprobe lassen sich die verzitterten, verkleinerten und verlangsamten Linienzüge gut nachweisen; in der Abb. auf S. 51 sehen Sie ein Beispiel dafür. Mit diesen einfachen Tests kann oft sehr eindrucksvoll auch die positive Wirkung von Antiparkinsonmitteln in Verlaufsuntersuchungen dokumentiert werden. Um briefliche Kontakte nicht zu verlieren und den übrigen Schriftverkehr auch weiterhin selbstständig durchzuführen, raten wir Patienten mit deutlichen Schreibstörungen, sich auf Druckbuchstaben oder einen PC umzustellen. Für PC-Arbeiten gibt es Mausadapter, die das Zittern herausfiltern.

29 Was bedeutet Hypomimie?

Hypomimie (= wenig Mimik) bedeutet die Verarmung der spontanen Gesichtsmimik, die entsprechend der stärker betroffenen

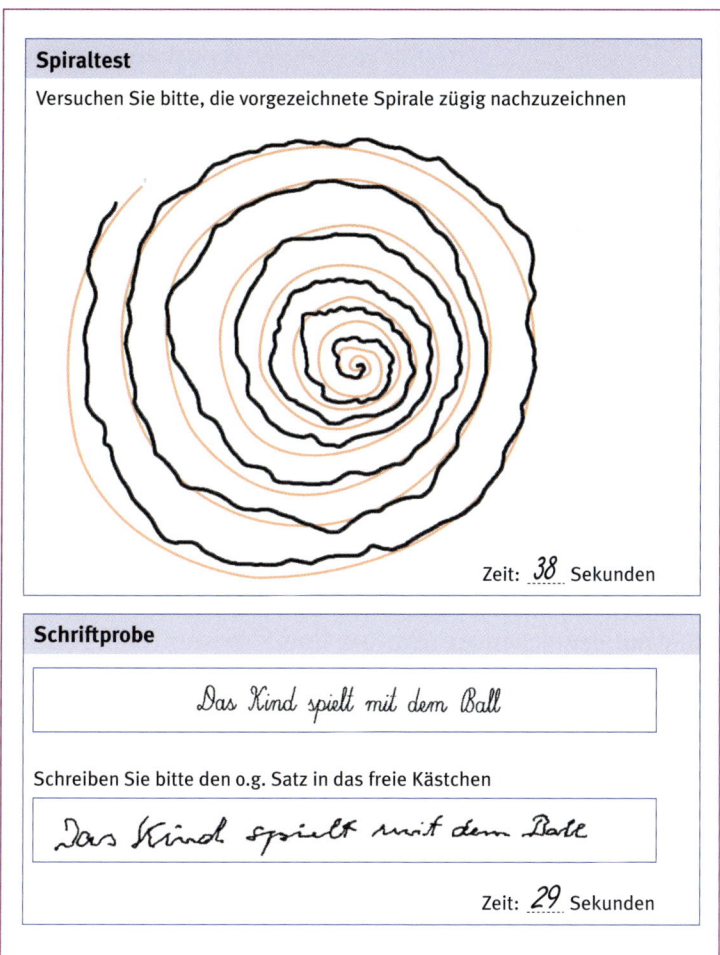

Spiraltest

Versuchen Sie bitte, die vorgezeichnete Spirale zügig nachzuzeichnen

Zeit: *38* Sekunden

Schriftprobe

Das Kind spielt mit dem Ball

Schreiben Sie bitte den o.g. Satz in das freie Kästchen

Das Kind spielt mit dem Ball

Zeit: *29* Sekunden

◀ Spiralzeichentest und Schriftprobe (Standardsatz). Die Linienführung beim Zeichnen und Schreiben ist verzittert und der Vorgang verlangsamt, erkennbar am benötigten Zeitaufwand.

Seite asymmetrisch ausgebildet sein kann. Das Gesicht erscheint dadurch unbeweglich und ausdruckslos. Die Hypomimie verleiht dem Parkinson-Patienten eine gewisse maskenartige Starre (Maskengesicht), die durch den selteneren Lidschlag noch verstärkt wird. Wenn eine vermehrte Talgbildung der Gesichtshaut hinzutritt und die Haut fettig erscheint, spricht man von einem Salbengesicht.

Symptome

TIPP

Scheuen Sie sich als Patient nicht, Ihrem Gesprächspartner gegenüber Ihre in der Gesprächssituation vielleicht normale Stimmungslage auch sprachlich deutlich zu machen: »Es mag vielleicht so aussehen ..., aber ich fühle mich gut ...«.

Neben der mimischen Störung fällt die Verarmung oder der Verlust an gestischen Bewegungen auf (das sind Mitbewegungen der Hände z. B. beim Sprechen, die wir unbewusst durchführen). Insgesamt entsteht dadurch oft der (falsche) Eindruck, der Parkinson-Kranke sei traurig, teilnahmslos, vielleicht sogar ängstlich. Die Einschränkung der persönlichen Ausdrucksfähigkeit kann auch dazu führen, dass Parkinson-Patienten beim Laien den Eindruck einer geistigen Leistungseinbuße entstehen lassen.

30 Wie äußern sich Gang-, Stand- und Haltungsstörungen?

Gangstörungen werden meist erst im weiteren Verlauf der Erkrankung deutlicher: Es fällt dem Parkinson-Patienten schwer, eine Bewegung in Gang zu setzen (Startschwierigkeiten), eine Richtungsänderung durchzuführen oder plötzlich anzuhalten. Der Gang ist kleinschrittig, zu Beginn oft schlurfend, hinkend oder trippelnd mit der Gefahr des Hinstürzens. Nach einigen Schritten wird das Gangbild dann oft flüssiger und freier. Frühes Parkinson-Zeichen ist das verminderte Mitschwingen der Arme beim Gehen mit Bevorzugung der stärker betroffenen Seite.

Typische Körperhaltung. Mit zunehmender Krankheitsdauer entwickelt sich die für Parkinson-Patienten typische Körperhaltung: Kopf und Oberkörper sind nach vorn geneigt. Die Schultern fallen nach vorn. Die Arme sind im Ellenbogengelenk angewinkelt, die Oberarme werden dicht am Rumpf gehalten. Die Hände stehen in Beugestellung und sind leicht nach innen gedreht. Hüften und Knie sind gebeugt und verleihen dem Körper eine insgesamt »gedrückte« Haltung. In dieser Haltung fühlt sich der Parkinson-Kranke wie eingebunden und fixiert.

Haltungsinstabilität. Bei passiven Stößen (Pulsionen) gegen den Körper (z. B. im Gedränge) kann der Parkinson-Kranke mit seinem Körper oft nicht rechtzeitig gegensteuern, um das Gleichgewicht zu halten, und neigt dadurch zum Hinstürzen (Störung der gleichgewichtsregulierenden Stell- und Haltereflexe = posturale Reflexe, Haltungsinstabilität). Die Unfähigkeit, passive Stöße ausreichend ausbalancieren zu können, wird in der Fachsprache mit »Pulsion« bezeichnet. Das Phänomen mit rascher werdenden Schritten beim Start oder während des Gehens wird als Festination (festinare = sich beeilen) bezeichnet. In der Untersuchungssituation testet der Arzt die Standstabilität, indem er den Patienten plötzlich an den Schultern zu sich nach hinten zieht. Der Gesunde gleicht mit ein bis zwei Korrekturschritten aus, der Parkinson-Kranke benötigt mehrere Ausgleichsschritte.

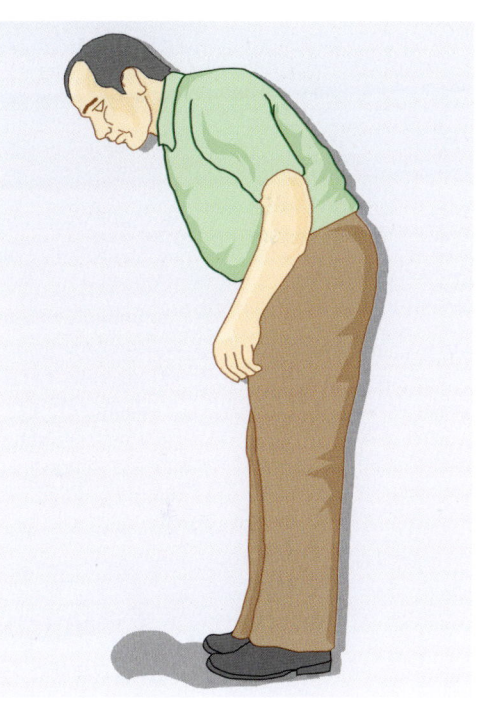

▲ Typische Haltung eines Parkinson-Patienten.

Bewegungshemmung. Das Aufrichten aus dem Liegen, das Drehen im Bett, das Aufstehen von Sitzgelegenheiten oder das Umkehren auf der Stelle können nicht oder nur verzögert eingeleitet werden. Eigenartigerweise können Bewegungshemmungen beim oder vor dem Passieren von (vermeintlich) engen Stellen, z. B. Türen, auftreten (Engpass-Schwierigkeiten). Schon ein Teppichrand kann für einzelne Patienten ein Problem darstellen. Einer unserer Parkinson-Patienten bemerkte einmal: »Ich könnte über eine Briefmarke stürzen«. Auch bei psychischer Anspannung kann es zur plötzlichen Bewegungshemmung kommen. Die betroffenen Patienten berichten, dass sie sich in diesen Momenten »wie angeklebt« oder »eingefroren« fühlen (Freezing-Phänomen, engl. freeze = einfrieren). Die Phase der Bewegungsblockade kann auch spontan auftreten, hält oft nur Sekunden an, kann dann jedoch zum plötzlichen Hinstürzen führen. Freezing kann sowohl in Phasen guter Beweglichkeit (»on-freezing«) als auch in Phasen schlechter Beweglichkeit (»off-freezing«) auftreten.

ZUSAMMENFASSUNG

Gang- und Haltungsstörung

Folgende Störungen des Bewegungsablaufes treten bei Parkinson-Patienten häufig auf:

- Der Gang ist kleinschrittig, schlurfend, trippelnd.
- Beim Gehen werden die Arme kaum mitgeschwungen, seitenbetont.
- Beim Bewegungsbeginn oder vermeintlichen Engpässen treten Bewegungsblockaden auf (Freezing).
- Erschwertes Umdrehen oder Aufrichten im Bett (nächtliche Akinese).
- Haltungsinstabilität, Gleichgewichtsstörungen mit Sturzgefahr im weiteren Krankheitsverlauf!

---

31 Welche Stimm- und Sprechstörungen treten auf?

Bei etwa der Hälfte aller Parkinson-Patienten lassen sich besonders in späteren Stadien deutliche Stimm- und Sprechstörungen nachweisen. Die Aussprache (= Artikulation) kann sich im weiteren Verlauf so verändern, dass Parkinson-Patienten schwer zu verstehen sind (Dysarthrie). Die Stimme wird mit zunehmender Krankheitsdauer oft leise, rau und monoton (Hypophonie, Flüsterstimme). Die Kombination von Sprech- und Stimmbildungsstörungen bezeichnet der Arzt als Dysarthrophonie.

Die veränderte Sprachmelodie (meist falsche Betonung beim Sprechen und das Setzen von Pausen) ist sowohl der gestörten Atemmechanik als auch der Steifheit (Rigor) der Schlundmuskulatur zuzuordnen. Die Störung der Artikulation (Formung der

Sprachlaute) wird dagegen mehr auf den Rigor der Zungen- und Mundmuskulatur zurückgeführt. Der Silbenfluss (die Sprechrate) kann verlangsamt, beschleunigt oder normal sein und im Sprachfluss auch die Frequenz wechseln.

Einige Patienten stufen ihre Sprechweise als »weich und weinerlich« ein, sodass für den Gesprächspartner der falsche Eindruck einer depressiven Verstimmung entstehen kann. Überbewegungen im Mundbereich (orale Dyskinesien) können natürlich auch das Sprechen beeinträchtigen. Manchmal werden ein Stimmtremor, ein Stottern oder das völlige Auslassen von Sprachlauten beobachtet. Ähnlich dem erwähnten »freezing« kann das Sprechen plötzlich, besonders zu Beginn eines Satzes, blockiert sein, sich dann aber abnorm beschleunigen (»Festination des Sprechens«). Zusätzlich kann ein vermehrter Speichelfluss oder auch ein trockener Mund den Sprechablauf stören.

> **ZUSAMMENFASSUNG**
>
> ### Sprechstörungen beim Parkinson-Syndrom
>
> - Leise, monoton (Hypophonie),
> - verwaschen, stockend (Dysarthrie),
> - leise, monoton und stockend (Dysarthrophonie),
> - zitternd (Stimmtremor),
> - Sprechblockade (»Freezing des Sprechens«).
> - beschleunigtes Sprechen (»Festination des Sprechens«).

32 Was ist eine akinetische Krise?

Eine akinetische Krise entwickelt sich selten im Spätstadium einer Parkinson-Krankheit: Die Patienten sind fast völlig bewegungsunfähig (akinetisch), zeigen eine ausgeprägte Muskelsteife (Rigor) und können weder sprechen noch schlucken. Sie können somit auch keine Flüssigkeit mehr aufnehmen (Austrocknungsgefahr! = Exsikkose). Da auch die Parkinson-Medikamente nicht mehr geschluckt werden können, verschlechtert sich der Zustand des Patienten weiter. Begleitet wird die Akinese von Herzrasen (Tachykardie), Blutdruckanstieg (Hypertonie) und Schwitzen. Eine akinetische Krise liegt vor, wenn diese Situation trotz Weiterführung der medikamentösen Parkinson-Behandlung länger als 48 Stunden andauert.

Symptome

Auslöser sind akute, schwere körperliche Erkrankungen, hoch fieberhafte Infekte, ausgedehnte Operationen, plötzlicher Entzug oder massive Reduktion der Antiparkinsonmittel, Einnahme von Neuroleptika, Antibiotika, schwerer Durchfall und seltener auch ausgeprägte seelische Belastungen.

Patienten mit einer akinetischen Krise müssen – auch wegen der lebensbedrohlichen Austrocknungsgefahr – in ein Fachkrankenhaus eingewiesen werden. In der Klinik wird man über die Vene dem Körper Flüssigkeit zuführen und die Parkinson-Mittel über eine Magensonde (z. B. wasserlösliches L-Dopa), über die Vene (L-Dopa-Infusionen, Amantadin) oder über Hautinjektionen (Apomorphin s. c.) verabreichen. Im Endstadium einer Parkinson-Krankheit kann es auch ohne die genannten Auslöser zu einer akinetischen Krise kommen, die sich jedoch mehr schleichend entwickelt und erst spät zu Schluckstörungen führt.

> **ZUSAMMENFASSUNG**
>
> ### Eine akinetische Krise ist ein Notfall
>
> Der betroffene Patient muss in ein Fachkrankenhaus gebracht werden. Die wichtigsten Merkmale einer akinetischen Krise sind:
> - Dauer: Länger als 48 Stunden.
> - Tritt gewöhnlich erst im Spätstadium der Krankheit auf.
> - Völlige Bewegungsunfähigkeit (Akinese).
> - Starke Muskelsteife (Rigor).
> - Schluckstörung.
> - Auslöser: Hoch fieberhafte Infekte, schwere Erkrankungen und Operationen, Entzug von Parkinson-Mitteln.

33 Wie zeigt sich das Zittern (Tremor)?

Das erste und auffallendste Krankheitszeichen der Parkinson-Krankheit ist bei etwa der Hälfte aller Patienten ein Zittern (Tremor). Es handelt sich um unwillkürliche, ziemlich regelmäßige, rhythmische Bewegungen von Körperteilen. Betroffen sind vorwiegend die Hände und Füße, seltener der Kopf oder das Kinn.

Die Einteilung der Parkinson-Tremorformen erfolgt nach
- der Frequenz,
  - hochfrequent (> 7 Hz),
  - mittelfrequent (4–7 Hz),
  - niederfrequent (< 4 Hz),

▪ der Amplitude der Bewegungsausschlä-
ge, diesen können grobschlägig oder
feinschlägig sein, und den Aktivierungs-
bedingungen:
 – Ruhetremor,
 – Haltetremor,
 – Aktionstremor,
 – Intentionstremor.

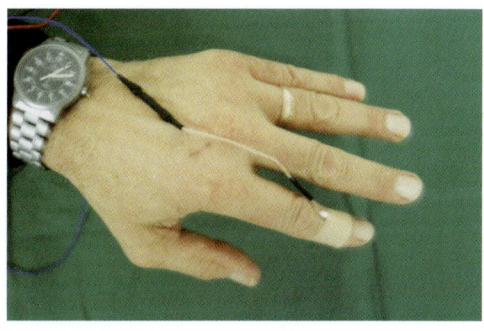

Ruhezittern (Ruhetremor)

▲ Finger mit Tremor-
aufnehmer.

Zittern, das bei der Mehrzahl der Parkinson-Patienten in Ruhe
(Ruhezittern, Ruhetremor) mit einer Frequenz von 4 bis 6 Schlägen pro Sekunde (4–6 Hz) auftritt, beginnt meist an einer Hand
und wird oft erstmals unter psychischer und mentaler Belastung
sichtbar. Der Ruhetremor tritt bei vollständiger Muskelentspannung auf, wenn z.B. die Hände im Liegen auf dem Bauch ruhen,
im Sitzen auf der Armlehne lagern oder im Stehen bzw. beim Gehen locker herabhängen. Die genaue Abgrenzung eines Ruhetremors ist für die Diagnosestellung eines idiopathischen Parkinson-
Syndroms besonders wichtig, da nur etwa 10% der nichtidiopathischen Parkinson-Syndrome mit einem Ruhetremor einhergehen.

Wegen des typischen Bewegungsablaufs hat man den Tremor im
Bereich der Finger früher als »Pillendrehen« bezeichnet (mit einer ähnlichen Bewegung hatte der Apotheker seine Pillen ge-

▼ Haltetremor der
Hand.

formt). Das Ruhezittern nimmt zu Beginn
einer Willkürbewegung zunächst ab,
schaukelt sich dann aber langsam wieder
auf (siehe Abbildung). Bei mentaler Belastung (z.B. Rückwärtszählen) oder psychischer Anspannung (z.B. bei Aufregung in
einer Gesellschaft, im Gespräch) wird der
Ruhetremor deutlicher. Da der Ruhetremor
bei Willküranspannung abnimmt, fühlt
sich der Betroffene weniger durch die mo-

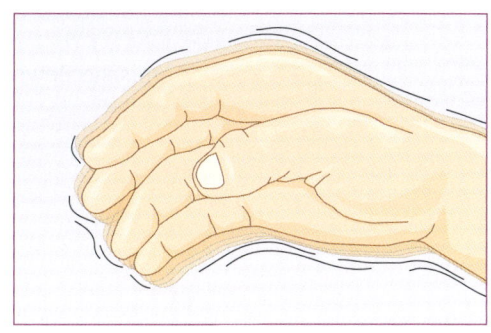

torische Funktionseinbuße als vielmehr durch die psychosoziale Stigmatisierung behindert: Bei sozialen Kontakten ist der Patient darauf bedacht, seinen Tremor zu verbergen, was dann aber eher zur Tremorverstärkung führt. Im Schlaf ist der Tremor nicht vorhanden.

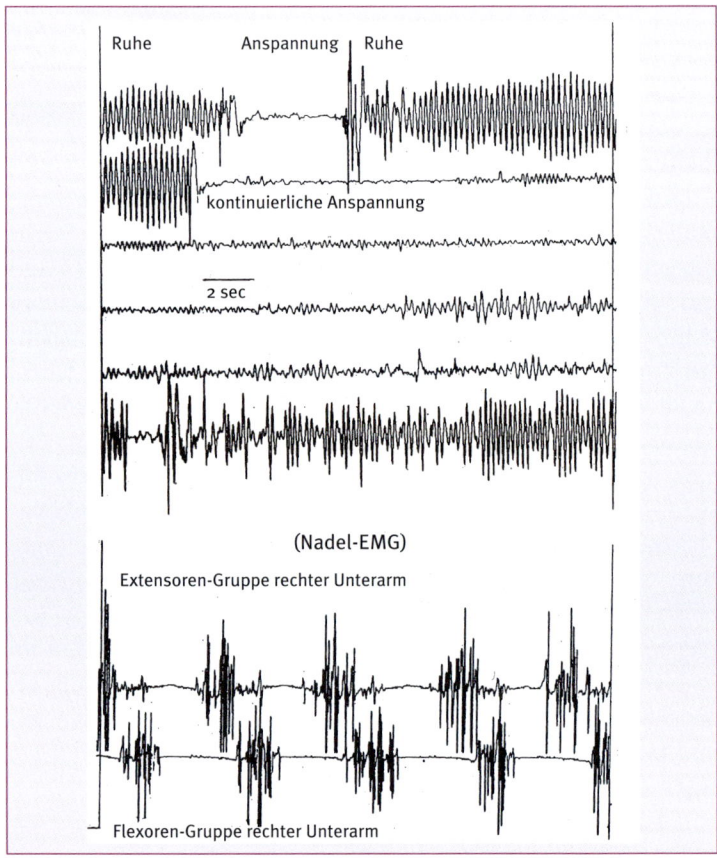

▲ Tremoranalyse durch elektromyographische Ableitung (EMG). In der oberen Reihe sieht man deutlich, wie das Ruhezittern durch eine plötzliche Muskelanspannung (z. B. Faustschluss) unterdrückt wird. Bei erneuter, nun aber kontinuierlicher Muskelanspannung wird das Zittern zunehmend stärker. Die beiden unteren Reihen der Abbildung zeigen, dass die Muskelaktivität wechselweise in der Streck- (Extensoren) und Beugemuskulatur (Flexoren) auftritt.

Halte- und Aktionstremor

Bei einem geringeren Teil der Parkinson-Patienten wird das Zittern erst deutlich, wenn die betroffene Extremität in einer bestimmten Position gehalten wird, wie zum Beispiel beim Halten einer Tasse (Haltetremor, siehe Abbildung) oder die Tasse zum Mund geführt wird (Aktionstremor).

In der nebenstehenden Abbildung ist in der oberen Reihe ein Parkinson-Haltetremor dargestellt. Die Tremorfrequenz von 4,5 Hz wurde mit einem kleinen Bewegungsaufnehmer bestimmt. Ein Haltetremor kann mit einem Ruhetremor kombiniert sein, wobei der Haltetremor dieselbe oder eine höhere Frequenz (> 1,5 Hz) aufweisen kann. Parkinson-Patienten mit einem Haltetremor sind neben der psychosozialen Stigmatisierung in ihren Alltagsleistungen funktionell behindert.

ZUSAMMENFASSUNG

Welche Temorformen werden unterschieden?

Merkmale des Ruhetremors:

- Tritt nur bei vollständiger Muskelentspannung auf.
- Frequenz: 4–6 Hz.
- Lange Zeit einseitig betont.
- Zu Beginn einer Muskelanspannung zunächst abgeschwächt.
- Zunahme bei mentaler und psychosozialer Belastung.
- Relativ geringe motorische Funktionseinbuße.

Merkmale des Halte- bzw. Aktionstremors:

- Aktivierung durch Muskelanspannung.
- Typ 1: Halte- und Aktionstremor haben dieselbe Frequenz wie Ruhetremor (4–6 Hz).
- Typ 2: Halte- und Aktionstremor haben eine höhere Frequenz als Ruhetremor (> 1,5 Hz).
- Reiner Aktionstremor: Frequenz 7–11 Hz.
- Beeinträchtigung in den motorischen Alltagsaktivitäten.

Symptome

34 Bei welchen anderen Erkrankungen tritt auch ein Tremor auf?

Tremor ist zwar ein sehr auffälliges Zeichen bei Parkinson-Kranken, für sich allein jedoch nicht beweisend für die Diagnose einer Parkinson-Krankheit. Es gibt eine Reihe von Krankheitsbildern, die mit einem Tremorsyndrom einhergehen. Auf einige Formen, die zur Abgrenzung des Parkinson-Syndroms wichtig sind, werden wir in den nächsten Fragen eingehen.

Einteilung der Tremorsyndrome (nach Deuschl, 1998):
- essenzielle Tremorsyndrome,
  - klassischer essenzieller Tremor,
  - orthostatischer Tremor,
  - aufgabenspezifischer Tremor,
  - unklassifizierbarer Tremor,
- zerebellärer Tremor,
- Holmes-Tremor,
- dystoner Tremor,
- medikamentös und toxisch ausgelöster Tremor,
- psychogener Tremor,
- verstärkter physiologischer Tremor, (z. B. Angstzittern).

35 Ist Zittern immer Hinweis auf eine Erkrankung?

Zittern (Tremor) muss nicht Ausdruck einer Erkrankung sein. Sie kennen sicherlich das Zittern in der Kälte (Kältezittern), bei Anstrengung, Erschöpfung oder bei seelischer Erregung und in Angstsituationen (Angstzittern). Verschiedene Medikamente und hormonelle bzw. endokrine und Stoffwechselstörungen können einen physiologischen Tremor verstärken. Bei diesen Zitterformen handelt es sich um einen verstärkten physiologischen Tremor (physiologisch = nicht krankhaft), das heißt, ein vorhandener, aber wegen seiner geringen Ausschläge nicht oder kaum sichtbarer Tremor wird so verstärkt, dass er subjektiv und objektiv wahrgenommen wird und durchaus störend sein kann.

Tremor kann auch Ausdruck einer mehr oder weniger bewussten Konfliktsituation sein (psychogener Tremor). Durch Ablenkung und passive Entspannung lässt sich der meist plötzlich auftretende psychogene Tremor unterdrücken. Im Unterschied zum Parkinson-Tremor ändert der psychogene Tremor seine Frequenz, ist stark variabel, betrifft oft den ganzen Körper und führt wegen der »willkürlichen« Muskelbewegungen rasch zur Ermüdung.

36 Was ist ein essenzieller Tremor?

Die wichtigste organische Tremorform neben dem Parkinson-Tremor ist der klassische essenzielle Tremor, der in 50 % der Fälle vererbt wird (familiärer essenzieller Tremor). Man nimmt an, dass 300–400 pro 100 000 Einwohner davon betroffen sind. Damit ist der essenzielle Tremor häufiger als die Parkinson-Krankheit. Der essenzielle Tremor tritt als isoliertes Krankheitszeichen auf, das heißt ohne sonstige Bewegungsstörung oder Muskelsteife und ohne weitere neurologische Symptome. Man geht davon aus, dass der essenzielle Tremor durch eine Regelkreisstörung zentraler Tremorgeneratoren mit Verbindungen zum Kleinhirn, bestimmten Kernen des Hirnstammes und des Großhirns entsteht.

Unterschiede zum Parkinson-Tremor. In der Regel tritt der essenzielle Tremor erst bei einer Muskelanspannung auf, also in einer Halteposition (Haltetremor) oder bei einer Bewegung (Aktionstremor). Die Frequenz des essenziellen Tremors ist gewöhnlich etwas höher als die des Parkinson-Tremors. Im Unterschied zum Parkinson-Tremor tritt der essenzielle Tremor meist beidseitig auf. In der Regel beginnt der essenzielle Tremor in der zweiten Lebenshälfte, kann jedoch auch im jugendlichen Alter (juveniler essenzieller Tremor) oder erst im höheren Alter (seniler essenzieller Tremor) auftreten.

Betroffene Körperteile. Der Tremor betrifft mit absteigender Häufigkeit die Hände (80–100%), den Kopf (20–41%), die Stimme (9–20%), das Kinn (0–9%), das Gesicht und den Rumpf (0–3%). Die Mehrzahl der Patienten mit essenziellem Tremor berichten, dass Alkoholgenuss den Tremor deutlich mindert. Dadurch ist natürlich die Gefahr des Alkoholmissbrauchs gegeben. Dies ist selbstverständlich keine Lösung!

Behandlung. Zur Behandlung des essenziellen Tremors werden vorwiegend Betarezeptorenblocker und Primidon eingesetzt. Clonazepam, Clozapin und Anticholinergika können ebenfalls beim essenziellen Tremor wirksam sein, allerdings mit geringerem Erfolg. Antiepeleptika wie Valproinsäure und Gabapentin sowie Amantadin sind mit unterschiedlichen Erfolgen versucht worden. Botulinum-Toxin-Injektionen sind in erfahrenen Zentren bei Kopftremor und Stimmtremor erfolgreich eingesetzt worden. Eine neurochirurgische Tremorbehandlung, d.h. ein »Hirnschrittmacher« (tiefe Hirnstimulation, siehe später) und eine Ausschaltung bestimmter Kerngebiete, ist erst nach Versagen der medikamentösen Therapiemaßnahmen und erheblicher Beeinträchtigung zu erwägen.

Sonderform: Orthostatischer Tremor

Eine Sonderform des essenziellen Tremors ist der orthostatische Tremor. Diese Tremorform ist erst seit wenigen Jahren bekannt und tritt im mittleren bis höheren Lebensalter auf. Der orthosta-

---

ZUSAMMENFASSUNG

Kriterien für den klassischen essenziellen Tremor

- Haltetremor und/oder Aktionstremor.
- Frequenz: 7–9 Hz (bei älteren Patienten niedriger).
- Keine weiteren neurologischen Störungen zu beobachten.
- Meist symmetrisch (zu Beginn auch asymmetrisch).
- Oft positive Familienanamnese (50%).
- Alkohol mildert den Tremor.
- Keine wesentliche Verstärkung im Laufe der Erkrankung.
- Gutes Ansprechen auf Betablocker und Primidon.

tische Tremor lässt sich als Bewegungsunruhe der Beine tasten und mittels Elektroden von der Beinmuskulatur (Oberflächen-Elektromyographie) mit einer Frequenz von 14–18 Hz nachweisen. Der Tremor tritt nur im Stehen auf. Die Betroffenen klagen über eine Standunsicherheit und können in selteneren Fällen plötzlich (ohne ersichtlichen Grund) hinstürzen. Während des Gehens, im Sitzen oder Liegen sind die Patienten beschwerdefrei. Primidon oder Clonazepam kann beim orthostatischen Tremor hilfreich sein.

Als weitere isolierte Tremorformen sind der aufgabenspezifische Tremor (z. B. bei einseitigen beruflichen Tätigkeiten, Berufsmusiker, Sportler), der primäre Schreibtremor sowie der isolierte Stimm-, Kinn- und Zungentremor bekannt. Die Abgrenzung von einem dystonen Tremor ist oft schwierig.

37 Wie zeigt sich der Tremor bei Kleinhirnerkrankungen?

Bei Kleinhirnerkrankungen, z. B. im Rahmen einer Multiplen Sklerose, zeigt sich der Tremor besonders bei Zielbewegungen (Intentionstremor) und verstärkt sich bei Annäherung an das Ziel (z. B. beim Führen der Gabel zum Mund). Die Tremorfrequenz ist mit 2,5–5 Hz langsamer, und die Tremorausschläge sind im Vergleich zum Haltetremor des Parkinson-Patienten meist gröber.

Holmes-Tremor. Nach einer umschriebenen Hirnschädigung (z. B. posttraumatisch, Hirntumor) kann sich mit einer Latenz von Wochen bis zu 2 Jahren ein Intentionstremor, kombiniert mit einem Ruhetremor, entwickeln und ein Haltetremor hinzutreten. Dieses besondere Tremorsyndrom wird heute unter der Bezeichnung Holmes-Tremor zusammengefasst. Die medikamentöse Behandlung des Kleinhirn-Tremors ist unbefriedigend.

Symptome

38 Können Medikamente einen Tremor auslösen?

Der medikamentös induzierte Tremor wird als Haltetremor bei ausgestreckten Armen mit gespreizten Fingern besonders deutlich. Beispiele für einen medikamentös induzierten Tremor sind Psychopharmaka (Neuroleptika, trizyklische Antidepressiva, Lithium), Steroide, Schilddrüsenhormone, Zytostatika (Medikamente gegen Krebserkrankungen), Antikonvulsiva (Medikamente gegen epileptische Anfälle, z. B. Valproat).

Nach Alkoholentzug kann ein störender Tremor auftreten, den Alkoholkranke nicht selten mit erneuter Alkoholzufuhr »behandeln«. Auch der Entzug von Beruhigungsmitteln, Nikotin und Kaffee kann von einem Tremor begleitet sein, wobei Nikotin und Koffein auch einen Tremor auslösen können. Weitere Beispiele giftiger (toxischer) Tremorauslösung sind Quecksilber, Blei, Mangan, Kohlenmonoxid und Cyanid. Da die Tremoramplituden des medikamentös oder toxisch induzierten Tremors meist klein sind, ist der Betroffene in seiner motorischen Funktion wenig beeinträchtigt, fühlt sich jedoch in seiner sozialen Umgebung gestört. Die Behandlung richtet sich auf das verursachende Medikament bzw. auf die auslösende Substanz.

39 Bei welchen anderen Erkrankungen kann Tremor auftreten?

Großhirnerkrankungen, fokale und generalisierte Dystonien (= lokale und allgemeine Störungen des Spannungszustandes der Muskulatur = dystoner Tremor) und Erkrankungen der peripheren Nerven können von einem Tremor begleitet werden. Auch bei internistischen Erkrankungen wie Leber- und Nierenschädigungen werden Tremorformen beobachtet.

40 Was versteht man unter einem Rigor?

Rigor bezeichnet einen erhöhten Spannungszustand der Muskulatur (lat. = Starre, Steifheit) durch anhaltende Mitkontraktion entgegengesetzt wirkender Muskeln. Die erhöhte Muskelspannung ist in jeder Bewegungsphase vorhanden, ist unabhängig von der passiven Bewegungsgeschwindigkeit und erreicht in Ruhe keine vollständige Entspannung.

Unterschied zur Spastik. Der Rigor unterscheidet sich ganz wesentlich von der Spastik, wie sie z. B. nach einem Schlaganfall auftritt. Bei der Spastik nimmt die Muskelspannung mit der Bewegungsgeschwindigkeit zu, d. h. eine rasche Bewegung der betroffenen Extremität wird von einer zunehmenden Muskelspannung begleitet.

Gleichbleibend zäher Widerstand. Um sich die typische Muskelspannung des Rigors besser vorstellen zu können, wird sie gerne mit dem Widerstand beim Biegen eines Bleirohres verglichen. Der zähe Widerstand ist hier während des gesamten Biegevorgangs (passive Bewegung in den Gelenken) gleichmäßig vorhanden, unabhängig davon, ob der Vorgang schnell oder langsam durchgeführt wird. Dagegen würde sich bei der Spastik der Widerstand erhöhen, wenn die Bewegung im Gelenk rasch durchgeführt wird.

Zahnradphänomen. Der bei Prüfung der passiven Bewegung in den Gelenken spürbare zähe, bleierne Widerstand wird oft ruckweise unterbrochen und dann als »Zahnradphänomen« bezeichnet. Die erhöhte Muskelspannung ist in der rumpfnahen Beugemuskulatur stärker ausgebildet und trägt somit zu der typischen Körperhaltung (siehe Abbildung S. 53) und zum verminderten Mitschwingen eines Armes bei.

Kopfkissenphänomen. Die Muskelspannung im Bereich der Halsmuskulatur kann so ausgeprägt sein, dass der Patient im Liegen den Kopf angewinkelt hält, sodass er das Kopfkissen nicht oder kaum berührt.

Verlauf und Prognose

L eider kann die Parkinson-Krankheit nach wie vor nur symptomatisch behandelt werden, d.h. man kann die Symptome zwar therapieren, aber die zugrunde liegende Ursache bleibt bestehen und die Erkrankung schreitet fort. Nicht wenige Betroffene haben nach der Diagnosestellung bei guter Medikamenteneinstellung noch mehrere Jahre ohne wesentliche Einschränkungen vor sich, während sich bei anderen trotz Medikamenten die Erkrankung innerhalb weniger Jahre deutlich verschlechtert. Wie die Erkrankung bei Ihnen persönlich verlaufen wird, kann leider (noch) nicht vorhergesagt werden.

41 Wie kann die Erkrankung verlaufen?

Es gibt Parkinson-Patienten, die mit Medikamenten über viele Jahre nur gering ausgeprägte Krankheitszeichen haben und lange Zeit in ihrer Leistungsfähigkeit kaum beeinträchtigt sind. Bei diesen so genannten »gutartigen Verlaufsformen« kann mit Antiparkinsonmitteln eine deutliche Besserung erreicht werden, die durchschnittlich 9 Jahre anhält. Erst dann treten die Beschwerden wieder in der Stärke auf wie vor der medikamentösen Therapie.

Die so genannten »bösartigen Verlaufsformen« zeigen unter der medikamentösen Behandlung nur eine geringe Besserung, die oft auch nur kurze Zeit anhält. Bei initialer schlechter Ansprechbarkeit der Parkinson-Mittel wird Ihr Arzt auch an andere Erkrankungen denken, die mit Parkinson-Zeichen einhergehen können (z.B. Multi-System-Atrophie, progressive supranukleäre Blicklähmung).

Sie selbst werden vielleicht die Erfahrung gemacht haben, dass es anderen Parkinson-Patienten (z.B. in der Selbsthilfegruppe) besser als Ihnen geht und andere schwerer behindert sind als Sie. Die Patienten mit einem günstigeren Verlauf werden dann oft nach ihrer medikamentösen Einstellung gefragt, um ihrem Arzt eine »gleich gut wirksame Medikation« vorzuschlagen. Denken Sie bitte daran, dass es trotz optimaler Behandlung die zuvor genannten unterschiedlichen Krankheitsverläufe gibt.

42 Kann man den Verlauf vorhersagen?

Bisher gibt es weder spezifische neurologische Untersuchungsbefunde noch Labor- oder andere Messwerte, die den weiteren Verlauf der Parkinson-Krankheit nach der Diagnosestellung sicher voraussagen könnten. Einzelne Studien haben ergeben, dass Parkinson-Kranke, bei denen die Erkrankung mit Tremor (Zittern) beginnt, einen etwas günstigeren Verlauf haben. Wenn im CT oder MRT Abbauerscheinungen des Gehirns (Hirnatrophie) oder im Hirnstrombild (EEG) Veränderungen nachgewiesen werden, ist ein ungünstigerer Verlauf zu erwarten.

43 Ist der Verlauf beeinflussbar?

Es muss immer wieder darauf hingewiesen werden, dass bei der Parkinson-Krankheit der zugrunde liegende Krankheitsprozess bisher nicht geheilt werden kann. Ob Dopaminagonisten, MAO-B-Hemmer oder Amantadin beim Menschen eine zellschützende Wirkung haben, ist derzeit noch nicht endgültig gesichert. Vitamin C und Vitamin E haben nach bisherigen Studien keinen Einfluss auf das Fortschreiten der Erkrankung. Vitamin E soll das Risiko verringern, eine Parkinson-Krankheit zu entwickeln. Sie selbst können jedoch den weiteren Verlauf dadurch günstig beeinflussen, indem Sie Ihre Behandlung in regelmäßigen Abständen mit Ihrem Parkinson-Arzt abstimmen, ein regelmäßiges geistiges und körperliches Training betreiben und darüber hinaus für eine gesunde Lebensweise sorgen. Eine ausreichende Eiweiß- und Kalziumzufuhr beugt einer Osteoporose vor.

Symptome

Begleitstörungen

Neben den beschriebenen charakteristischen Parkinson-Symptomen können im Krankheitsverlauf auch weitere Störungen hinzutreten, die teils der Erkrankung selbst, aber teils auch den eingesetzten Medikamenten zugeschrieben werden müssen.

44 Welche psychischen Störungen können auftreten?

Über die Hälfte der Parkinson-Patienten muss mit psychischen Störungen rechnen. Psychopathologische Auffälligkeiten können sogar den motorischen Störungen vorauseilen. Zu den neuropsychiatrischen Symptomen der Parkinson-Krankheit zählen:

- kognitive Störungen (Störungen der Wahrnehmung und des Denkens),
- Demenz,
- Depression (gedrückte, pessimistische Stimmungslage, traurige Verstimmtheit),
- Angststörung (mit Panikattacken),
- psychotische Episoden und
- im erweitertem Sinne auch Schlafstörungen.

45 Welche Wahrnehmungs- und Denkstörungen sind möglich?

Kognitive Leistungen im engeren Sinne beziehen sich auf das intellektuelle Erkennen und Beurteilen (Wahrnehmen, Denken). Der motorischen Verlangsamung (Bradykinese) bei Parkinson-Patienten wird gern die Verlangsamung der Denk- und Wahrnehmungsvorgänge (kognitive Verlangsamung) im psychischen Bereich gegenübergestellt und als Bradyphrenie bezeichnet (griech. brady = langsam; phren = Geist, Seele, Gedächtnis). Dieser Begriff wurde früher für psychische Veränderungen beim postenzephalitischen Parkinson-Syndrom eingeführt und später als »psychische Bradykinese« auf die Parkinson-Krankheit ausgedehnt.

Bradyphrenie soll auf den Rückgang der Spontaneität, auf die Minderung und Verzögerung emotionaler Reaktionen, auf die erschwerte Umstellung auf eine neue Umgebung mit verminderter Entschlusskraft und auf Aufmerksamkeitsstörungen hinweisen. Typisch für Parkinson-Patienten ist ein vermindertes Problemlösungsvermögen. Die Grenze zur demenziellen Entwicklung ist fließend. Weitere neuropsychologische Symptome sind Störungen der räumlichen Wahrnehmung und Raumorientierung. Die im Rahmen einer Depression auftretenden kognitiven Störungen werden als »Pseudodemenz« bezeichnet, die sich mit Abklingen der Depression zurückbilden.

> **ZUSAMMENFASSUNG**
>
> **Mögliche kognitive Störungen**
>
> - Rückgang der Spontaneität,
> - Verzögerung emotionaler Reaktionen,
> - verminderte Entschlusskraft,
> - vermindertes Problemlösungsvermögen,
> - Aufmerksamkeitsstörung,
> - Störung der räumlichen Wahrnehmung,
> - Störung der Raumorientierung.

46 Kann sich eine Demenz entwickeln?

Nach neueren Untersuchungen muss etwa jeder fünfte Parkinson-Patient nach längerem Krankheitsverlauf im fortgeschrittenen Lebensalter mit einer demenziellen Entwicklung rechnen. Das Risiko steigt mit dem Alter der Patienten, sodass etwa jeder 10. Patient der unter 65-Jährigen, jeder 5. der 65- bis 75-Jährigen und über die Hälfte der über 75-Jährigen mit einer Demenz rechnen muss. Beim »young-onset« Parkinson-Syndrom (Beginn der Erkrankung vor dem 40. Lebensjahr) wird das Risiko einer Demenzentwicklung im Alter geringer eingeschätzt.

Symptome

Unter Demenz versteht man den allmählichen Verlust der intellektuellen Fähigkeiten und der Persönlichkeit. Zu den Beeinträchtigungen gehört die objektiv nachweisbare Gedächtnisstörung, die Beeinträchtigung des Denkens, des Urteilsvermögens und der Informationsverarbeitung. Persönlichkeitsveränderungen mit Störung der Motivation, der emotionalen Kon-

INFO

Wie wird Demenz definiert?

Zu den Beeinträchtigungen, die als Zeichen einer Demenz auftreten, gehören:

- Störungen des Gedächtnisses,
- gestörte Aufnahme und Wiedergabe neuerer Informationen,
- Verlust früher erlernter und vertrauter Inhalte,
- Störungen des Denkvermögens,
- Störung der Fähigkeit zu vernünftigen Urteilen,
- Verminderung des Ideenflusses,
- Beeinträchtigung der Informationsverarbeitung,
- Störungen der emotionalen Kontrolle,
- Störung des Sozialverhaltens und der Motivation.

TIPP

Jeder vergisst mal etwas

Wichtig ist, dass nicht jede »gutartige« kognitive Leistungseinbuße gleich als beginnende Demenz eingeordnet wird. Manche Parkinson-Patienten neigen bei subjektiv empfundenen kognitiven Störungen zu übertriebener Selbstbeobachtung und hypochondrischen Befürchtungen. Wenn Ihnen einmal ein Name, eine Telefonnummer oder ein bestimmter Vorgang nicht sofort einfällt, sollten Sie dies nicht gleich als Hinweis für eine beginnende Demenz werten. Es ist wichtig, dass frühzeitig durch testpsychologische Untersuchungen eine Demenz-Symptomatik von einer Parkinson-Symptomatik abzugrenzen. Die testpsychologische Diagnostik sollte in der Phase guter Beweglichkeit (On-Phase) erfolgen.

trolle und des Sozialverhaltens treten hinzu. Erst wenn die geistige Bewältigung der beruflichen und sozialen Tätigkeiten, die persönlichen Beziehungen und besonders die Lösung der Alltagsaufgaben beeinträchtigt sind und die Störungen mindestens ein halbes Jahr andauern, ist die Diagnose Demenz gerechtfertigt.

Veränderungen im Gehirn. Das Gehirn von demenziellen Parkinson-Patienten zeigt neben dem Untergang von Nervenzellen in der schwarzen Substanz auch Zelluntergänge im Großhirn und anderen Hirnanteilen, die für Gedächtnisleistungen relevant sind. Wesentlich beteiligt scheinen die vorderen Anteile des Gehirns (Frontallappen) zu sein, da die neuropsychologischen Störungen bei Parkinson-Patienten den Frontalhirnfunktionsstörungen anderer Hirnerkrankungen gleichen.

47 Welche Demenzformen gibt es?

Die sorgfältige differenzialdiagnostische Abklärung einer Demenz ist auch deswegen wichtig, weil die nachfolgenden sekundären Demenzsyndrome potenziell behandelbar bzw. rückbildungsfähig sind:

- Stoffwechsel- und Vitaminmangelkrankheiten,
- Schilddrüsenerkrankungen,
- raumfordernde Prozesse im Gehirn (z. B. subdurales Hämatom, Hirntumor),
- entzündliche Hirn- und Hirngefäßerkrankungen,
- exogene Intoxikationen (= Vergiftungen durch äußere Einwirkung),
- Normaldruckhydrozephalus (Erweiterung der inneren Hirnkammern ohne Hirndruck).

Primäre Demenzformen
Vaskuläre Demenz. Demenzen können auch durch mehrfache »kleine« Schlaganfälle (Hirninfarkte) entstehen (vaskuläre Demenz, Multiinfarktdemenz). Im Gegensatz zu der schleichend

beginnenden und unaufhaltsam fortschreitenden Alzheimer-Demenz zeichnet sich die vaskuläre Demenz durch einen plötzlichen Beginn, einen fluktuierenden Verlauf und den Nachweis neurologischer Herdbefunde aus.

Alzheimer-Krankheit. Die häufigste und dem Laien zunehmend bekannte primäre Demenz ist die Alzheimer-Krankheit (nach dem deutschen Nervenarzt Alois Alzheimer [1864–1915] benannt). Man spricht auch von einer Demenz vom Alzheimer-Typ (DAT).

Im Gehirn von Alzheimer-Kranken werden Zelluntergänge der gedächtnisrelevanten Hirnareale mit einer Schrumpfung des Gehirns (Atrophie) gefunden. Die Hirnwindungen sind sehr viel deutlicher gezeichnet als bei einem normalen Gehirn.

Die Ursache für den Zelluntergang bei der Alzheimer-Krankheit kennen wir ebenso wenig wie die der Parkinson-Krankheit. Es wird vermutet, dass es für beide Krankheiten ähnliche Schädigungsmechanismen gibt.

INFO

Primäre Demenzformen

Folgende primäre Demenzen werden unterschieden:

- Demenz vom Alzheimer-Typ (macht 50–60 % der primären Demenzen aus):
  - symptomatische Ursache ausgeschlossen,
  - Erkrankungsalter meist über 65 Jahre,
  - chronisch-fortschreitende Demenz;
- vaskuläre (Multiinfarkt-)Demenz (macht 15–20 % der primären Demenzen aus):
  - plötzlicher Beginn,
  - schrittweise Verschlechterung,
  - neurologische Herdsymptome,
  - Nachweis mehrerer Hirninfarkte (CT, MRT),
  - zeitlicher Zusammenhang zwischen Demenz und Infarkt;
- Mischformen aus Alzheimer und vaskulärer Demenz;
- seltene Formen.

---

48 Was ist die Lewy-Körperchen-Krankheit?

Von der Parkinson-Krankheit und den demenziellen Syndromen muss die Lewy-Körperchen-Krankheit abgegrenzt werden. Die Krankheitsbezeichnung basiert auf dem Nachweis von so genannten Lewy-Körperchen, die auch bei der Parkinson-Krankheit nachweisbar sind (siehe Abbildung auf S. 27). Bei der Lewy-Körperchen-Krankheit handelt es sich um eine häufiger bei Männern (2:1) vorkommende, progrediente Demenz in Kombination mit einem Akinese-Rigor-dominanten Parkinson-Syndrom. Die Demenz mit Lewy-Körperchen soll 10–20 % aller Demenzen ausmachen und damit die zweithäufigste Demenzform sein.

Es lassen sich fluktuierende kognitive Störungen mit wechselnder Aufmerksamkeit (Vigilanz) beobachten. Häufig sind psychotische Episoden mit komplexen Halluzinationen (visuell und akustisch). Als weitere klinische Kriterien werden Sturzneigung, plötzliche Ohnmacht (Synkope) und vorübergehende Bewusstseinsstörungen herausgestellt. Früh finden sich Blasenstörungen. Es besteht eine ausgeprägte Neuroleptika-Hypersensitivität.

Die Parkinson-Symptomatik ist bei der Lewy-Körperchen-Krankheit meist milder ausgeprägt mit Akinese-Rigor-Dominanz und zeigt nur eine geringe Ansprechbarkeit auf L-Dopa und Dopaminagonisten.

49 Leiden viele Parkinson-Patienten unter Depressionen?

Die Antwort ist »Ja«: Mit einer Häufigkeit zwischen 20 und 60 % ist eine Depression die häufigste psychische Störung bei der Parkinson-Krankheit. Natürlich kann es sich dabei auch um eine verständliche Reaktion auf die Behinderung selbst handeln (reaktive Depression). Es hat sich jedoch herausgestellt, dass die Schwere der Depression nicht unbedingt mit dem Schweregrad der Bewegungsstörung korreliert, obwohl »Off-Dose«-Depressionen in Phasen schlechter Beweglichkeit als besondere Form der Depression bei Parkinson-Patienten hervorzuheben sind. Depressive Verstimmungen können den motorischen Parkinson-

Zeichen um Jahre vorausgehen und sogar in späteren, fortgeschritteneren Stadien wieder zurücktreten.

Ursache. Als Ursache depressiver Verstimmungen werden Verschiebungen von Botenstoffen in unterschiedlichen Bereichen des Gehirns angeschuldigt. In der Bildgebung lässt sich bei depressiven Parkinson-Patienten eine im Vergleich zu nichtdepressiven Parkinson-Patienten reduzierte Rezeptoraktivität des Botenstoffs Serotonin nachweisen.

Gehemmte Depression. Bei der Depression des Parkinson-Patienten handelt es sich meist um eine gehemmte Depression, die im Vergleich zu anderen Depressionsbildern psychiatrischer Patienten eher mild ausgeprägt ist: Im Vordergrund stehen Klagen über Appetitmangel, Müdigkeit, Konzentrationsmangel, Antriebsstörung, Hilflosigkeit, Resignation und Angst. Schuldgefühle und Selbstvorwürfe sind eher selten. Es gibt auch depressive Phasen mit ausgeprägter innerer Unruhe und Angstgefühlen (agitierte Depression).

ZUSAMMENFASSUNG

Merkmale einer Depression bei Parkinson-Patienten

Die Hauptsymptome sind:
- depressive Stimmung,
- Verlust an Interesse und Freude,
- Verminderung des Antriebs und erhöhte Ermüdbarkeit,
- innere Unruhe, Angst (agitierte Depression).

Weitere Kennzeichen sind:
- Konzentrations- und Aufmerksamkeitsschwäche,
- vermindertes Selbstwertgefühl und Selbstvertrauen,
- Gefühle von Schuld und Wertlosigkeit,
- negative und pessimistische Zukunftsperspektiven,
- Schlafstörungen,
- Appetitmangel,
- Suizidgedanken.

Suizidgedanken. Parkinson-Patienten äußern häufiger Suizidgedanken als Kontrollgruppen. Suizide sollen ca. 5 % der Todesfälle von Parkinson-Patienten ausmachen. Unabhängig von der Parkinson-Krankheit kann sich eine Depression in späteren Lebensabschnitten als Altersdepression entwickeln. Älteren Menschen erscheint das Leben häufig nicht mehr so attraktiv, weil der letzte Lebensabschnitt zunehmend mit Verlustereignissen assoziiert ist. Bei Parkinson-Patienten ist weiter zu bedenken, dass es – unabhängig von der Parkinson-Krankheit – im höheren Alter auch zu einer Verschärfung negativer Charakterzüge kommen kann.

50 Wie häufig sind Angststörungen und Panikattacken?

Im Gefolge einer Depression, jedoch auch unabhängig davon, kann sich bei etwa 40 % der Parkinson-Patienten eine Angststörung entwickeln. Wie die Depression kann die Angst an Off-Phasen gebunden sein oder auch unabhängig davon auftreten. Nicht selten mündet eine Angststörung in eine Panikattacke.

Die Angst kann sich gezielt auf befürchtete Bewegungsblockaden (Freezing) und Stürze oder auf die Ungewissheit vor der weiteren Krankheitsentwicklung oder Pflegebedürftigkeit beziehen. Angstsyndrome lassen sich einteilen in generalisierte Ängste, Panikattacken und Phobien. Eine abnorme, sich entgegen besserer Einsicht zwanghaft aufdrängende Angst wird als Phobie bezeichnet. Zu den Phobien zählen auch die Ängste vor Menschenansammlungen, in engen Räumen, im Fahrstuhl oder z. B. in der engen »Röhre« des MRTs. Die Betroffenen versuchen, Angst erzeugende Situationen zu meiden, wodurch die bei Parkinson-Patienten vorhandenen Rückzugstendenzen noch verstärkt werden. Symptome von Panikattacken sind Todesangst, Atemnot, Engegefühl und Schwindel.

Behandlung. Zur nichtmedikamentösen Behandlung der Angststörungen zählen Maßnahmen zur Krankheitsbewältigung, verhaltenstherapeutische und stützende psychotherapeutische Maßnahmen. Bei an Off-Phasen gebundenen Angstzuständen (»wearing-off-Angstsyndrom«) steht die optimierte medikamentöse Behandlung der motorischen Fluktuationen im Vordergrund. Führen diese Maßnahmen nicht zum Erfolg oder treten Angststörungen unabhängig von Fluktuationen auf, empfiehlt sich die Einnahme von Angst lösenden Medikamenten.

Symptome

51 Was versteht man unter einer Psychose?

Im Vordergrund einer Psychose stehen der gestörte Realitätsbezug und die mangelnde Einsichtsfähigkeit. Psychosen äußern sich mit Verwirrtheitszuständen, schweren Affektstörungen (Affekt = Gemütszustand) und Wahnvorstellungen.

Unterteilung. Psychosen werden in exogene Psychosen und endogene Psychosen unterteilt. Exogen auslösende Faktoren sind zum Beispiel Schädelhirnverletzungen, Stoffwechselstörungen, Infektionen und Arzneimittel wie z. B. Parkinson-Medikamente. Endogene Psychosen als eigenständige psychiatrische Erkrankungen können mit schweren Affektstörungen (affektive Psychose) und Wahnerscheinungen (paranoide Psychose) einhergehen oder nach besonderen Erlebnissen (reaktive Psychose) und im Rahmen einer Schizophrenie bzw. Depression (schizoaffektive Psychose) auftreten.

Psychosen durch Parkinson-Medikamente. Obwohl schon vor der L-Dopa-Behandlung bei Parkinson-Patienten psychotische Episoden beschrieben wurden, werden diese seit Einführung von L-Dopa, Dopaminagonisten und anderen Parkinson-Medikamenten vermehrt beobachtet (medikamentös induzierte Psychose, pharmakogene Psychose). Fieberhafte Infekte, Flüssigkeitsmangel oder schwere Operationen können zusätzlich auslösende Faktoren sein.

INFO

Wie zeigen sich Psychosen bei Parkinson-Patienten?

Psychotische Zustände kündigen sind häufig durch ängstliche Unruhe, Schlafstörungen mit Umkehr des Tag-Nacht-Rhythmus, lebhafte Träume und Stimmungsschwankungen an. Gefolgt werden diese Episoden von illusionären Verkennungen und optischen, seltener akustischen Halluzinationen (Trugwahrnehmungen, siehe nächste Frage). Gefährdet sind besonders ältere Parkinsonpatienten mit vorbestehenden psychopathologischen Auffälligkeiten und besonders dann, wenn eine Änderung der Parkinsonmedikation vorgenommen wurde.

52 Wie äußern sich Halluzinationen (Trugwahrnehmungen)?

Halluzinationen treten bei Parkinson-Patienten vorwiegend als optische Halluzinationen, seltener akustische Halluzinationen auf (akustisch = das Hören betreffend, optisch = das Sehen betreffend). Gehäuft kommen psychotische Episoden in der Dämmerung bei abnehmender Wachheit wie z. B. in den frühen Abend- oder Morgenstunden vor, jedoch auch tagsüber. Vorboten sind nicht selten Verkennungen der Umwelt (Illusionen). Für betroffene Parkinson-Patienten sind die Halluzinationen in der Regel wenig bedrohlich. Es tauchen plötzlich bekannte oder unbekannte Gestalten, Fahrzeuge, Groß- und Kleintiere, Spinnen, Käfer, Würmer auf, die bald wieder verschwinden. Bei den akustischen Halluzinationen drängen sich bekannte und unbekannte Stimmen oder auch Geräusche auf. In der Phase der Halluzination ist dem Patienten zwar oft bewusst, dass die Wahrnehmung nicht der Realität entspricht, er kann sich während der halluzinatorischen Episode jedoch nicht von den Trugwahrnehmungen distanzieren.

> **TIPP**
>
> ### Sprechen Sie mit Ihrem Arzt bei Trugwahrnehmungen
>
> Als Betroffener sollten Sie unbedingt mit Ihrem Arzt über Trugwahrnehmungen sprechen, damit er entsprechende Änderungen im Therapieplan vornehmen kann. Verschweigen Sie bitte nicht aus falscher Scham diese Auffälligkeiten! (»die denken dann vielleicht, jetzt dreht er ganz durch«). In den meisten Fällen verschwinden die Trugwahrnehmungen nach einer Medikamentenumstellung, einer Behandlung der auslösenden Faktoren (z. B. Fiebersenkung, Flüssigkeitszufuhr) oder einer zusätzlichen Gabe von so genannten atypischen Neuroleptika.

Für Angehörige sind die Phasen der Trugwahrnehmungen meist beunruhigender als für den Patienten selbst. Nur selten stellen sich Halluzinationen so bedrohlich dar, dass sie zu ausgeprägten agitierten Zuständen bis hin zu Panikreaktionen führen. Abzugrenzen sind Verhaltensstörungen im Schlaf bei Parkinson-Patienten, die im Schlaf sprechen, um sich schlagen und mitunter gewalttätig reagieren.

Symptome

53 Gehören Blasenentleerungs-störungen zum Krankheitsbild?

Fast die Hälfte aller Parkinson-Kranken klagt mit zunehmendem Alter und Dauer der Erkrankung über Blasenentleerungsstörungen, wobei Männer häufiger betroffen sind. Beachten Sie jedoch, dass Blasenentleerungsstörungen häufiges Symptom älterer Menschen ist, wobei die Vergrößerung der Prostata (Prostatahypertrophie) eine Ursache sein kann.

Unwillkürlicher Urinabgang (Inkontinenz)

Unabhängig von der Parkinson-Krankheit werden verschiedene Formen der Inkontinenz unterschieden. Bei der häufigsten Form, der Stressinkontinenz, kommt es unter körperlicher Belastung, wie z. B. Husten, Niesen, Heben, zu unfreiwilligem Urinabgang, ohne dass der Patient einen Harndrang verspürt. Ursache ist eine Senkung bzw. Erschlaffung der Beckenbodenmuskulatur.

Drang- oder Urge-Inkontinenz geht mit einem unaufschieblichen Harndrang einher, sodass die Toilette oft nicht rechtzeitig erreicht werden kann. Von einer Reflexinkontinenz spricht man, wenn der Blasenentleerungsreflex unkontrolliert abläuft (z. B. bei Querschnittsgelähmten) und von einer Überlaufinkontinenz, wenn der Urinabgang erst bei maximal gefüllter Blase erfolgt, die Blase praktisch »überläuft«.

Parkinson-Patienten beklagen häufig eine Dranginkontinenz. Sie müssen – besonders nachts – mehrmals die Toilette aufsuchen, ohne dann eine ausreichende Urinausscheidung zu erreichen (Pollakisurie). Durch den Ausfall hemmender Nervensignale auf den Blasenmuskel (Detrusor) kommt es zu einer Überaktivität und Verkrampfung dieses Muskels (Detrusorhyperaktivität). Die Blasenentleerung wird zusätzlich durch die mangelnde Entspannung der Beckenbodenmuskulatur erschwert. Schon kleine Füllmengen führen zum unwillkürlichen Urinabgang. Seltener ist die krankheitsbedingte Aktivitätsminderung der Blasenmuskulatur (Detrusorhypoaktivität) mit der Folge einer so genannten Überlaufblase und Restharnbildung. Weitere Klagen sind Abschwächung des Harnstrahls und erschwerter Beginn des Wasserlassens.

54 Wie zeigen sich Sexualfunktionsstörungen?

Etwa die Hälfte aller männlichen Parkinson-Patienten klagt über Potenzstörungen, besonders betroffen sind die unter 50-Jährigen.

Dabei wird weniger über die Abnahme des sexuellen Verlangens (Libido) als vielmehr über Erektions- und Ejakulationsstörungen berichtet (Erektion: Versteifung des Gliedes, Ejakulation: Samenerguss).

Die Sexualität ist durch ein kompliziertes Zusammenspiel unterschiedlicher biologischer, psychischer und sozialer Faktoren geprägt. Bei den Ursachen müssen rein organische (50–80 %), rein psychische (15–30 %) und komplexe organisch-psychische (ca. 20 %) Faktoren differenziert werden. Dauerstress, Beziehungsprobleme (unabhängig vom Sexualleben) und Versagensängste (verstärkt durch Sexualmythen »Man(n) kann immer«), aber auch eine Depression können Ursache einer Erektionsstörung sein.

> **INFO**
>
> ## Normale körperliche Abläufe bei einer Erektion
>
> Die Erektion wird bei erotischen Reizen (sinnliche Reize, Berührungen, Phantasien) im Gehirn durch Nervenimpulse eingeleitet, die über das Rückenmark zum Penis gelangen. Dort setzen sie Botenstoffe frei, welche die Muskelfasern entspannen, die die Blutgefäße und Schwellkörper des Penis umgeben. Dadurch kann vermehrt Blut in die Gefäße einströmen und den Penis versteifen. Nach dem Orgasmus fließt das Blut wieder ab, das Glied erschlafft.

Erektionsstörungen (erektile Dysfunktion)

Erektile Dysfunktion bedeutet, dass für befriedigende sexuelle Aktivitäten keine ausreichende Erektion erlangt oder aufrechterhalten werden kann:

▪ Spontane nächtliche oder morgendliche Erektionen fehlen meistens.

▪ Die Erektion bleibt bei sexuellen Reizen aus oder ist nur unvollständig.

▪ Die Erektion ist nur von kurzer Dauer.

Wenn die genannten Störungen nur gelegentlich bei extremer Müdigkeit, Stress oder Alkoholeinfluss auftreten, besteht noch kein Grund zur Sorge. Erst wenn die Erektionsstörung wiederholt über einen Zeitraum von drei Monaten auftritt, liegt eine erektile Dysfunktion vor.

Körperliche Ursachen. Es gibt verschiedene körperliche Ursachen, die eine Erektionsstörung bedingen können:

▪ Blutgefäßschäden (Arteriosklerose),

▪ Zuckerkrankheit (Diabetes),

▪ hormonelle Störungen (z. B. Testosteron, Prolaktin, Schilddrüsenfunktion),

▪ Zustand nach Operation (Dickdarm-, Blasen-, Prostata-OP),

▪ Nebenwirkungen von Medikamenten (z. B. Blutdruckmedikamente, Entwässerungstabletten, Psychopharmaka, Hormone, fettsenkende Medikamente).

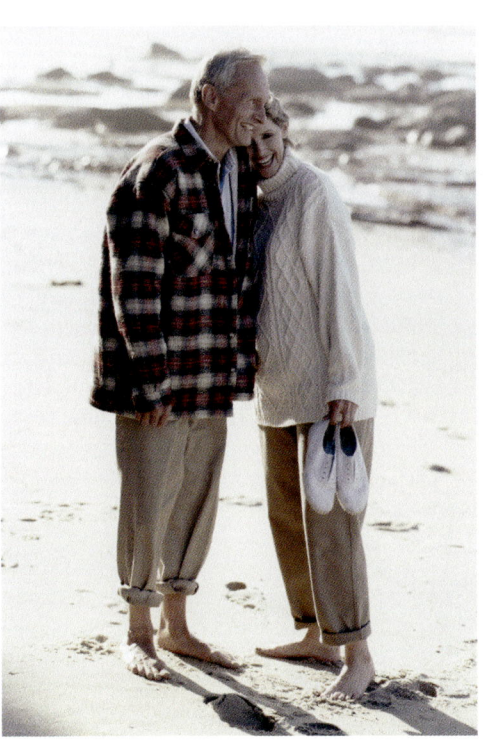

Sexualfunktionsstörungen bei Parkinson-Patientinnen

Über Sexualfunktionsstörungen bei weiblichen Parkinson-Patienten ist bisher wenig bekannt. Im Vordergrund der Klagen stehen verändertes Sexualleben (80 %), reduzierte Libido (70 %) und verminderte sexuelle Aktivität (43 %). Bei Frauen wird zusätzlich eine trockene Genitalschleimhaut als Ursache von Sexualfunktionsstörungen angegeben. Neben einer Psychotherapie und Sexualberatung werden spezielle Beckenbodenmassagen und hormonelle Behandlungsmöglichkeiten empfohlen.

> **INFO**
>
> Übrigens: Rauchen, starkes Übergewicht, Bewegungsmangel und übermäßiger Alkoholkonsum sind Risikofaktoren für die Entwicklung einer Erektionsstörung!

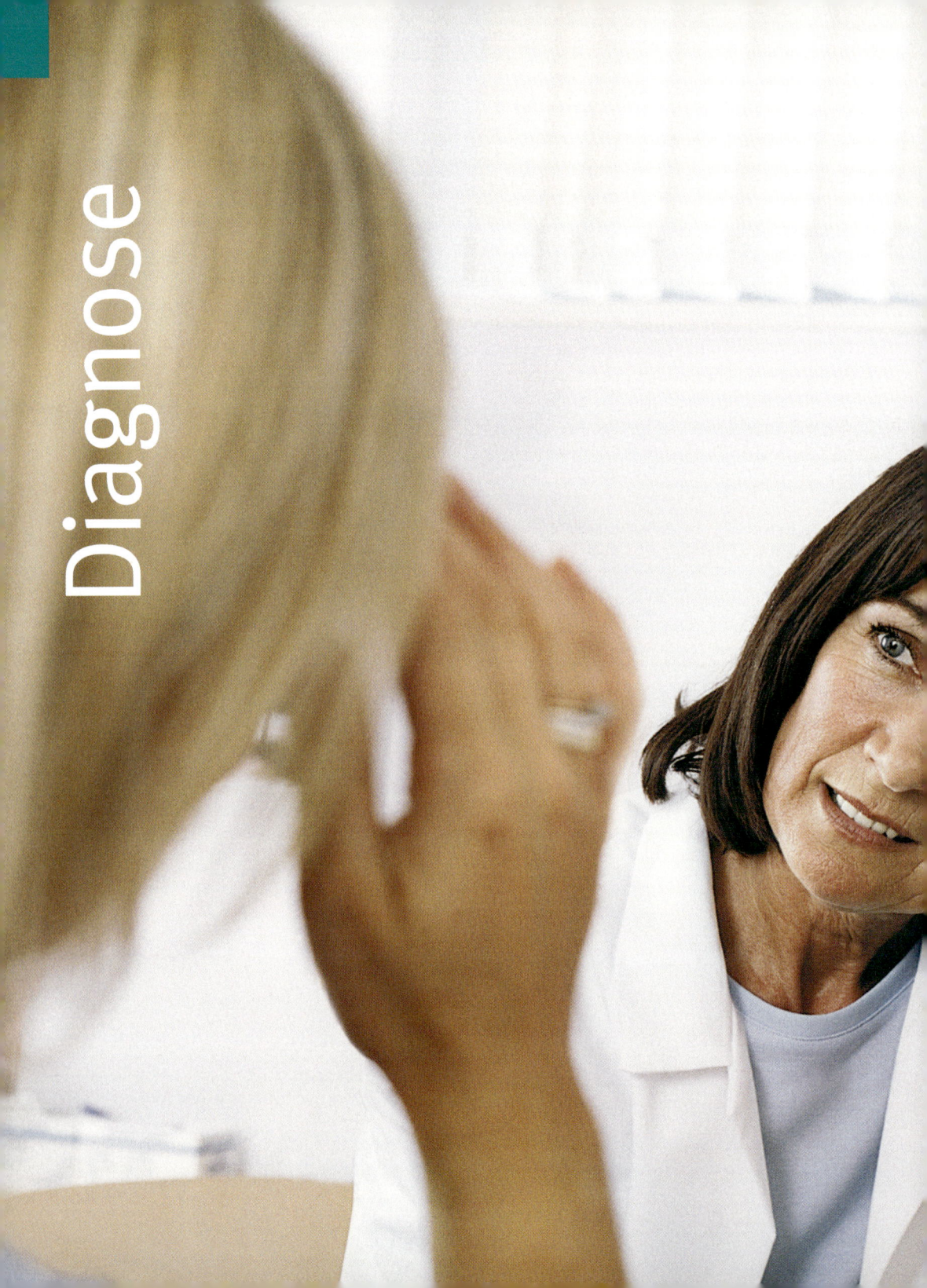

Diagnose

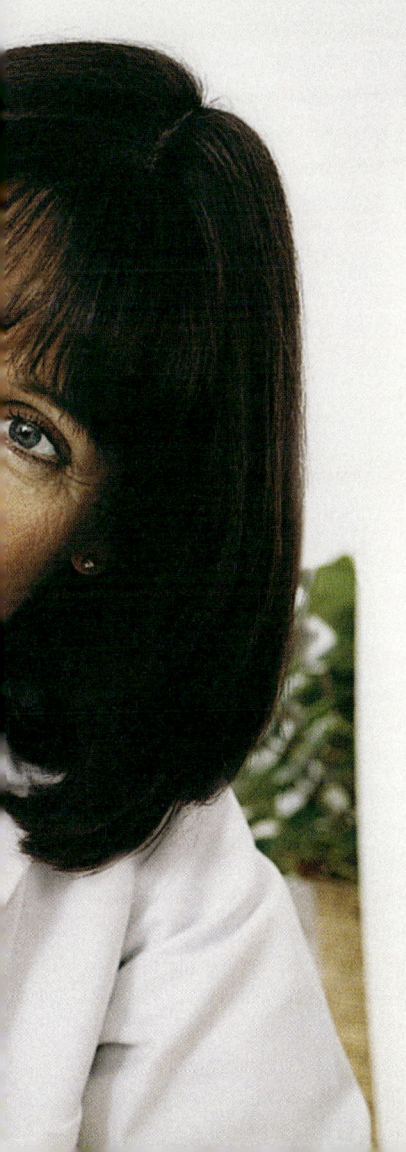

Die Krankheit erkennen

Um die Erkrankung zu erkennen, stehen die Krankengeschichte und die neurologische Untersuchung an erster Stelle. Bildgebende Verfahren, wie beispielsweise die Computertomographie, dienen in erster Linie dazu, die Parkinson-Krankheit von anderen Erkrankungen mit Parkinson-Symptomen, (siehe Fragen 71–76) abzugrenzen. Die exakte Diagnose ist wichtig, um die richtige Behandlung einzuleiten.

Diagnose

Allgemeine Untersuchungen

D ie Diagnose (Erkennung und Benennung eines Krankheits-bildes) ist in den meisten Fällen durch die Verknüpfung der Angaben von Patienten und Angehörigen (Anamnese) sowie durch eine eingehende neurologische Untersuchung möglich.

Technische Untersuchungen (Zusatzuntersuchungen) können in besonderen Fällen zur Diagnosesicherung beitragen, helfen vorwiegend jedoch bei der differenzialdiagnostischen Zuordnung. Mögliche medizinische Zusatzuntersuchungen werden auf den Seiten 93–107 erläutert.

55 Wie stellt der Arzt die Erkrankung fest?

Wenn typische Parkinson-Zeichen wie verminderte Bewegungen (Hypokinese), Zittern (Tremor), Muskelsteifheit (Rigor) und Haltungsinstabilität deutlich ausgeprägt und einseitig betont sind, ist die Diagnosestellung nicht schwierig und kann durch das gute Ansprechen auf L-Dopa untermauert werden. Sorgfältig wird der Arzt auch nach sekundären Ursachen eines Parkinson-Syndroms fahnden (Tumor, Hirnentzündung, Medikamente usw.) und untersuchen, ob die Parkinson-Zeichen Teil eines nichtidiopathischen Parkinson-Syndroms sind (z.B. Multi-System-Atrophie, siehe Frage 74).

Frühe Zeichen einer Parkinson-Krankheit sind Störungen der Feinmotorik (z.B. Knöpfe schließen, Schnürsenkel binden, Schreiben), aber auch eher uncharakteristische Beschwerden wie Schulter-Arm-Schmerzen, Verstopfung und traurige Verstimmtheit. Der so genannte Glabella-Reflex (reflektorischer Au-

genschluss bei Beklopfen des Nasen-
rückens) erlischt nicht bei wiederholter
Auslösung.

Die Tatsache, dass die Erkrankung in der
Regel erst im höheren Alter auftritt, macht
verständlich, dass aus einer Mehrzahl von
Beschwerden und Beobachtungen die für
die Parkinson-Krankheit typischen Anzeichen herausgefiltert werden müssen.
Manchmal ist der behandelnde Arzt nach
gründlicher Untersuchung und probewei-
ser medikamentöser Therapie gezwungen,
zunächst den weiteren Verlauf abzuwar-
ten.

Wichtig ist nur, dass er bei seiner diagnostischen Gesamtabklärung auch die Parkinson-Krankheit mit einbezieht. Genauso
wichtig ist es, einem Patienten nicht unge-
rechtfertigt die Diagnose »Parkinson« zu
geben, ihn möglicherweise über längere
Zeit mit für ihn unwirksamen und dazu
noch unverträglichen Parkinson-Medikamenten zu behandeln.
Dies bezieht sich besonders auf Tremorformen anderer Ursache
und auf Parkinson-Syndrome im Rahmen von anderen neurode-
generativen Erkrankungen, wie z. B. Multisystemdegeneration.

In problematischen Fällen sollte frühzeitig ein fachkundiger
Arzt, d. h. eine Neurologe oder ein Nervenarzt, konsultiert werden. Dass ein Parkinson-Patient immer noch Monate bis Jahre
auf seine Diagnose warten muss, liegt nicht nur an der Komple-
xität dieses Krankheitsbildes, sondern auch an der nicht immer
optimalen interdisziplinären ärztlichen Zusammenarbeit.

INFO

Uncharakteristische Frühsymp-
tome der Parkinson-Krankheit

Motorische Frühsymptome:
- schmerzhafte Muskelverspannungen, einseitig betont,
- verminderte körperliche Belastbarkeit,
- feinmotorische Störungen, einseitig betont,
- Veränderung der Handschrift,
- vermindertes Mitschwingen der Arme, asymmetrisch,
- reduzierte Mimik, asymmetrisch,
- inneres Zittern, seitenbetont.

Psychische und vegetative Früh-
symptome:
- Antriebsminderung,
- Stimmungsschwankungen,
- Schlafstörung,
- Verstopfung (Obstipation).

Diagnose

Warnzeichen. Weniger wahrscheinlich ist die Diagnose Parkinson-Krankheit bei

- einem schubweisen Verlauf,
- wenn früh Gleichgewichts- oder Sprechstörungen,
- Blasen- oder Sexualfunktionsstörungen auftreten oder
- weitere neurologische Zeichen, wie z. B. Pyramidenbahnzeichen, gefunden werden.

Diagnosesicherung

Von der britischen »Parkinson's Disease Society Brain Bank« sind diagnostische Kriterien vorgeschlagen worden, die auch bei uns akzeptiert sind. Das wichtigste Zeichen ist die Bewegungsverlangsamung (Bradykinese). Wenn zusätzlich eines der weiteren Hauptsymptome Rigor, Ruhetremor oder Störung gleichgewichtsregulierender Reflexe vorhanden ist, darf die Diagnose Parkinson-Syndrom gestellt werden.

Selbst-Check: Habe ich Anzeichen für eine Parkinson-Krankheit?

Der ärztliche Beirat der Deutschen Parkinson Vereinigung (dPV) hat einen »Selbst-Check für Patienten« entwickelt. Wenn mehr als drei Fragen mit ja beantwortet werden, könnten erste Zeichen von Parkinson vorliegen.

1. Kommt es vor, dass Ihre Hand zittert, obwohl sie entspannt aufliegt?
2. Ist ein Arm angewinkelt oder schlenkert beim Gehen mit?
3. Haben Sie eine vornüber gebeugte Körperhaltung?
4. Haben Sie einen leicht schlurfenden Gang oder ziehen Sie ein Bein nach?
5. Haben Sie einen kleinschrittigen Gang und kommt es häufig vor, dass Sie stolpern oder stürzen?
6. Leiden Sie an Antriebs- oder Initiativemangel?
7. Haben Sie häufig Rückenschmerzen im Nacken-Schulter-Gürtelbereich?
8. Haben Sie bemerkt, dass Sie sich von Ihren Freunden und Angehörigen zurückziehen, dass Sie Kontakte meiden und zu nichts Lust haben?
9. Haben Sie Veränderungen in Ihrer Stimme bemerkt? Ist sie monotoner und leiser als früher oder hört sich heiser an?
10. Haben Sie eine Verkleinerung Ihrer Schrift bemerkt?

ZUSAMMENFASSUNG

Diagnosekriterien »Parkinson-Syndrom« und »Parkinson-Krankheit«

Die Diagnose Parkinson-Syndrom wird gestellt bei Vorhandensein von Bewegungsverlangsamung (Bradykinese) plus mindestens einem der folgenden Leitsymptome

▪ Rigor,
▪ Ruhetremor,
▪ Störung gleichgewichtsregulierender Reflexe.

Kriterien für die Diagnose einer Parkinson-Krankheit sind:
▪ einseitiger Beginn und/oder persistierende Asymmetrie der Symptome,
▪ Ruhetremor,
▪ Fortschreiten der Erkrankung,
▪ eindeutiges Ansprechen auf L-Dopa über 5 Jahre und länger,
▪ Auftreten von L-Dopa induzierten Hyperkinesen.

Wenn der Arzt in der neurologischen Untersuchung das Kardinalsymptom Bradykinese festgestellt hat, geht er für die diagnostische Einordnung nach einem Stufenschema vor:

Zunächst wird er eine andere Erkrankung (z. B. essenzieller Tremor, Normaldruckhydrozephalus [siehe S. 111]) bzw. eine symptomatische Ursache (z. B. durch Psychopharmaka ausgelöst) ausschließen und klären, ob die vorliegenden Symptome im Rahmen einer anderen neurologischen Systemerkrankung zu sehen sind (z. B. Multisystematrophie). Falls noch nicht geschehen, wird er eine Computertomographie durchführen lassen. Meist wird er einen L-Dopa-Test durchführen und in Einzelfällen auch eine erweiterte funktionelle Bildgebung (SPECT, PET).

Diagnose

56 Wie wird die Schwere der Erkrankung eingestuft?

Zunächst kann man die Parkinson-Erkrankung danach einteilen, welches der Hauptsymptome dominiert.

Akinese-Rigor- oder Tremor-Dominanz-Typ

Nach dem Verteilungsmuster der Hauptsymptome der Parkinson-Krankheit werden folgende Formen unterschieden:
- Akinese-Rigor-dominantes Parkinson-Syndrom,
- Tremor-dominantes Parkinson-Syndrom,
- Äquivalenz-Typ.

Wenn Akinese und Rigor im Vordergrund der Parkinson-Symptomatik stehen, spricht man von einer Akinese-Rigor-Dominanz. Über einen längeren Zeitraum kann der Tremor das Parkinson-Syndrom beherrschen (Tremor-Dominanz). Der Tremor-Dominanz-Typ soll mit einem günstigeren Krankheitsverlauf einhergehen. Im weiteren Verlauf der Parkinson-Krankheit sind Tremor, Akinese und Rigor oft etwa gleich stark ausgeprägt (Äquivalenz-Typ).

Einteilung der Krankheitsstadien

Der Arzt stellt das Ausmaß der Behinderung fest, wobei nicht nur die Hauptsymptome Akinese, Rigor, Tremor und Haltungsinstabilität, sondern auch die vegetativen und psychischen Begleiterscheinungen in die Beurteilung mit eingehen. Erst in neuerer Zeit hat man den Auswirkungen der Erkrankung auf die Alltagsaktivitäten (ADL, engl.: Activities of daily living) mehr Bedeutung geschenkt und in die Beurteilung mit einbezogen: Unter ADL versteht man z. B. die Fähigkeit des Patienten, seinen alltäglichen Verrichtungen im Haushalt und bei der Gartenarbeit, beim Einkaufen oder seinen Hobbys nachzugehen.

Vor Einführung der L-Dopa-Therapie haben 1967 die amerikanischen Ärzte Hoehn und Yahr eine Einteilung der Krankheitsstadien veröffentlicht, die bis heute in leicht modifizierter Form international benutzt wird. Es handelt sich um eine einfache, global-orientierende Bewertung der Krankheitsstadien. Motorische Fluktuationen, Dyskinesien, psychische und vegetative Begleitstörungen werden allerdings nicht berücksichtigt.

Einteilung der Krankheitsstadien nach Hoehn und Yahr (modifizierte Fassung von 1987)

Stadium 1	Symptomatik einseitig, keine oder nur geringe funktionelle Beeinträchtigung
Stadium 1,5	Symptomatik einseitig, axial betont
Stadium 2	Symptomatik beidseitig, keine Gleichgewichtsstörungen
Stadium 2,5	Symptomatik beidseitig, Ausgleich bei Pulsionsprovokation
Stadium 3	Erste Anzeichen gestörter Stellreflexe: Unsicherheit beim Umdrehen. Der Patient kann das Gleichgewicht nicht halten, wenn er, mit geschlossenen Beinen und geschlossenen Augen stehend, angestoßen wird. Der Patient ist funktionell eingeschränkt, ist aber (abhängig von der Art der Arbeit) noch teilweise arbeitsfähig. Der Patient kann sich selbst versorgen und unabhängig leben. Die Behinderung ist schwach bis mäßig ausgeprägt.
Stadium 4	Voll entwickelte, schwer beeinträchtigende Symptomatik. Der Patient kann noch gehen und stehen, ist aber stark behindert.
Stadium 5	Der Patient ist ohne Hilfe auf den Rollstuhl angewiesen oder bettlägerig.

Diagnose

Einteilung des Schweregrades

Für die Beurteilung des Schweregrades sind verschiedene Rangskalen (engl.: Rating scale) vorgeschlagen worden.

Webster-Skala. Einen raschen Überblick bietet die Webster-Skala. Folgende zehn Symptomenkomplexe werden je nach Ausprägung mit 0 bis 3 Punkten bewertet:

1. Bewegungsverlangsamung (Bradykinesie) der Hände,
2. Muskelversteifung (Rigidität),
3. Haltung,
4. Mitschwingen der Arme,
5. Gang,
6. Zittern (Tremor),
7. Gesichtsausdruck (Facies),
8. Salbengesicht (Seborrhoe),
9. Sprache,
10. Selbstständigkeit.

Die Summe der Punktwerte ergibt die Einstufung der Parkinsonsymptomatik.

Webster-Skala zur Beurteilung des Schweregrades der Parkinson-Erkrankung

0–10 Punkte:	leichtes Parkinson-Syndrom, keine nennenswerte Einschränkung der täglichen Routinebewegungen
11–20 Punkte:	mittelschweres Parkinson-Syndrom, deutliche Beeinträchtigung, jedoch noch weit gehende Selbstständigkeit
21–30 Punkte:	schwere bis schwerste Behinderung, fast vollständig auf fremde Hilfe angewiesen

UPDRS. In den meisten neueren klinischen Studien wird die »Unified Parkinson's Disease Rating-Scale« (UPDRS) zur Einschätzung des Verlaufs und Therapieerfolgs eingesetzt. Die

UPDRS ist eine vierteilige Skala mit Untergruppen, mit denen kognitive Funktionen, Verhalten und Stimmung (Teil I), die Aktivitäten des täglichen Lebens (Teil II), die motorische Leistungsfähigkeit (Teil III) des Patienten sowie Komplikationen der Therapie (Teil IV) erfasst werden.

Unified Parkinson's Disease Rating Scale (UPDRS)

I	Kognitive Funktionen, Verhalten und Stimmung
II	Aktivitäten des täglichen Lebens (ADL)
III	Motorische Leistungsfähigkeit, getrennt nach Körperregionen
IV	Komplikationen der Behandlung
V	Stadieneinteilung nach Hoehn und Yahr

Weitere gebräuchliche Rangskalen der Krankheitsausprägung sind die Columbia University Rating Scale (CURS) und die North Western University Disability Scale (NUDS).

57 Wie dokumentiert der Arzt die feinmotorischen Störungen?

Eine einfache Methode ist, den Patienten aufzufordern, in schneller Folge Zeigerfinger und Daumen zu berühren, mit dem Finger auf die Tischplatte oder mit dem Vorderfuß auf den Boden zu klopfen und die Anzahl der Schläge während einer bestimmten Zeit zu beurteilen (Tapping-Test). Wir haben ein kleines handliches Taschengerät entwickelt, mit dem die Tapping-Frequenz der Finger semiquantitativ einfach bestimmt werden kann (siehe Abbildung). Innerhalb einer vorgegebenen Zeit muss der Patient in rascher Folge eine Taste drücken. Die Tapping-Frequenz wird digital angezeigt. Für die rechte und die linke Hand werden jeweils drei Durchgänge gewertet und die Mittelwerte bestimmt. Als Impulsgeber kann auch eine handelsübliche PC-Maus benutzt werden.

Die »Motorische Leistungsserie nach Schoppe« überprüft mithilfe eines Gerätes den Zeitaufwand und die Fehlerquote verschiedener feinmotorischer Leistungen (z. B. Stifte führen, Stifte umstecken).

Im Geh-Test überprüft der Arzt den Zeitaufwand für eine bestimmte Gehstrecke. Er beurteilt gleichzeitig die Körperhaltung, die Schrittlänge und das Mitschwingen der Arme. Um ein Sturzrisiko zu erfassen, wird er Sie vielleicht auffordern, während des Gehens rückwärts zu zählen.

▲ Messung feinmotorischer Störungen: Gerät zur Bestimmung der Tapping-Frequenz.

Mit computergesteuerten Programmen können komplexere Bewegungsabläufe getestet werden. Gut geeignet für Kontrolluntersuchungen ist auch die Video-Dokumentation, die wir vor der medikamentösen Ein- und Umstellung mit dem Einverständnis des Patienten anfertigen und später kontrollieren. Dabei werden nicht nur der Tremor und das Gangverhalten, sondern auch Leistungen des täglichen Lebens (Knöpfen, Schuhe binden, Schreiben usw.) aufgezeichnet.

Das Ausmaß des Tremors wird durch die Tremoranalyse oder durch eine Muskeluntersuchung (Elektromyographie, EMG) bestimmt. Die Muskelverspannung (Rigor) kann zwar auch elektromyographisch untersucht werden, eine quantitative Zuordnung ist jedoch schwierig. In unklaren Fällen wird Ihr Arzt Ihnen einen medikamentösen Test vorschlagen: Wenn mit einer Testdosis mit L-Dopa, Apomorphin oder Amantadin eine eindeutige Befundverbesserung zu erreichen ist, spricht dies für die Diagnose Parkinson-Krankheit.

Medizinische Zusatzuntersuchungen

Apparative Zusatzuntersuchungen, insbesondere bildgebende Verfahren, können bei der Abgrenzung atypischer oder sekundärer Parkinson-Syndrome helfen. Wir möchten Sie auf den folgenden Seiten über die Art, Aussage und Durchführung der Untersuchungsmethoden informieren, die Ihr Arzt eventuell bei Ihnen veranlassen könnte.

58 Was ist eine Computertomographie (CT)?

Die Computertomographie (CT) ist eine spezielle Röntgenuntersuchung, bei der mit Röntgenstrahlen schichtweise Dichtemessungen z. B. des Gehirns vorgenommen werden. Die gemessenen Werte werden einem Computer zugeleitet und zu einem Schnittbild (Computertomogramm) verarbeitet. Die Untersuchung dauert etwa 15 Minuten, wobei der Patient in einer »Röhre« ruhig auf dem Rücken liegen muss. Die Strahlenbelastung ist relativ gering und entspricht etwa drei Röntgenaufnahmen des knöchernen Schädels.

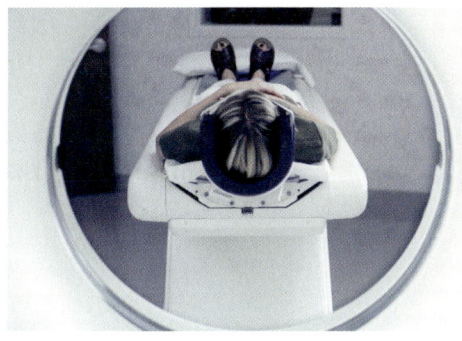

▲ Computertomographie.

Bei einer Parkinson-Krankheit ohne zusätzliche Krankheitszeichen ist das Computertomogramm unauffällig. Um zusätzliche Schädigungen des Gehirns nicht zu übersehen, führen wir bei jedem Patienten mit Parkinson-Syndrom einmal eine CT-Untersuchung (oder MRT-Untersuchung) durch. Wenn auch selten, so ist es wichtig, einen frontalen Tumor, eine Erweiterung der

Diagnose

inneren Hirnkammern (z. B. Normaldruckhydrozephalus) oder Hirninfarkte auszuschließen.

59 Wozu dient ein Magnetresonanztomogramm des Gehirns (MRT)?

Die Magnetresonanztomographie (MRT) wird auch als Kernspintomographie (KST) bezeichnet. Dieses Untersuchungsverfahren erlaubt im Vergleich zum Computertomogramm eine genauere Detailauflösung der Hirnstrukturen.

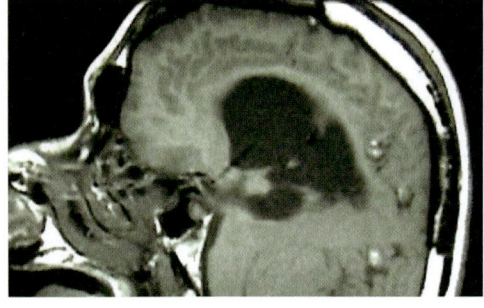

▲ Magnetresonanztomogramm mit seitlicher Schnittebene: Man sieht eine deutliche Erweiterung der inneren Hirnkammern (Hydrocephalus internus).

Die Messung erfolgt nicht wie im CT mit Röntgenstrahlen, sondern in einem Magnetfeld. Durch das starke äußere Magnetfeld werden Atomkerne (Wasserstoffkerne) des Gewebes in der Magnetfeldrichtung ausgerichtet. Dabei führen die Wasserstoffkerne eine Kreiselbewegung um ihre eigene Achse durch, was als Spin bezeichnet wird (daher auch der Name Kernspintomographie). Durch kurze magnetische Impulse hoher Frequenz werden die Wasserstoffkerne aus ihrer Hauptfeldrichtung herausgedreht. Nach Ende des Hochfrequenzimpulses drehen sich die Kerne wieder in die Ausgangsrichtung zurück und entwickeln dabei elektromagnetische Signale, die über ein Computerverfahren zu einem Schnittbild in beliebiger Ebene rekonstruiert werden (siehe Abbildung).

Das Routine-MRT kann derzeit nicht für die Diagnosestellung einer Parkinson-Krankheit eingesetzt werden. Wenn der Verdacht auf ein nicht-idiopathisches Parkinson-Syndrom (MSA, PSP, KBD) besteht, kann die MRT bei der weiteren Differenzierung helfen. Einschränkend muss jedoch erwähnt werden, dass sich die MRT-Veränderungen oft erst im weiteren Verlauf der Krankheitsentwicklung nachweisen lassen, wenn auch der klinische

Befund schon eindeutiger ist. Mit der MRT kann man besser als mit der CT kleinere Herde einer Durchblutungsstörung (subkortikale arteriosklerotische Enzephalopathie, SAE) nachweisen (siehe Abbildung).

Störungen der Zirkulation der Nervenflüssigkeit mit Ausbildung eines so genannten Normaldruckhydrozephalus lassen sich besser mit der MRT als der CT nachweisen. Die MRT-Protonen-Spektroskopie (1H-MRT) erlaubt die Darstellung bestimmter Aminosäuren in Hirnstrukturen, die für die weitere Abgrenzung hilfreich sein können.

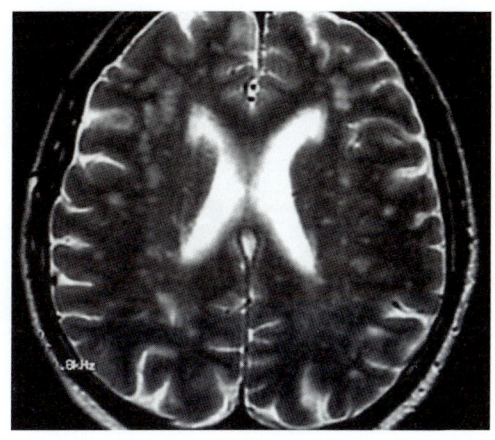

▲ Magnetresonanztomogramm mit horizontaler Schnittebene: Man erkennt im Hirngewebe kleine fleckige Strukturen, die kleinen Hirninfarkten entsprechen (Multiinfarktgeschehen).

60 Wie funktioniert eine Positronen-Emissions-Tomographie (PET)?

Mit der Positronen-Emissions-Tomographie (PET) können biochemische Veränderungen im Gehirn sichtbar gemacht werden. Mit einer radioaktiv markierten Substanz, wie z.B. markiertes Dopa, kann bei Parkinson-Patienten die dopaminerge Störung dargestellt und quantifiziert werden (siehe Abbildung).

Vereinfacht lässt sich das Prinzip etwa folgendermaßen beschreiben: Positronen sind Elementarteilchen mit positiver Ladung. Da Positronen in der Natur nicht vorkommen, müssen sie mit großem technischen Aufwand in einer Beschleunigeranlage (Zyklotron) hergestellt werden. Treffen Positronen und Elektronen aufeinander, zerstören sie sich gegenseitig unter Aussendung von Gamma-Strahlen. Inaktive biologische Atome können durch Gamma strahlende Atome ersetzt (markiert) werden. Diese als Tracer benannte radioaktive Substanz wird kurz nach der Herstellung über eine Armvene injiziert. Der Tracer verhält sich genauso wie die biologische Substanz, verteilt sich im Blut und

Diagnose

▶ Positronen-Emissions-Tomogramm (PET). Links: Gesunder Mensch mit symmetrischer Anreicherung von markiertem Dopa (18F-Dopa) im Striatum (Streifenkörper). Rechts: Parkinson-Patient mit asymmetrischer Anreicherung.

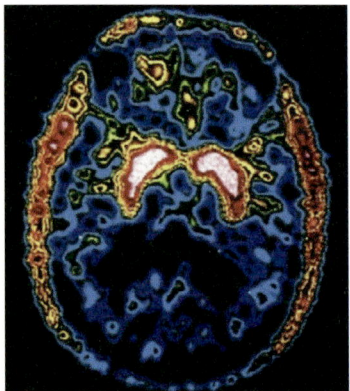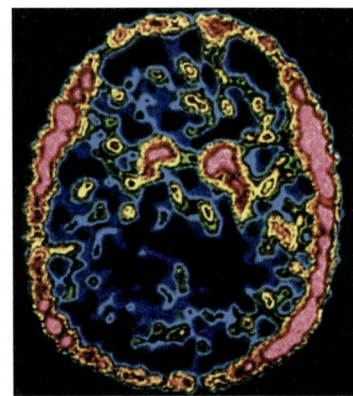

erreicht schließlich auch das Gehirn. Die Tracersubstanz strahlt nur für Minuten bis Stunden und ist für den Patienten nicht schädlich. Die Gammastrahlung wird von ringförmigen Detektoren des PET-Geräts gemessen und über aufwändige Computerberechnungen bildlich (Querschnittsbilder) umgesetzt.

61 Was ist eine Single-Photon-Emissions-Computed Tomographie (SPECT)?

Ein dem PET ähnliches Verfahren der funktionellen Bildgebung ist die Single-Photon-Emissions-Computed-Tomographie (SPECT). Während des Zerfalls radioaktiver Substanzen entsteht eine Gammastrahlung. Nach diesem Vorgang, der auch »single photon emission« genannt wird, hat die Methode ihren Namen erhalten. Wie bei der PET wird die Verteilung radioaktiv markierter Substanzen in räumlicher und zeitlicher Abfolge mit einer rotierenden Gammakamera gemessen und mittels Computer in ein Schnittbild (Tomogramm) umgesetzt.

Die SPECT-Untersuchung ist weiter verbreitet und nicht so aufwändig wie PET-Untersuchungen. Eine häufig verwendete Tracer-Substanz ist Iodobenzamid (IBZM). Iodobenzamid wird mit

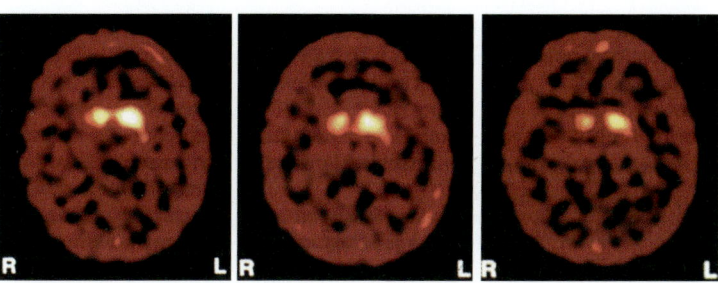

◀ Abnahme der prä-
synaptischen Dopamin-
Transporter-Bindung im
123I-IPT-SPECT bei ei-
nem Parkinson-Patien-
ten ein und zwei Jahre
nach Erstuntersu-
chung. Es zeigt sich
eine kontinuierliche
Signalminderung im
Krankheitsverlauf
(Nuklearmedizinische
Klinik der Universität
München).

Gamma strahlendem 123-Jod markiert, in Spuren (wenige Tau-
sendstel Gramm) in die Blutbahn gebracht und gemessen
([123I]-IBZM-SPECT). 123-Jod zerfällt nach einigen Stunden, die
Strahlenbelastung ist also relativ niedrig.

62 Welche Bedeutung haben PET und SPECT für Parkinson-Patienten?

Mit PET und SPECT ist es möglich, den gestörten L-Dopa-Stoff-
wechsel bzw. die postsynaptischen Dopaminrezeptoren und den
präsynaptischen Dopamintransporter schon im präklinischen
Stadium zu erfassen. Beim Dopamintransporter handelt es sich
um eine Molekülstruktur, die in der Zellmembran für die Wiederaufnahme von Dopamin aus dem synaptischen Spalt verantwortlich ist.

Die kortikobasale Degeneration (KBD) unterscheidet sich im Flu-
oro-(F-Dopa)-PET und Fluorodeoxyglukose-(FDG)-PET vom idiopathischen Parkinson-Syndrom. Bei der Abgrenzung der Multi-
System-Atrophie (MSA) und der progressiven supranukleären
Blickparese (PSP) können nachfolgende PET-Befunde hilfreich
sein: Bei der MSA und PSP ist die Fluorodopa-Aufnahme gleichmäßig im Nucleus caudatus und im Putamen vermindert,
während bei der Parkinson-Krankheit vorwiegend das Putamen

betroffen ist. Mit Racloprid als Radiopharmakon kann eine verminderte D2-Rezeptorendichte nachgewiesen werden, die bei der Parkinson-Krankheit normal ist. Mit Fluorodito-Oxiglukose als Radiopharmakon ist die verminderte Stoffwechselaktivität im Striatum nachweisbar. Die PET-Untersuchung kann bisher nur Hilfsmittel in der diagnostischen Zuordnung sein, entscheidend ist der klinische Befund.

Auch die SPECT-Untersuchung dient im Wesentlichen der Abgrenzung der Parkinson-Krankheit von nicht-idiopathischen Parkinson-Syndromen, wie z. B. MSA und PSP. Mit I–123Ioflupan (DaTScan) kann der Dopamintransporter und somit die präsynaptische Störung bei Parkinson-Patienten relativ zuverlässig nachgewiesen werden. Bei positivem DaTScan kann eine weitere SPECT-Untersuchung (123I-IBMZ) zwischen idiopathischem Parkinson-Syndrom und Multisystem-Atrophie unterscheiden. Beim essenziellen Tremor-Syndrom ist der DaTScan unauffällig.

63 Wozu dient ein Elektroenzephalogramm (EEG)?

Bei der Elektro-Enzephalo-Graphie (EEG) werden elektrische Spannungsschwankungen des Gehirns von der Schädeloberfläche abgeleitet. Dazu werden kleine Oberflächenplättchen (Elektroden) auf der Kopfhaut befestigt, die zu dem EEG-Apparat führen (siehe Abbildung). Die elektrischen Spannungsschwankungen werden im EEG-Gerät (= Elektroenzephalograph) verstärkt und über ein Schreibgerät aufgezeichnet.

Die Untersuchung ist schmerzfrei, erfordert jedoch, dass Sie über 20–30 Minuten auf einem bequemen Stuhl aushalten. Schwierig ist die Ableitung für den Patienten (und auch für die EEG-Assistentin), wenn ein Zittern – besonders des Kopfes – besteht und er aufgefordert wird, den Kopf ruhig zu halten. Das EEG-Personal wird geduldig mit Ihnen auch eine solche Situation meistern.

Für die Diagnose Parkinson-Krankheit hat das EEG keine Bedeutung. Nach dem Kurvenbild des EEG kann der Arzt jedoch feststellen, ob eventuell Funktionsstörungen bestehen, die eine andere Ursache haben (z. B. Durchblutungsstörung des Gehirns) und den weiteren Verlauf mit beeinflussen könnten. In diesen Fällen ist eher mit psychischen Begleitstörungen unter der dopaminergen Therapie zu rechnen.

▼ Schematische Darstellung einer EEG-Ableitung (siehe Text).

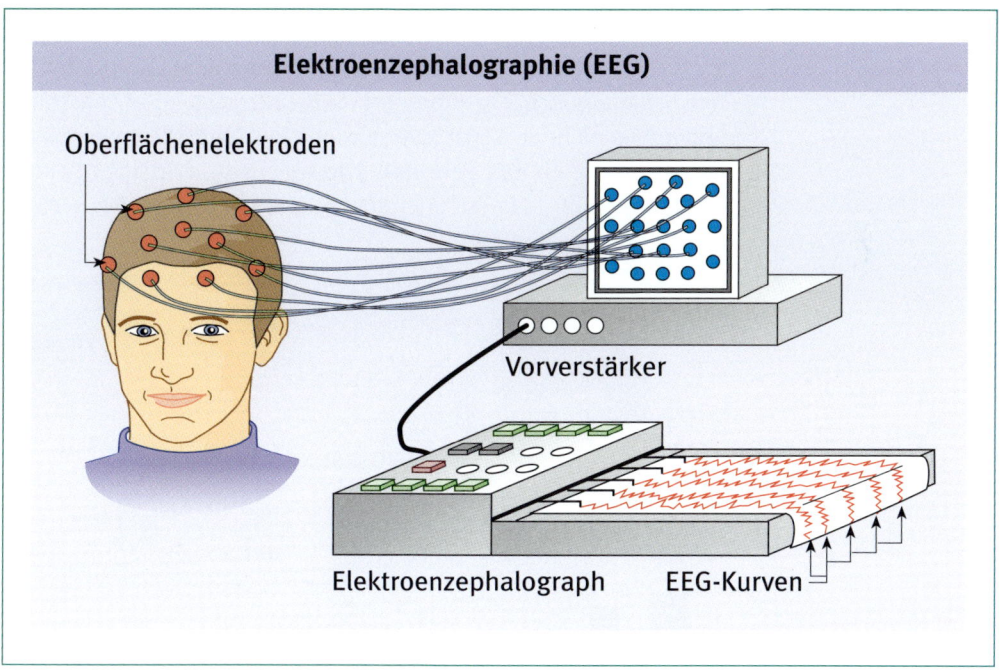

Elektroenzephalographie (EEG)

Oberflächenelektroden

Vorverstärker

Elektroenzephalograph   EEG-Kurven

64 Was sind visuell evozierte Potenziale (VEP)?

Mithilfe der visuell evozierten Potenziale (VEP) werden der Sehnerv (Nervus opticus) und die nachfolgende Sehbahn untersucht. Üblicherweise wird ein auf einem Fernsehschirm dargestelltes Schachbrettmuster als Reiz benutzt. Die in rascher Folge wechselnden schwarzen und weißen (oder farbigen) Felder des Schachbretts erregen die lichtempfindlichen Netzhautzellen. Über den Sehnerv wird die Erregung zur Sehbahn und schließlich zur Sehrinde im hinteren Anteil des Großhirns weitergeleitet.

Ähnlich der EEG-Aufzeichnung werden die durch das Schachbrettmuster erzeugten Spannungsschwankungen von der hinteren Schädeloberfläche über der Sehrinde abgeleitet, verstärkt und aufgezeichnet. Gemessen wird die Reizleitung von der Netzhauterregung bis zur Sehrinde. Die Ableitung erfolgt entweder mit Klebeelektroden (schmerzlos) oder zwei kleinen Nadelelektroden von der Kopfhaut.

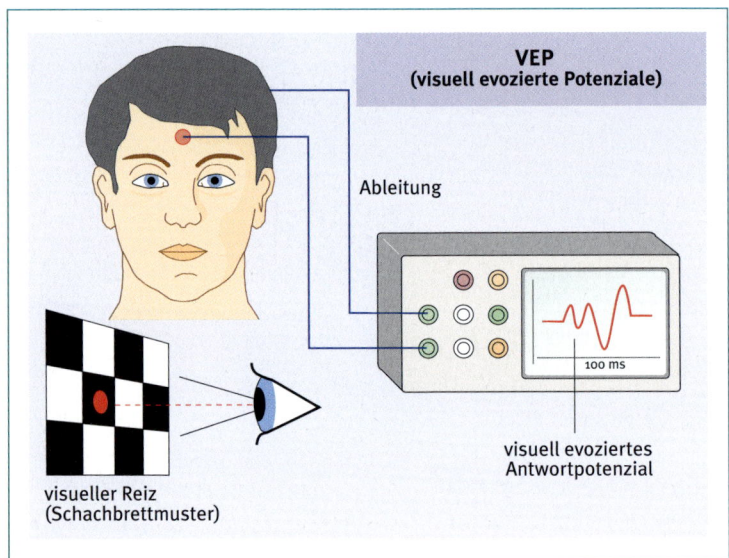

▶ Schematische Darstellung der Ableitung visuell evozierter Potenziale (VEP, siehe Text).

Sehstörungen bei Parkinson-Patienten sind nicht selten durch Störungen der Farbdiskrimination und der Sehschärfe bedingt. Untersuchungen haben gezeigt, dass bei Parkinson-Patienten das VEP unter Verwendung bestimmter Reizmuster (unterschiedliche Kästchengröße, unterschiedliche Schachbrettfarben) verändert ist. Eine Beziehung zum Schweregrad der Erkrankung besteht jedoch nicht. Unter der L-Dopa-Therapie ist eine Normalisierung der zuvor pathologischen VEP beschrieben worden. In der Praxis spielt das VEP für die Diagnosestellung und auch für die Verlaufsbeobachtung bislang eine eher untergeordnete Rolle.

65 Welche Bedeutung haben akustisch evozierte Potenziale (AEP)?

Ähnlich der VEP-Untersuchung können die im Hörnerv und in der Hörbahn generierten Spannungsschwankungen von der Kopfhaut abgeleitet werden (akustisch evozierte Potenziale, AEP). Der Reiz (kurze Klicks) erfolgt über einen Kopfhörer, die Ableitung mittels Nadel- oder Oberflächenelektroden. Die Angaben über Parkinson-spezifische Befunde der AEP sind uneinheitlich. Diese Untersuchung wird Ihnen eventuell dann empfohlen, wenn es um die Abklärung von Sturzereignissen (Schwindelabklärung) geht und eine Schädigung im Verlauf des dem Gleichgewichtsnerv benachbarten Hörnervs ausgeschlossen werden soll. Ein wesentlicher diagnostischer Wert bei der Parkinson-Krankheit kann den AEP jedoch nicht zugebilligt werden.

66 Was ist eine Blinkreflex-Untersuchung (BR)?

Um das Auge vor Fremdkörpern zu schützen und den Augapfel feucht zu halten, führen wir unbewusst (reflektorisch) in bestimmten Abständen einen kurzen Lidschluss durch (»Blink«

oder »Blinzeln«). Der Reflex kann elektrisch ausgelöst werden, indem man den Nerv für den Lidschluss an der Augenbraue reizt. Mittels unter und neben dem Auge angebrachter Klebeelektroden kann die Reflexantwort und damit die Zeit bestimmt werden, die vom Reiz bis zum Augenschluss benötigt wird. Es werden mehrere Reize nacheinander gegeben und der Arzt überprüft die ausgelösten Muskelantworten. Beim Gesunden kommt es bei wiederholten Reizen zu einer »Gewöhnung« (Habituation) mit Verkleinerung der Muskelantworten. Bei Parkinson-Patienten können sich Veränderungen der Reflexantworten zeigen. Eine Diagnosebestätigung ist mit dieser Untersuchung jedoch nicht möglich.

67 Welche Bedeutung haben motorisch evozierte Potenziale?

Obwohl mittels motorisch-evozierter Potenziale Leitungszeiten in motorischen Bahnen bestimmt werden, kann diese Untersuchung leider nicht zur Diagnose der Parkinson-Krankheit beitragen. Mit einer ringförmigen Magnetspule werden die motorischen Hirnzellen durch den Schädel hindurch (= transkraniell) erregt. Da die Reizung magnetisch erfolgt, nennt man dieses Verfahren auch transkranielle Magnetstimulation. Die Erregung wird über die motorischen Bahnen von Gehirn und Rückenmark zu den Muskeln geleitet und kann dort als Muskelzuckung abgeleitet werden. Wird z. B. über dem motorischen Handfeld gereizt, kommt es zu einer Muskelzuckung der kleinen Handmuskeln. Die Muskelkontraktion der Handmuskeln wird mit kleinen Oberflächenelektroden als motorisch evoziertes Potenzial (MEP) abgeleitet. Die Dauer von der Magnetreizung bis zur Muskelzuckung stellt die motorische Leitungszeit dar (MEP-Latenz). Zur Ableitung der motorischen Antwort wird eine Oberflächenelektrode auf den Daumenballen geklebt. Der Arzt legt die Magnetspule auf den seitlichen Schädel und setzt Einzel- oder Serienreize, die der Patient als eine kurze Muskelzuckung erlebt. Eine schematische Darstellung der Methode sehen Sie in der folgenden Abbildung.

Die MEP-Latenz ist bei Parkinson-Patienten normal. Nach Einzel- und Doppelreizen lassen sich bei ihnen jedoch vereinzelt von der Norm abweichende MEP-Befunde nachweisen. Die transkranielle Magnetstimulation als therapeutische Maßnahme hat sich bei Parkinson-Patienten nicht durchsetzen können. Zu beachten ist, dass bei dieser Methode die Gefahr besteht, epileptische Anfälle auszulösen. Für die so genannte Magnetpulsstimulation liegen Einzelmitteilungen über Verbesserungen motorischer und kognitiver Leistungen vor, die allerdings überprüft werden müssen.

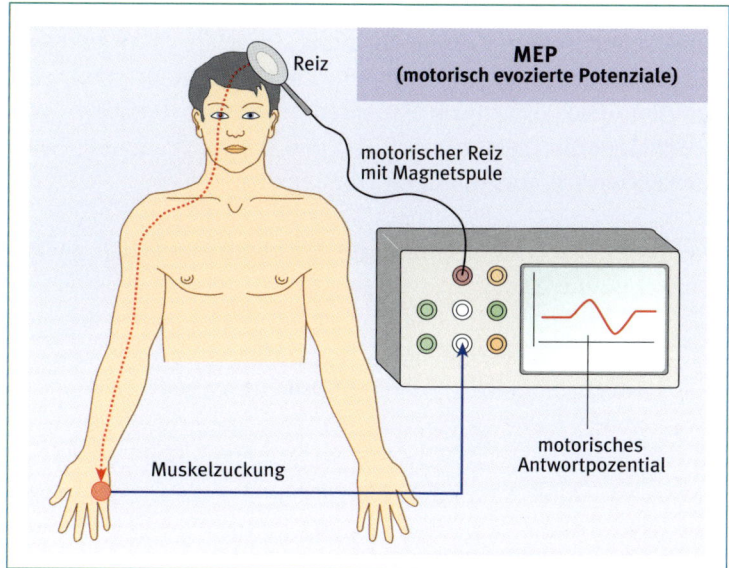

◀ MEP Reizung motorischer Hirnzellen mit einer ringförmigen Magnetspule. Ableitung vom Handmuskel (siehe Text).

68 Wie funktioniert eine Tremoranalyse?

Die grobe Einschätzung und Zuordnung eines Tremors gelingt schon durch die klinische Beobachtung des Tremors unter verschiedenen Bedingungen (psychische und mentale Belastung, Muskelanspannung). Mithilfe eines Positions- oder Beschleunigungsaufnehmers kann der Arzt die Frequenz (Tremorschläge pro Sekunde) sowie die Ausschläge des Tremors (Tremoramplituden) messen und aufzeichnen (siehe auch Abb. S. 57).

Wenn bei Ihnen als einziges Zeichen ein Zittern z. B. der Hände besteht und Sie befürchten, eine Parkinson-Krankheit zu entwickeln, kann der Arzt durch die Bestimmung der Tremorfrequenz schon eine grobe Einschätzung erreichen. In der folgenden Abbildung sehen Sie zwei verschiedene Tremortypen: einmal den eines Parkinson-Patienten mit einer Frequenz von 4,5 Schlägen pro Sekunde (4,5 Hz) und die Aufzeichnung eines essenziellen Tremors mit einer Frequenz von 6,5 Hz.

Eine erweiterte Untersuchung des Tremors ist möglich, indem der Arzt dünne Nadeln in zwei oder mehrere Muskelpaare, z. B.

▶ Tremoranalyse mit einem Beschleunigungsmesser.

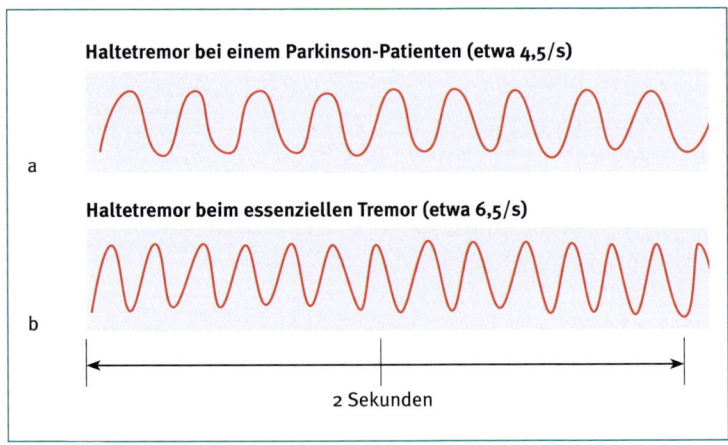

Haltetremor bei einem Parkinson-Patienten (etwa 4,5/s)

a

Haltetremor beim essenziellen Tremor (etwa 6,5/s)

b

2 Sekunden

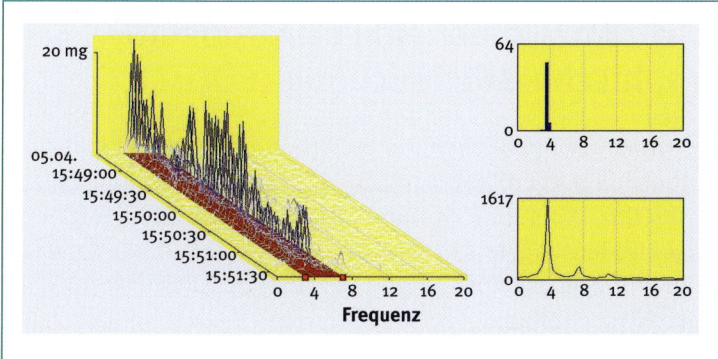

◀ Tremoranalyse in FFT-Darstellung. Spektralplot über 5 Minuten (links) und Spitzenhistogramm (rechts). Die Auswertung ergibt einen klassischen 4-Hz-Tremor.

Streck- und Beugemuskeln des Unterarmes, sticht und die Aktivität dieser Muskeln während der Zitterbewegungen aufzeichnet.

Mit einem am Handgelenk tragbaren digitalen Bewegungsmonitor lässt sich die Tremoranalyse sehr einfach durchführen (siehe Abbildung). Die Ableitung kann während der beruflichen und alltäglichen Aktivitäten und auch während der Nacht erfolgen. Die aufgezeichneten Daten werden auf einen handelsüblichen PC übertragen und ausgewertet. Mit diesen digitalen Bewegungsmonitoren lässt sich nicht nur die Tremoraktivität, sondern generell jede Bewegungsaktivität wie Überbewegungen, hypokinetische Zustände, nächtliche Bewegungsstörungen und so genannte periodische Extremitätenbewegungen im Rahmen eines Restless-Legs-Syndroms ableiten und analysieren (z. B. DigiTrac, Actitrac; Somnomedics GmbH, Kist). Mit der in Bochum entwickelten Spiralometrie kann automatisch die Tremoramplitude eines Spiraltests (siehe Abb. S. 51) bestimmt werden.

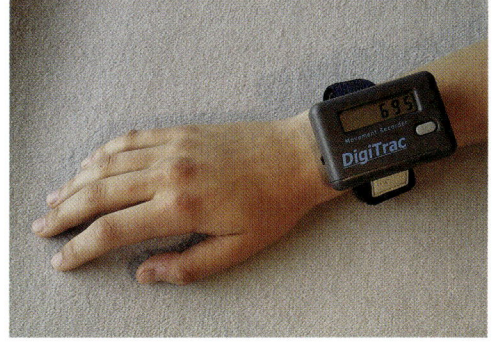

▲ Tragbarer digitaler Bewegungsmonitor am Handgelenk (Fa. Somnomedic GmbH, Kist) zur Durchführung einer Tremoranalyse.

Diagnose

69 Wozu dient eine elektrookulo-graphische Untersuchung (EOG)?

Elektrookulographie bedeutet Ableitung und Aufzeichnung von Augenbewegungen (oculus = Auge). Dazu werden ähnlich der Blinkreflex-Untersuchung unter, über und neben dem Auge Klebeelektroden angebracht. Da das Auge einen Dipol darstellt, können die Augenbewegungen als Potenzialschwankungen im elektrischen Feld aufgezeichnet werden. Bei der Okulographie geht es weniger um die Dokumentation einer Blicklähmung als um die Bestimmung der Geschwindigkeit der raschen Augenbewegungen (Sakkaden). Parkinson-Patienten können oft nur verzögert ein wechselndes Blickziel erreichen (hypometrische Sakkaden). Ob die Geschwindigkeit der raschen Augenbewegungen vermindert ist, wird uneinheitlich bewertet. Auch die EOG hat keine wesentliche Bedeutung für die Diagnosestellung Parkinson-Krankheit.

70 Wann wird eine Ultraschall-Untersuchung durchgeführt?

Das auch für Schallwellen gültige Doppler-Prinzip besagt, dass sich die Frequenz bei Annäherung des Wellenzentrums erhöht und bei Zentrumsentfernung wieder mindert. Sie kennen dieses Prinzip sicherlich vom an- und abschwellenden Ton eines mit einer Sirene vorbeifahrenden Krankenwagens. Der Doppler-Effekt eignet sich zum Messen der Strömungsgeschwindigkeit und -richtung der roten Blutkörperchen, wenn man eine kleine Schallsonde auf ein Blutgefäß setzt. So kann der Arzt Gefäßeinengungen oder -verschlüsse im Bereich der Halsgefäße (extrakranielle Doppler-Sonographie) und der großen Hirngefäße innerhalb des Schädels (transkranielle Doppler-Sonographie) feststellen.

Duplexsonographie

Mit der Ultraschallmethode, die Ihnen vielleicht von der Untersuchung der Leber, Galle oder Niere geläufig ist, können auch die Gefäßwände der Halsschlagader sichtbar gemacht werden. Die Kombination von Doppler-Sonographie und Ultraschall bezeichnet man als Duplexsonographie: So kann man in einem mittels Ultraschall gewählten Gefäßabschnitt die Wandstruktur beurteilen und gleichzeitig die Doppler-Sonographie durchführen. Mit der farbkodierten Duplexsonographie können die Doppler-Signale als Strömungsprofil farbig in den Gefäßabschnitt projiziert werden. An einer dünnen Stelle im Schläfenbereich können durch den Schädel hindurch (transkraniell) Gefäße im Inneren des Schädels untersucht werden.

Für die Diagnose Parkinson-Krankheit selbst hat die Untersuchung der Hirngefäße zwar keine Bedeutung, der Arzt kann jedoch mit dieser Methode zusätzliche Schädigungs- oder Risikofaktoren aufspüren, die den Verlauf der Parkinson-Erkrankung beeinflussen.

Transkranielle Ultraschall-Sonographie des Hirnparenchyms

An einer dünnen Stelle im Schläfenbereich können durch den Schädel hindurch (transkraniell) nicht nur Gefäße, sondern auch Gewebestrukturen im Inneren des Schädels untersucht werden. Mit besonderer Technik kann man Dichteänderungen im Bereich der Substantia nigra nachweisen. Ob sich die relativ preisgünstige Ultraschall-Methode für die Diagnosesicherung oder evtl. auch zur Frühdiagnostik eignet, wird derzeit untersucht.

Diagnose

Andere Erkrankungen mit Parkinson-Symptomen

Neben dem idiopathischen Parkinson-Syndrom gibt es eine Gruppe neurologischer Erkrankungen, die mit Teilsymptomen oder dem Vollbild des Parkinson-Syndroms einhergehen können. Es handelt sich dabei um Parkinson-Syndrome im Rahmen anderer neurodegenerativer Erkrankungen, um symptomatische oder sekundäre Parkinson-Syndrome, bei denen die Ursache der Erkrankung nachweisbar ist und um so genannte Pseudo-Parkinson-Syndrome, die mit Parkinson-ähnlichen Bewegungsstörungen einhergehen.

Aus der Gruppe der nichtidiopathischen Parkinson-Syndrome hatten wir schon die symptomatischen Parkinson-Syndrome und die Pseudo-Parkinson-Syndrome bei der Frage nach möglichen Ursachen besprochen. Hier nun werden Sie weitere wichtige Parkinson-Syndrome kennen lernen, die der Arzt in seine differenzialdiagnostischen Überlegungen mit einschließt.

71 Was ist eine Huntington-Krankheit?

Die Huntington-Krankheit ist eine vererbte Erkrankung, die von neurologischer Seite durch abnorme, unwillkürliche Bewegungen (choreatische Hyperkinesen) gekennzeichnet ist (griech. choreia = Reigentanz, Veitstanz). Es handelt sich um unwillkürliche, unregelmäßige, schnelle Bewegungen einer Körperregion. Die Erkrankung tritt meist früher auf als die Parkinson-Krankheit (35. bis 50. Lebensjahr). In 10 % der Fälle beginnt die Erkrankung mit Akinese und Rigor in der Kindheit und endet nach einigen Jahren tödlich. Von psychiatrischer Seite steht eine demenzielle Entwicklung im Vordergrund. Eine ursächliche Behandlung ist nicht bekannt.

Klinische Einteilung der Parkinson-Syndrome

Parkinson-Syndrom bei neuronalen Systemdegenerationen	Multi-System-Atrophien (MSA)	siehe Frage 74
	▪ MSA-Typ: Olivo-ponto-zerebelläre Atrophie (OPCA), MSA-C ▪ MSA-Typ: Striatonigrale Degeneration, MSA-P	
	Progressive supranukleäre Blickparese (PSP)	siehe Frage 75
	Kortikobasale Degeneration	siehe Frage 76
	Huntington Krankheit (Chorea Huntington)	siehe Frage 71
symptomatisches Parkinson-Syndrom	durch Medikamente induziertes Parkinson-Syndrom	siehe Frage 19
	Intoxikationen (Vergiftungen)	siehe Frage 17
	Stammganglieninfarkt (-blutung)	
	Hirntumor/Hirnentzündung	siehe Frage 22
	Wilson-Krankheit	siehe Frage 72
Pseudo-Parkinson-Syndrome	Normaldruckhydrozephalus (NDH)	siehe Frage 73
	Subkortikale arteriosklerotische Enzephalopathie	siehe Frage 20
	frontaler Tumor	siehe Frage 22
	AIDS-Enzephalopathie	siehe Frage 18
	Boxer-Enzephalopathie	siehe Frage 21

72 Wie zeigt sich die Wilson-Krankheit?

Bei der Wilson-Krankheit handelt es sich um eine seltene erbliche Kupferstoffwechselstörung, deren Abgrenzung vom Parkinson-Syndrom deshalb so wichtig ist, weil bei rechtzeitiger Diagnosestellung eine wirksame Therapie möglich ist. Die Erkran-

Diagnose

kung tritt selten vor dem 6. und nach dem 40. Lebensjahr auf. Kupfer als Spurenelement ist in geringen Mengen in jedem Körper vorhanden. Bei der Wilson-Krankheit entsteht jedoch eine übermäßige Anhäufung von Kupfer in der Leber (Leberzirrhose), den Basalganglien (akinetisch-rigides Parkinson-Syndrom) und im Kleinhirn (Ataxie).

Wie wird die Wilson-Krankheit erkannt und behandelt?

Merkmale	Auftreten vor dem 40. Lebensjahr
	juvenile Form (5.–20. Lebensjahr); hepatische und neurologische Zeichen
	adulte Form (20.–40. Lebensjahr); progrediente neuropsychiatrische Zeichen
	seltene erbliche Kupferstoffwechselstörung (10–30 Fälle pro 1 Million Einwohner)
	autosomal-rezessiv, Chromosom 13q 14.3 (ATP7B-Gen)
klinisches Bild	Sprech- und Schluckstörungen, selten Pyramidenbahnzeichen
	Halte-, selten Ruhetremor (Flapping-Tremor)
	Parkinson-Syndrom (akinetisch-rigider Typ)
	psychische Störungen (Verhaltensstörung, Depression, kognitive Störung)
Diagnose	Kupfer im Serum und Urin erhöht, Zoeruloplasmin im Serum erniedrigt, Leberbiopsie
	Kayser-Fleischer-Kornealring (Kupferablagerung)
	genetische Untersuchung
	MRT: pathologisches Signalverhalten im Putamen und Pallidum, Mittelhirnatrophie, subkortikale Marklagerläsionen
Therapie	kupferarme Diät, Kupferchelatbildner (D-Penicillamin), Verminderung der intestinalen Kupferaufnahme (z. B. Zinksulfat)

Kupferablagerungen in der Hornhaut des Auges kann man als gold-braunen Ring erkennen (Kayser-Fleischer-Kornealring). Weitere Krankheitszeichen sind Halte- und Intentionstremor, Sprech- und Schluckstörungen, abnorme Bewegungen und Fehlstellungen der Extremitäten sowie Persönlichkeitsveränderungen. Die Diagnose kann durch Labortests gesichert werden

73 Was ist ein Normaldruckhydrozephalus?

Hydrozephalus heißt wörtlich übersetzt Wasserkopf und ist die Bezeichnung für eine angeborene und erworbene krankhafte Erweiterung der inneren und äußeren Liquorräume (Liquor = Nervenflüssigkeit). Die krankhafte Erweiterung der inneren Hirnkammern kann im Computertomogramm rasch nachgewiesen werden.

Die Erweiterung der inneren Hirnkammern beim Normaldruckhydrozephalus (NDH) ist vorwiegend Folge einer Hirnatrophie (Abbau von Hirnzellen). Die klinischen Zeichen bei den überwiegend älteren Patienten (über 70 Jahre) äußern sich folgendermaßen:
- Hydrozephalus internus,
- frontale (apraktische) Gangstörung,
- psychische Störung,
- Blaseninkontinenz.

Die Gangstörung beim NDH wird auch als frontale Gangstörung bezeichnet und ähnelt der Gangstörung vieler Parkinson-Patienten mit Unsicherheitsgefühl, kleinen Schritten und Neigung zum Stolpern. Die Harninkontinenz (Unfähigkeit, den Urin zu halten) zeigt sich anfangs als so genannte Stressinkontinenz und später als ungehemmte Blasenentleerung. Die Demenz ist bei Patienten mit NDH eher gering ausgeprägt und zeigt sich durch räumliche Orientierungs-, Antriebs- und Affektstörungen.

Diagnose

Nach mehrmaliger Liquorentnahme (Entlastungspunktion, 50–100 ml) bessert sich häufig die Symptomatik vorübergehend, sodass diese Maßnahme auch zur Diagnosesicherung und Indikation zur Shunt-Operation (operative Anlage eines Ventilsystems zum Druckausgleich) beitragen kann.

74 Was bedeutet Multi-System-Atrophie (MSA)?

Multi-System-Atrophie (MSA) bedeutet, dass mehrere (= multi) neuronale Systeme von einer Atrophie (Zelluntergang, Degeneration) betroffen sind. Bei der MSA sind die Basalganglien, das autonome Nervensystem und das Kleinhirn betroffen. Man unterscheidet

- einen Parkinson-Typ der MSA, der auch Striatonigrale Degeneration (SND) oder MSA-P genannt wird, und
- einen Kleinhirn-Typ mit der Bezeichnung sporadische Olivoponto-zerebelläre Atrophie (sOPCA) oder MSA-C.

Neben typischen Parkinson-Symptomen treten sehr früh im weiteren Krankheitsverlauf autonome Zeichen (Harninkontinenz, Impotenz, orthostatische Hypotension), Kleinhirn- und Pyramidenbahnzeichen hinzu. Der striatonigrale Degenerations-Typ unterscheidet sich vom sporadischen olivo-ponto-zerebellären Typ besonders dadurch, dass beim Ersteren Parkinson-Zeichen und beim Zweiten Kleinhirnzeichen (Gang- und Standunsicherheit) deutlich im Vordergrund stehen. Bei der sporadischen olivo-ponto-zerebellären Atrophie (MSA-sOPCA) können die Kleinhirnstörungen lange vor Parkinson-Symptomen das Krankheitsbild beherrschen, die autonomen Störungen sind ausgeprägter und treten früher auf als bei der Parkinson-Krankheit.

Die ersten Krankheitszeichen treten bei den meisten Patienten zwischen dem 45. und 60. Lebensjahr auf, selten im Alter unter 40 und über 70 Jahre. Männer sind etwas häufiger als Frauen betroffen (1,4:1). Das Fortschreiten der MSA-Erkrankung erfolgt schneller, Gangstörungen treten schon in den ersten Jahren auf, und die Patienten sind früh auf den Rollstuhl angewiesen. Die mittlere Überlebenszeit ist deutlich kürzer als bei der idiopathischen Parkinson-Krankheit.

Für die MSA ist das mangelnde Ansprechen auf L-Dopa charakteristisch (beim idiopathischen Parkinson-Syndrom spricht gerade das gute Ansprechen auf L-Dopa für die Diagnose). Wenn ein Tremor vorhanden ist, handelt es sich meist um einen irregulären Haltetremor, ein klassischer Ruhetremor tritt nur selten auf (un-

Wie wird eine Multi-System-Atrophie (MSA) diagnostiziert?

Merkmale	Erstmanifestation zwischen dem 45. und 60. Lebensjahr
	Männer sind häufiger betroffen als Frauen (1,4:1)
	schlechte Ansprechbarkeit auf L-Dopa und Dopaminagonisten
	rasches Fortschreiten, frühe Notwendigkeit eines Rollstuhls
Parkinson-Zeichen	akinetisch-rigides Parkinson-Syndrom
	irregulärer Tremor (myoklonusartig)
	frühe Gang- und Standunsicherheit mit Sturzneigung
	starker Rigor der Nackenmuskulatur (dystoner Antekollis)
autonome Zeichen	orthostatische Hypotension (Synkopen, Schwindel)
	Impotenz (erektile Dysfunktion), Dranginkontinenz, Anhidrose
	kalte und blau verfärbte Hände
weitere Zeichen	Dysarthrie, Dysphagie, inspiratorischer Stridor, Schnarchen
	orofaziale Dyskinesien unter L-Dopa
	Affektlabilität (enthemmtes Lachen und Weinen)
bildgebende Verfahren	MRT, SPECT und PET erst im fortgeschrittenen Stadium hilfreich

ter 10 %). Die MSA kann mit Depression und pathologischer Affektlabilität (pathologisches Lachen und Weinen) einhergehen.

75 Wie sieht eine progressive supranukleäre Blicklähmung aus?

Die Ärzte Steele, Richardson und Olszewski haben 1964 ein Krankheitsbild beschrieben, das neben Parkinson-Zeichen mit einer fortschreitenden vertikalen Blicklähmung (zu Beginn nach oben, später nach unten) einhergeht. Deshalb wird dieses Krankheitsbild auch als Progressive Supranukleäre Blickparese (PSP) bezeichnet (progressiv = fortschreitend, supranukleär = oberhalb eines Kerngebiets im Zentralnervensystem gelegen, Parese = Lähmung).

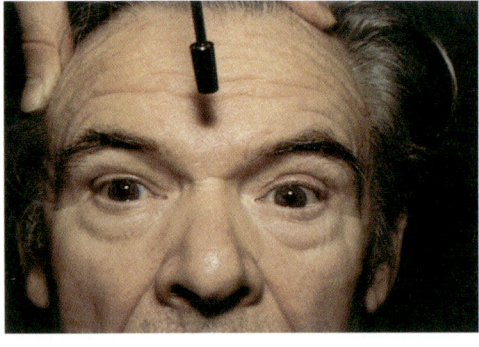

▲ Patient mit progressiver supranukleärer Blicklähmung (PSP) mit Blickparese in vertikaler und horizontaler Ebene. Er ist aufgefordert, nach oben zu blicken (starrer, erstaunter Gesichtsausdruck).

Die Erkrankung betrifft mehr Männer als Frauen, tritt nach dem 40., meist zwischen dem 50. und 65. Lebensjahr auf und zeigt ein rasches Fortschreiten. Neben dem Rigor (vornehmlich im Nacken- und Rumpfbereich mit Überstreckung des Kopfes – Retrocollis) und Akinese klagen die Patienten schon früh über eine ausgeprägte Gang- und Standunsicherheit mit Neigung zu Stürzen. Bald treten eine vertikale Blicklähmung, Sprech- und Schluckstörungen hinzu. Anders als beim idiopathischen Parkinson-Syndrom sind Rigor und Bradykinese bei PSP symmetrisch ausgeprägt, ein Ruhetremor fehlt, die Haltung ist eher aufrecht, das Mitschwingen der Arme kaum gemindert. Erkannt werden die Patienten oft daran, dass sie bei einer Blickwendung Kopf und Rumpf (en bloc) mitdrehen müssen. Der Ausfall rascher Augenbewegungen (Sakkaden) erklärt die beklagten Seh- bzw. Lesestörungen.

Im Endstadium sind auch die Blickwendungen zur Seite eingeschränkt, sodass die Augen starr, wie fixiert erscheinen (siehe

Abbildung). Schon nach wenigen Jahren sind PSP-Patienten auf den Rollstuhl angewiesen oder werden bettlägerig. Erst im Spätstadium zeigen die Betroffenen kognitive Störungen mit Übergang zur demenziellen Entwicklung und Persönlichkeitsveränderungen. SPECT- und PET-Untersuchungen können bei Abgrenzung der Parkinson-Krankheit helfen (siehe Fragen 61 und 60).

Behandlung. Wie die MSA lässt sich leider auch die PSP medikamentös wenig beeinflussen. Nur 10 % erreichen unter der Be-

Wie wird die progressive supranukleäre Blickparese erkannt und behandelt?

Merkmale	Auftreten nach dem 40., meist zwischen dem 50. und 65. Lebensjahr
	betroffen sind 7 von 100 000 Menschen über 55 Jahre
	schlechte Ansprechbarkeit auf L-Dopa und Dopaminagonisten
klinische Zeichen	axiale Betonung von Rigor (Nacken und proximal) und Bradykinese, beinbetont, selten Ruhetremor
	früh Stand- und Gangunsicherheit mit Fallneigung nach hinten
	kognitive Störungen (Frontalhirnzeichen) in späteren Stadien
	Augenbewegungsstörung mit Blickparese nach oben, später nach unten, Sakkadenverlangsamung, Kopf-Rumpf-Wendung »en bloc«, verminderte Blinkrate
	Pseudobulbärparalyse (Sprech- und Schluckstörungen)
Diagnose	MRT, PET und SPECT helfen bei differenzialdiagnostischer Abgrenzung
Therapie (-versuch)	L-Dopa (bis 1000 mg), Dopaminagonisten
	Amantadin, Budipin
	Antidepressiva
	Dysphagie: Sondenernährung
	psychosoziale Betreuung

handlung mit L-Dopa eine kurzzeitige Besserung der Gang-störung und des Rigors. Der Behandlungsversuch mit L-Dopa sollte bis 1000 mg durchgeführt werden. Bei fehlendem Anspre-chen werden Dopaminagonisten unter Domperidonschutz ver-sucht. In einigen Fällen haben Amantadin und Budipin zu einer Besserung geführt, allerdings mit dem Risiko psychotischer Re-aktion. Ein initialer Therapieerfolg muss im weiteren Verlauf überprüft werden (z. B. Reduktion der dopaminergen Therapie), um den Patienten nicht unnötig mit Nebenwirkungen bei feh-lender Wirksamkeit zu belasten. Weitere Therapieoptionen sind Antidepressiva. Schwere Schluckstörungen machen eine Son-denernährung notwendig.

Im Vordergrund der therapeutischen Maßnahmen steht bei der PSP die psychosoziale Betreuung. Unter dem Dach der dPV ent-steht derzeit eine Untergruppierung für Patienten mit PSP.

76 Wie zeigt sich eine kortikobasale Degeneration?

Die außerordentlich seltene kortikobasale Degeneration hat Ähnlichkeit mit der progressiven supranukleären Lähmung. Ne-ben der akinetisch-rigiden Parkinson-Symptomatik stellt sich jedoch früh ein Zittern oder Zucken (Haltetremor, Myoklonien) einer Hand ein. Weitere Kennzeichen sind eine Apraxie im Hand-Mundbereich (Apraxie = Unfähigkeit, Körperteile in einen zweckmäßigen Handlungsablauf einzubinden) und die so ge-nannte kortikale Empfindungsstörung. Bei dieser eigenartigen Störung haben die Patienten das Gefühl, ihr Arm bzw. ihr Bein gehöre nicht zu ihnen, sei ihnen fremd. Dieses Phänomen wurde deshalb auch als »alien-hand/limb« bezeichnet (engl. alien = fremd; limb = Bein). Die raschen Augenbewegungen sind früh gestört, eine Blicklähmung tritt jedoch nicht auf.

Wie erkennt und behandelt der Arzt eine kortikobasale Degeneration?

allgemeine Merkmale	Krankheitsbeginn: um das 60. Lebensjahr, Krankheitsdauer: 7–10 Jahre
	Parkinson-Syndrom (akinetisch-rigider Typ, asymmetrisch)
	kein oder nur unzureichendes Ansprechen auf die Dopamin-ergika
klinische Leitsymptome	irregulärer Tremor einer Hand (Aktions-Haltetremor, 6–8 Hz)
	distale Muskelzuckungen (Myoklonien als Halte- oder Aktions-myoklonus)
	Apraxie im Hand- und Mundbereich (ideomotorischer Typ)
	Fremdgefühl für Extremitäten (»Alien-hand/-limb«-Phänomen)
	dystone Bewegungsstörung der oberen Extremitäten
	Sprech- und Schluckstörungen
weitere Zeichen	Frontalhirnsyndrom, demenzielle Entwicklung (spät)
	Blickstörung, Blepharospasmus, choreatische Bewegungs-störung
Therapie (-versuch)	L-Dopa bis 1000 mg
	Tremor: Betablocker
	Myoklonien: Clonazepam

Behandlung. Leider lässt sich auch diese Erkrankung durch L-Dopa kaum beeinflussen, dennoch sollte L-Dopa hoch dosiert versucht werden. Dopaminagonisten sind nicht gerechtfertigt. Therapieerfolge sind nach Tiefenhirnstimulation beschrieben worden. Aktions- und Haltetremor sowie Myoklonus lassen sich durch Clonazepam und Betablocker beeinflussen, Rigor spricht in Einzelfällen auf Baclofen an. Bei fixierter dystoner Störung der Hand werden Botulinum-Toxin-Injektionen versucht. Betroffene werden innerhalb weniger Jahre immobil und rollstuhlpflichtig. Der Tod tritt meist nach 5–10 Jahren ein, oft infolge einer Aspirationspneumonie.

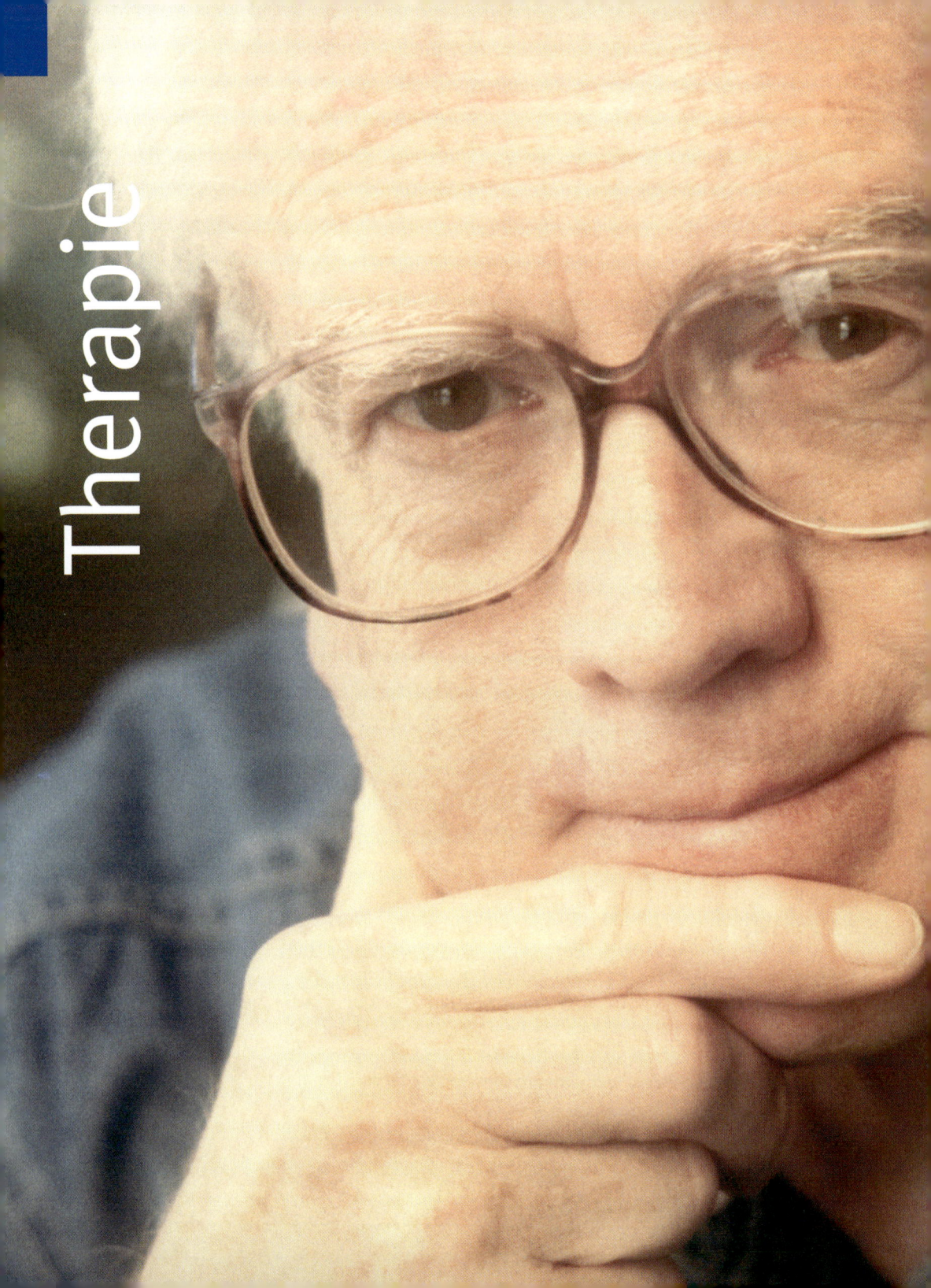

Therapie

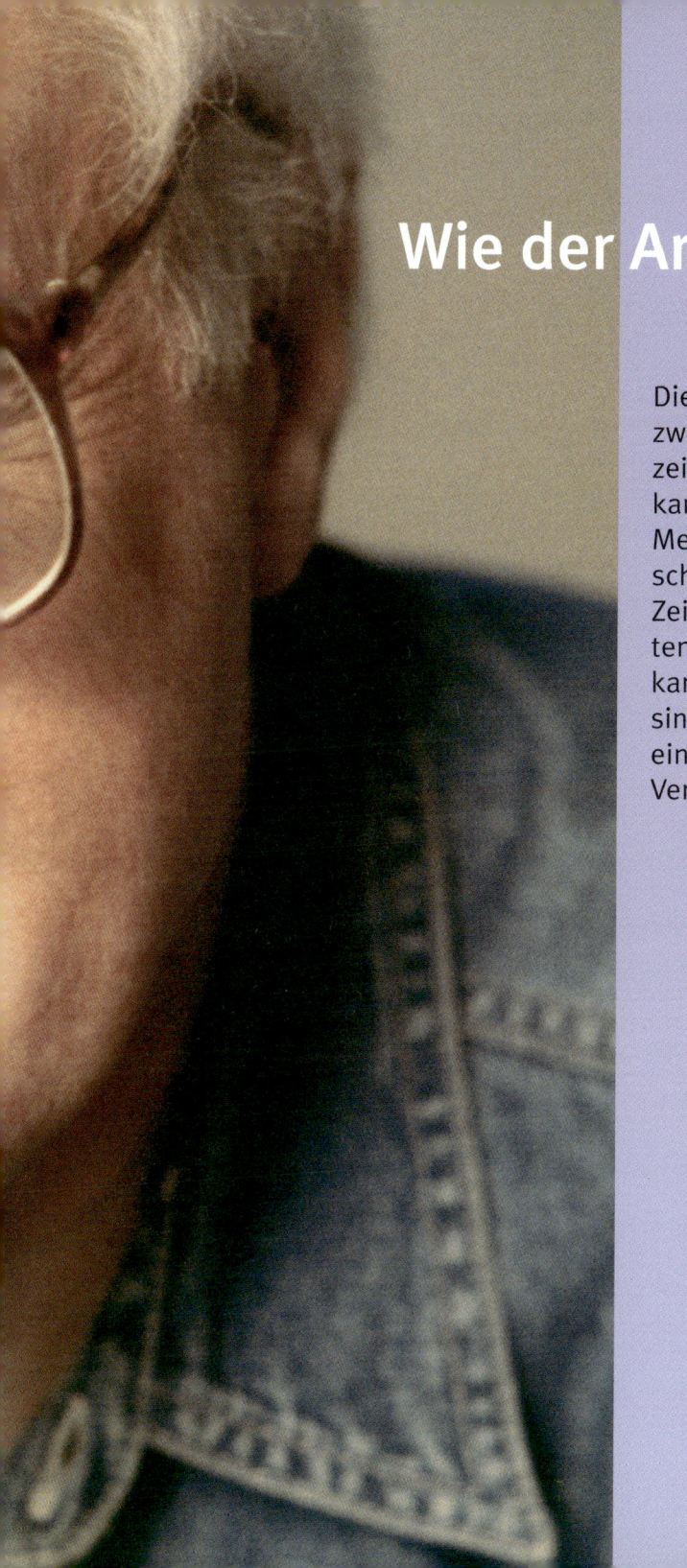

Wie der Arzt behandelt

Die Parkinson-Krankheit ist zwar eine Erkrankung, die zurzeit noch nicht geheilt werden kann, doch es gibt wirksame Medikamente, die die Beschwerden zum Teil über lange Zeit lindern können. Für Patienten, deren Beschwerden medikamentös nicht beeinflussbar sind, steht seit einigen Jahren eine Operationsmethode zur Verfügung.

Behandlung mit Parkinson-Medikamenten

Eine ursächliche Behandlung der Parkinson-Krankheit im Sinne einer Heilung ist bis heute nicht möglich. Die Therapie richtet sich als symptomatische Therapie auf die Krankheitszeichen und Begleiterscheinungen. Die medikamentöse Behandlung, die von Krankengymnastik, Ergotherapie und Logotherapie begleitet wird, hat zu einer deutlich gebesserten Lebensqualität der Betroffenen geführt.

In einigen Fällen kann es sinnvoll sein, die medikamentöse Therapieanpassung im häuslichen Umfeld videounterstützt über Telemedizin zu überwachen. Dabei videographiert der Patient mehrmals am Tage nach einem festgelegten Schema seine Beweglichkeit. Die Videoaufnahme wird automatisch an den behandelnden Arzt überspielt, der sie auswertet.

Alle Therapiemaßnahmen müssen von der psychosozialen Betreuung begleitet werden, um sozialen Rückzugstendenzen und zunehmender Isolation entgegenzuwirken. Einen besonderen Stellenwert haben dabei die Selbsthilfegruppen, die in fast allen größeren Orten eingerichtet wurden (siehe Frage 172).

77 Welche Medikamente werden bei Parkinson-Kranken eingesetzt?

Wesentliches Therapieprinzip der medikamentösen Behandlung ist der Ersatz des bei Parkinson-Patienten verminderten Dopamins. Erreicht werden kann der Ausgleich des Dopaminmangels durch die Zufuhr der Vorstufe von Dopamin (L-Dopa), durch die Hemmung des Abbaus von Dopamin (COMT-Hemmer, MAO-

B-Hemmer) oder durch direkt an den Dopaminrezeptoren wirkende Substanzen (Dopaminagonisten). Eine Besserung der Parkinson-Symptome ist auch über nichtdopaminerge Wirkungen möglich, wie z. B. über das cholinerge System (Anticholinergika) und das glutamaterge System (Amantadin).

Das nachfolgende Schema soll Ihnen eine Übersicht darüber geben, wie und wo die einzelnen Parkinson-Mittel wirken: Der »Dopaminspeicher« ist hier als Gefäß mit Abflusshähnen dargestellt, durch das körpereigenes Dopamin kontinuierlich abfließen kann bzw. verbraucht wird. Um dennoch einen gleich bleibenden Dopaminspiegel zu erreichen, muss laufend Dopamin (Dopaminvorstufen oder Dopaminersatzstoffe) von außen zugeführt werden, oder man muss versuchen, den Abfluss (= Abbau des Dopamins) zu hemmen.

Für den Gebrauch von Parkinson-Mitteln möchten wir schon jetzt auf Folgendes hinweisen: Lesen Sie die Gebrauchsinformation (Beipackzettel) für Ihr Medikament in Ruhe durch. Sie werden in der Regel eine größere Auflistung von Nebenwirkungen, Wechselwirkungen mit anderen Medikamenten, Vorsichtsmaßnahmen und Gegenanzeigen finden, die über die in diesem Buch genann-

Medikamentöse Parkinson-Behandlung

dopaminerges System	L-Dopa als Vorstufe von Dopamin plus Decarboxylasehemmer	siehe Frage 79–88
	plus COMT-Hemmer	siehe Frage 89
	Dopaminagonisten	siehe Fragen 90–103
	MAO-B-Hemmer	siehe Frage 106
cholinerges System	Anticholinergika	siehe Frage 107
glutamaterges System	Hemmung der glutamatergen Überfunktion durch NMDA-Rezeptor-Antagonisten, Amantadin	siehe Fragen 104–105

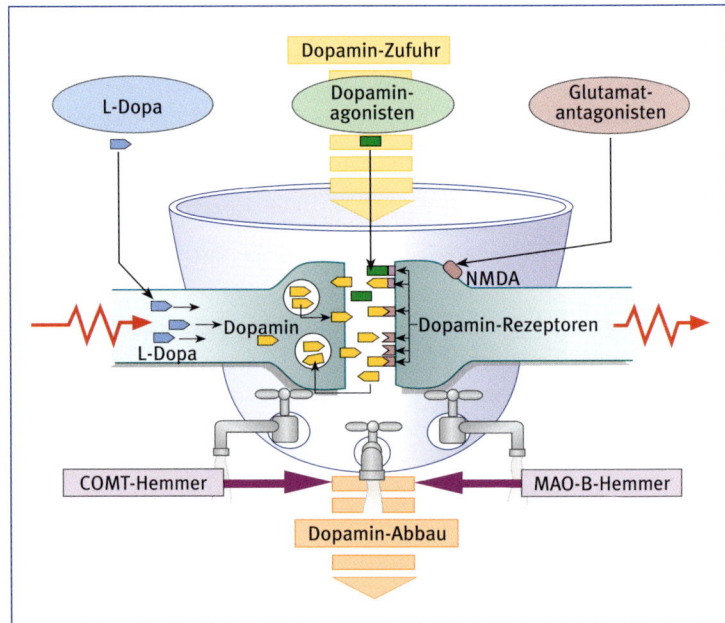

▶ Schematische Darstellung: Wie und wo wirken die einzelnen Parkinson-Medikamente (weitere Erläuterungen im Text)?

ten Hinweise hinausgehen. Der Hersteller hat in der Gebrauchsinformation alle Nebenwirkungen (= unerwünschte Wirkungen) aufgelistet, die in klinischen Studien und später in den Anwendungen beobachtet wurden. Sollten Sie im Beipackzettel einen Hinweis finden, der für Sie zutreffen oder wichtig sein könnte, fragen Sie vor der Tabletteneinnahme nochmals Ihren Arzt!

78 Was bedeutet Bioverfügbarkeit eines Medikaments?

Unter Bioverfügbarkeit versteht man alle Vorgänge, die für die Wirkung eines Arzneistoffes am Wirkort von Bedeutung sind. Für die Aufnahme des Wirkstoffes (z. B. L-Dopa) spielen die Auflösungszeit der Tablette, die Geschwindigkeit der Magen-Darm-Passage und gleichzeitig vorhandene Nahrungsstoffe, wie zum

Beispiel Nahrungseiweiß, eine Rolle. Weitere Faktoren sind Abbauprozesse in der Leber, Verteilung und Speicherung im Gewebe sowie die Bindung an andere Stoffe. Wichtig ist schließlich, wie viel der Substanz nach welcher Zeit den Ort der Wirkung, in unserem Falle die Nervenzellen im Gehirn, erreicht.

79 Wie wirken L-Dopa-Präparate und wann werden sie eingesetzt?

Der entscheidende Durchbruch in der medikamentösen Parkinsonbehandlung gelang 1961 mit der Einführung der L-Dopa-Therapie. Damit war es erstmals möglich, den der Krankheit zu-

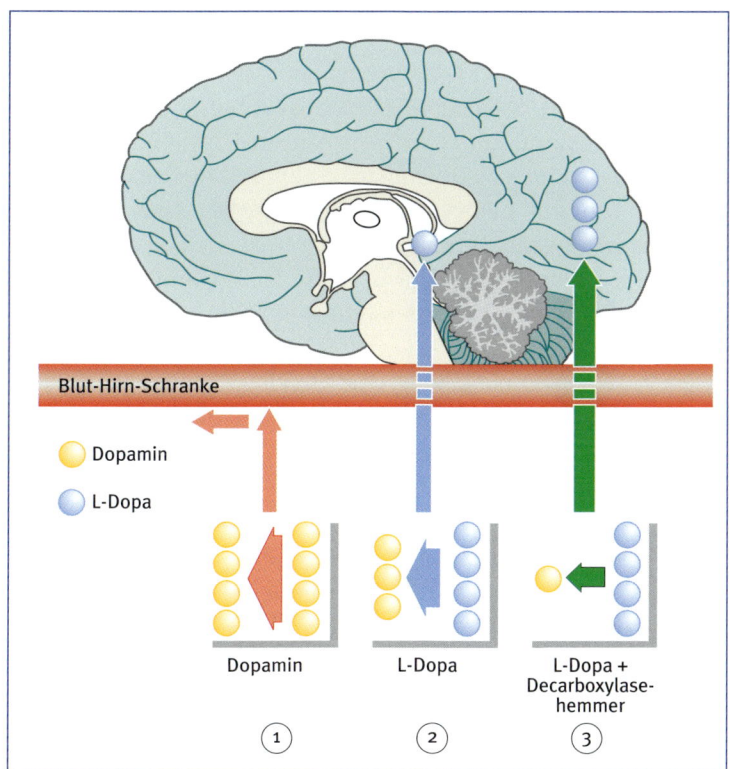

◀ L-Dopa-Behandlung: 1. Die direkte Dopamingabe ist nicht möglich, da Dopamin die Blut-Hirn-Schranke nicht überwinden kann. 2. Bei alleiniger L-Dopa-Gabe erreichen nur 20 % die Hirnzellen, 80 % werden schon vorher zu Dopamin umgewandelt. 3. Bei der Einnahme von L-Dopa plus Decarboxylasehemmer gelangt 80 % in die Hirnzellen.

123

grunde liegenden Dopaminmangel auszugleichen. Wie erwähnt, kann Dopamin nicht aus der Blutbahn in das Gehirn übertreten (Blut-Hirn-Schranke, funktionelle Schranke zwischen Blutbahn und Hirnzellen, siehe Abb. S. 123). L-Dopa als Vorstufe des Dopamins kann dagegen die Blut-Hirn-Schranke überwinden und im Gehirn zu Dopamin umgewandelt werden.

Nachteil der reinen L-Dopa-Medikation war allerdings, dass 70–90 % des in Tablettenform verabreichten L-Dopa schon in der Darmwand, der Leber oder den kleinen Hirngefäßen zu Dopamin umgewandelt werden und somit nur ein geringer Anteil der zugeführten L-Dopa-Dosis das Dopaminsystem im Gehirn erreichen konnte. Entsprechend wurde auch viel L-Dopa vor Erreichen des Wirkortes im Gehirn zu Dopamin umgewandelt, was mit erheblichen Nebenwirkungen verbunden war.

Erst als es gelang, dem L-Dopa eine Substanz hinzuzufügen, die die Umwandlung zu Dopamin (Decarboxylierung) außerhalb der Hirnzellen hemmt, konnte wesentlich niedriger (etwa $\frac{1}{5}$) dosiert werden. Eine solche Substanz nennt man Decarboxylasehemmer (hemmt die Decarboxylierung). Der Decarboxylasehemmer selbst kann die Blut-Hirn-Schranke nicht durchdringen, sodass die Umwandlung von L-Dopa zu Dopamin im Gehirn nicht gehemmt wird (siehe Abbildung S. 123).

In der nachfolgenden Tabelle sind Handelsnamen, Tabletteninhalt und Packungsgrößen einzelner in Deutschland erhältlicher L-Dopa-Medikamente (Auswahl) in alphabetischer Reihenfolge zusammengestellt.

Das L-Dopa-Medikament Madopar enthält Benserazid als Decarboxylasehemmer. Bei den Medikamenten isicom, Nacom und Striaton heißt der Hemmer Carbidopa. Zwischen beiden Decarboxylasehemmern besteht kein wesentlicher therapeutischer Unterschied. In isicom 100 mg, Nacom 100, Madopar 125 und Striaton beträgt der Decarboxylaseanteil 25 % (Verhältnis 4:1), isicom 250 mg und Nacom 250 enthalten 250 mg L-Dopa und

In Deutschland zugelassene Präparate: L-Dopa plus Decarboxylasehemmer (Auswahl)

Handelsname	Packungsgröße	Anzahl
isicom 100mg	Tabletten zu 100 mg	(30/60/100)
isicom 250mg	Tabletten zu 250 mg	(30/60/100)
Madopar 62,5	Kapseln zu 62,5 mg	(20/50/100)
Madopar 125	Kapseln zu 125 mg	(20/50/100)
Madopar 125 T	Tabletten zu 125 mg	(20/50/100)
Madopar 250	Tabletten zu 250 mg	(20/50/100)
Madopar-Depot	Kapseln zu 125 mg	(20/50/100)
Madopar-LT 125	Tabletten zu 125 mg	(20/50/100)
Nacom 100	Tabletten zu 100 mg	(30/100)
Nacom 100 retard	Tabletten zu 100 mg	(30/100)
Nacom 200 retard	Tabletten zu 200 mg	(30/100)
PK-Levo	Tabletten zu 100 mg	(100)
Striaton	Tabletten zu 250 mg	(30/60/100)

nur 25 mg Carbidopa (Verhältnis 10:1). Mit der Einführung der Kombinationsmedikamente kann auf die Gabe von reinem L-Dopa (das heißt ohne Decarboxylasehemmer) ganz verzichtet werden.

Die nächste Tabelle gibt Ihnen eine Übersicht über den Anteil des Decarboxylasehemmers in den einzelnen L-Dopa-Medikamenten.

L-Dopa wird zwar immer noch als »Goldstandard« für die Therapie des Parkinson-Syndroms bezeichnet, ist jedoch nicht für alle Fälle das Mittel der ersten Wahl. Für jüngere Parkinson-Patienten oder im frühen Stadium der Erkrankung setzt sich heute die

Anteil des Decarboxylasehemmers (DCH) in den einzelnen L-Dopa-Medikamenten

Medikament	L-Dopa (mg)	Hemmer (mg)	Verhältnis L-Dopa: DCH
isicom 100 mg	100	25	4:1
isicom 250 mg	250	25	10:1
Madopar 62,5	50	12,5	4:1
Madopar 125	100	25	4:1
Madopar 125 T	100	25	4:1
Madopar 250	200	50	4:1
Madopar-Depot	200	50	4:1
Madopar-LT 125	100	25	4:1
Nacom 100	100	25	4:1
Nacom 100 retard	100	25	4:1
Nacom 200 retard	200	50	4:1
PK-Levo	100	25	4:1
Striaton	200	50	4:1

Tendenz durch, nach Möglichkeit nicht mit L-Dopa zu beginnen. Bei der Erstbehandlung hat L-Dopa unter allen bisher zur Verfügung stehenden Parkinson-Mitteln die beste therapeutische Wirkung auf Bradykinese und Rigor. Die Wirkung auf den Tremor ist von Patient zu Patient verschieden und eher geringer. Wenn im Folgenden von L-Dopa gesprochen wird, ist die Kombination mit einem Decarboxylasehemmer gemeint. Trotz der relativ kurzen Halbwertszeit von L-Dopa (1,5–2 Stunden) reichen im Anfangsstadium 3 Einzeldosen am Tage, da die Speicherfähigkeit für Dopamin noch wenig gestört ist.

80 Welche Vorteile bietet lösliches L-Dopa?

Lösliches Madopar 125 LT (LT ist die Abkürzung für lösliche Tablette) wird rascher freigesetzt und schneller aufgenommen. Bereits nach 20–30 Minuten tritt die Wirkung ein (bei ungelösten

TIPP

Wann sollten Sie lösliches L-Dopa verwenden?

Patienten, die unter einer frühmorgendlichen Akinese leiden, können mit löslichem L-Dopa eine schnellere Wirkung erreichen, um z. B. die Morgentoilette und den Arbeitsbeginn zu erleichtern. Patienten im fortgeschrittenen Krankheitsstadium klagen nicht selten über eine Beweglichkeitsabnahme nach dem Mittagessen (nachmittägliche Akinese), für die u. a. eine verminderte L-Dopa-Resorption nach eiweißreicher Mahlzeit verantwortlich sein kann. Auch in diesen Fällen kann lösliches L-Dopa die hypokinetische Phase abkürzen. Aufgelöstes L-Dopa kann für Patienten mit Schluckstörungen per Sonde verabreicht werden. L-Dopa/Carbidopa-Vorratslösungen (z. B. 500 mg isicom 100 mg oder eine entsprechende Menge Nacom plus 1 g Ascorbinsäure) können einige Tage lichtgeschützt im Kühlschrank gelagert werden. Im Übrigen sollte die Lösung nicht zu lange ungenutzt stehen bleiben, da Oxidationsvorgänge die Wirksamkeit mindern können.

Einzelne Patienten halten für unvorhersehbare hypokinetische Phasen eine lösliche Tablette in Bereitschaft. Lösliches L-Dopa eignet sich gut für den pharmakologischen L-Dopa-Test (siehe nächste Frage).

Einsatzmöglichkeiten der löslichen L-Dopa-Form sind also:
- frühmorgendliche Bewegungsminderung (Starterdosis, kick-off),
- nachmittägliche Bewegungsminderung,
- nächtliche Off-Dose-Dyskinesien,
- Extradosis für unerwartete Off-Phasen,
- Schluckstörungen (Sondenernährung),
- L-Dopa-Test.

Formen dauert es etwa doppelt so lange). Auch andere L-Dopa-Präparate z. B. isicom und Nacom wirken rascher, wenn sie vorher in Wasser aufgelöst werden.

Bei den löslichen Formen sind gegenüber den Standardformen die Plasmaspitzenwerte nicht erhöht, sodass nicht mit Peak-dose-Dyskinesien, also vom L-Dopa-Spiegel abhängige Überbewegungen, zu rechnen ist. Ansonsten entsprechen die Wirksamkeit und Wirkungsdauer den L-Dopa-Standardpräparaten, die übrigens auch rascher wirksam sind, wenn die Tabletten gut zerkaut werden, bevor man sie hinunterschluckt.

81 Wie wird der L-Dopa-Test durchgeführt?

Nach einer Vorbehandlung mit täglich 3-mal 20 mg Domperidon (z. B. Motilium) über 1–2 Tage oder 30 mg 1 Stunde vor dem Test werden 200–300 mg L-Dopa mit einem Decarboxylasehemmer (gelöst) verabreicht. Der Arzt und Sie überprüfen durch motori-

INFO

L-Dopa-Test

- 1–2 Tage vor dem Test täglich 3-mal 20 mg Domperidon (z. B. Motilium),
- 200–300 mg (lösliches) L-Dopa bei Erstmedikation nüchtern – oder
- 50 % über der bisher wirksamen Einzeldosis,
- die Wirkung tritt nach 25–60 Minuten ein,
- positiver L-Dopa-Test, wenn > 30 % Verbesserung UPDRS III,
- die Wirkung kann 4–6 Stunden anhalten.

Bei fehlender Wirkung:
langsame L-Dopa-Hochdosierung bis 1000 mg unter Domperidonschutz.

sche Übungen den Testerfolg, wobei er den Teil III des Unified Parkinson‹s Disease Rating Scale (UPDRS, siehe Frage 56) benutzt. Der Test wird als positiv beurteilt, wenn eine 30 %ige Besserung nach dem UPDRS-Score erreicht wird. Ein positiver L-Dopa-Test beweist nicht unbedingt das Vorliegen eines idiopathischen Parkinson-Syndroms, weist aber in diese Richtung, wenn der Test deutlich positiv ausfällt. Tremor spricht weniger gut auf L-Dopa an. Bevor ein Parkinson-Syndrom als L-Dopa-resistent (= kein Ansprechen auf L-Dopa) einzuordnen ist, sollte die L-Dopa-Dosis unter Domperidonschutz langsam bis auf 1000 mg am Tage innerhalb von 10–14 Tagen (je nach Verträglichkeit) gesteigert werden.

82 Was sind L-Dopa-Retard-Medikamente?

Ein Retard- oder Depotpräparat verlängert die Wirkungsdauer einer Substanz (retardiert = verzögert). In Deutschland sind z. B. Nacom 100/200 Retard und Madopar Depot als L-Dopa-Retard-Präparate zugelassen. Durch den besonderen Tablettenaufbau wird erreicht, dass die Wirkstoffe während der Magen- bzw. Dünndarmpassage verzögert freigesetzt und nur schrittweise abgegeben werden. Gegenüber der Standardform werden so eine verlängerte Wirkungsdauer und ein gleichmäßiger L-Dopa-Spiegel erreicht.

Die Bioverfügbarkeit der Retardformen ist niedriger als diejenige der Standardzubereitung, entsprechend müssen die Einzeldosen erhöht werden. Die tägliche Höchstdosis sollte 1500 mg nicht überschreiten, verteilt auf 3–4 Einzeldosen.

Nach bisherigen Erfahrungen ist der Einsatz von L-Dopa-Retard-Präparaten besonders bei Patienten mit vorhersehbarem Wirkungsverlust zum Ende der Einzeldosis hilfreich (»End-of-Dose«-Akinese), wobei die Phasen schlechter Beweglichkeit

L-Dopa-Retard-Medikamente (Auswahl)

Nacom 100 Retard*	enthält 100 mg L-Dopa und 25 mg Carbidopa
Nacom 200 Retard*	enthält 200 mg L-Dopa und 50 mg Carbidopa
Madopar Depot	enthält 100 mg L-Dopa und 25 mg Benserazid

* Sinemet in Österreich und der Schweiz

nicht so abrupt einsetzen und die Phasen guter Beweglichkeit länger anhalten. Gleichzeitig kann die Einnahmehäufigkeit reduziert werden. Nachteilig ist allerdings, dass die Wirkung verzögert einsetzt, sodass die Patienten den Gewinn an Beweglichkeit nicht so deutlich wie unter der Standardmedikation spüren. In der Praxis hat es sich bei »Anlaufschwierigkeiten« am Morgen als vorteilhaft erwiesen, die Retardform mit konventionellem L-Dopa zu kombinieren.

Die Um- oder Einstellung nur auf Retardpräparate muss sehr sorgfältig überlegt werden, da die Bioverfügbarkeit unsicherer ist. Die längste »Medikamentenpause« ist durch die Nachtruhe gegeben. Wenn nachts bzw. frühmorgens eine deutliche Bewegungsminderung auftritt, eventuell verbunden mit schmerzhaften Waden- und Fußverkrampfungen (»Fußdystonie«), kann dies auf dem relativ niedrigen L-Dopa-Spiegel im Blut beruhen. In solchen Fällen kann sich die abendliche L-Dopa-Retard-Medikation günstig auswirken.

Die Hoffnung, dass es unter den Retard-Medikamenten weniger häufig zu Wirkungsfluktuationen und Dyskinesien kommt, hat sich nach neueren Langzeituntersuchungen leider nicht bestätigt.

83 Welche akuten Nebenwirkungen kann die L-Dopa-Therapie haben?

Von den meisten Patienten wird L-Dopa gut vertragen, wenn die Dosierung einschleichend vorgenommen wird. Die höchste L-Dopa-Konzentration im Blut wird nach 1–1,5 Stunden erreicht. Die häufigsten Nebenwirkungen bei Behandlungsbeginn sind nachfolgend aufgeführt:

- Magen-Darm-Beschwerden,
- Blutdrucksenkung mit Schwindelerscheinungen,
- psychische Störungen (insbesondere bei älteren Patienten).

Magen-Darm-Beschwerden

Appetitlosigkeit, Völlegefühl, Übelkeit, Durchfall, Brechreiz und Erbrechen treten selten zu Beginn der Behandlung auf. Sie können insbesondere dann auftreten, wenn die Medikation nüchtern eingenommen wird. Auch unter Beibehaltung der Dosis bilden sich diese Störungen meist langsam zurück.

INFO

Auf L-Dopa verzichtet werden sollte bei:

- schwerer Nierenschädigung,
- schwerer Leberschädigung,
- schwerer Herzkrankheit,
- bekannter Psychose,
- Engwinkelglaukom.

Blutdrucksenkung

Da Parkinson-Patienten häufig schon primär zu einem niedrigen Blutdruck neigen, muss der Blutdruck senkende Effekt des L-Dopa beachtet werden. Es kann zu hypotonen Kreislaufregulationsstörungen kommen (Blutdrucksenkung, besonders bei plötzlicher Körperlageänderung, z. B. nach dem Aufstehen).

Psychische Störungen

Gefährdet sind Patienten, die schon vor der Behandlung mit L-Dopa psychische Auffälligkeiten zeigten und/oder eine Zweiterkrankung des Gehirns aufweisen. L-Dopa-bedingte psychische

Störungen kündigen sich häufig durch lebhafte Träume, Schlafstörungen und innere Unruhezustände an. Desorientiertheit, illusionäre Verkennungen und optische, seltener akustische Halluzinationen (Trugwahrnehmungen) zwingen zur Medikamentenreduktion, wobei dann leider auch eine schlechtere Beweglichkeit in Kauf genommen werden muss.

84 Wie wird L-Dopa dosiert?

Wegen möglicher Nebenwirkungen wird Ihr Arzt mit einer niedrigen Dosierung beginnen (z. B. 2-mal $1/2$ Tablette isicom 100 mg, 2-mal $1/2$ Tablette Nacom 100 mg, 2-mal $1/4$ Tablette Striaton 100 mg oder 2 Tabletten Madopar 62,5 mg). Die weitere Steigerung wird jeweils nach einigen Tagen erfolgen. Manchmal kann es auch sinnvoll sein, mit der weiteren Höherdosierung 2–3 Wochen zu warten, da sich Verbesserungen mit Verzögerung einstellen können.

Zu Beginn der Erkrankung wird trotz der relativ kurzen Halbwertszeit von 1,5–2 Stunden mit 3–4 Einzeldosen über den Tag eine konstante Wirkung erreicht (intakter Dopaminspeicher). Erst in fortgeschrittenen Stadien versagt der Speichermechanismus, sodass sich die Wirkungsdauer verkürzt und häufigere,

Beispiel einer Neueinstellung mit L-Dopa

	morgens	mittags	nachmittags	abends	gesamt
1.–3. Tag	50 mg	0	50 mg	0	100 mg
4.–7. Tag	50 mg	50 mg	50 mg	0	150 mg
2. Woche	50 mg	50 mg	50 mg	50 mg	200 mg
3. Woche	100 mg	50 mg	50 mg	50 mg	250 mg
4. Woche	100 mg	50 mg	100 mg	50 mg	300 mg

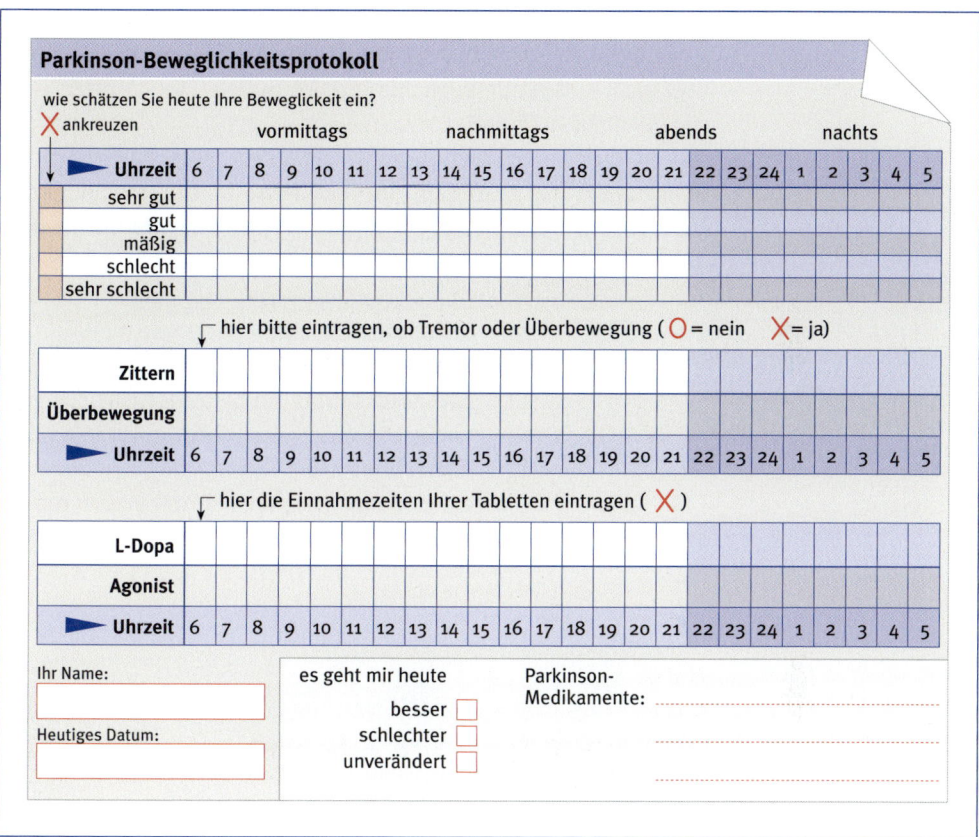

Parkinson-Beweglichkeitsprotokoll

wie schätzen Sie heute Ihre Beweglickeit ein?

X ankreuzen

		vormittags				nachmittags				abends				nachts		

Uhrzeit	6	7	8	9	10	11	12	13	14	15	16	17	18	19	20	21	22	23	24	1	2	3	4	5
sehr gut																								
gut																								
mäßig																								
schlecht																								
sehr schlecht																								

hier bitte eintragen, ob Tremor oder Überbewegung (O = nein   X = ja)

Zittern																								
Überbewegung																								
Uhrzeit	6	7	8	9	10	11	12	13	14	15	16	17	18	19	20	21	22	23	24	1	2	3	4	5

hier die Einnahmezeiten Ihrer Tabletten eintragen (X)

L-Dopa																								
Agonist																								
Uhrzeit	6	7	8	9	10	11	12	13	14	15	16	17	18	19	20	21	22	23	24	1	2	3	4	5

Ihr Name:

Heutiges Datum:

es geht mir heute

besser ☐
schlechter ☐
unverändert ☐

Parkinson-
Medikamente: ....

....

....

möglichst kleine Einzeldosen verabreicht werden müssen. Die Einzeldosis darf jedoch eine gewisse Schwellendosis nicht unterschreiten. Die L-Dopa-Tagesdosen liegen gewöhnlich zwischen 300 und 800 mg.

Die Einstellung ist dann beendet, wenn der Patient einen deutlichen Bewegungsgewinn erreicht hat und sich in seiner motorischen Funktion nicht mehr wesentlich beeinträchtigt fühlt. Im Hinblick auf mögliche Spätkomplikation soll also nicht maximal, sondern (nur) optimal dosiert werden. Natürlich kann nicht bei jedem Patienten eine optimale Wirkung erreicht werden bzw. muss die Dosierung wegen rasch eintretender Nebenwirkungen

▲ Tagesprofil zur Dokumentation der Beweglichkeit, des Zitterns (Tremor) und der Überbewegungen.

niedrig bleiben. Damit Ihr behandelnder Arzt die Dosierungsverteilung günstiger ermitteln kann, wird er Sie eventuell bitten, Tagesprofile Ihrer Beweglichkeit aufzustellen. Eine Vorlage hierzu sehen Sie auf S. 133.

Wenn am frühen Morgen eine deutliche motorische Behinderung besteht, z.B. bei der Morgentoilette, kann schon im Bett die erste Dosis mit einem kleinen Imbiss (wie Zwieback, Keks) als so genannte Startermedikation eingenommen werden. Ihr Arzt wird Ihnen eventuell eine zusätzliche Medikation versuchsweise zubilligen, wenn Sie eine besondere motorische Anforderung (z.B. Tanzen, längerer Spaziergang) beabsichtigen. Nur bei einem reproduzierbaren Bewegungsgewinn sollten Sie diese Strategie fortsetzen.

INFO

Sprechen Sie jede Änderung der Medikation immer mit Ihrem Arzt ab, das gilt übrigens für alle therapeutischen Maßnahmen.

85 Welche anderen Darreichungsformen von L-Dopa gibt es?

Unter der Vorstellung, dass ein gleichmäßiger L-Dopa-Plasmaspiegel zur Stabilisierung des klinischen Bildes bei motorischen Schwankungen (Fluktuationen) führt, sind verschiedene Verabreichungsformen untersucht worden:

- L-Dopa-Infusionen über eine Dünndarmsonde (intraduodenal, Duodopa),
- L-Dopa-Infusionen, intravenös (wenig praktikabel),
- Verabreichung als Zäpfchen,
- Medikamenten-Depot (subkutan, unter der Haut).

Infusion von L-Dopa. Die intravenöse Infusion von L-Dopa leitete die L-Dopa-Behandlung in Europa ein und wurde durch Tabletten ersetzt. Dauerinfusionen mit L-Dopa führen zwar zu einer stabileren klinischen Wirkung, sind aber weniger praktikabel

und haben sich auch wegen der notwendigen großen Flüssig-
keitsmengen nicht bewährt.

Im Tierversuch wurden Medikamenten-Depots unter die Haut
verpflanzt, die den Wirkstoff über einen längeren Zeitraum
freisetzen sollen. L-Dopa könnte auch als Zäpfen verabreicht
werden. Die Aufnahme über den Enddarm ist jedoch relativ un-
zuverlässig, wenn das Zäpfchen nicht weit genug eingeführt
wird.

Duodopa. Seit kurzer Zeit ist Duodopa als Gel in Deutschland für
die Behandlung von Parkinson-Patienten im fortgeschrittenen
Stadium mit schweren motorischen Fluktuationen bzw. Dyskinesien zugelassen. Die Verabreichung erfolgt über eine Zwölffin-
gerdarm-Sonde (Zwölffingerdarm = Duodenum, intraduodenal).
1 ml des weißlichen Gels enthält 20 mg L-Dopa und 5 mg Carbidopa. Bevor eine Dauersonde gelegt wird, überprüft man die
Wirkung von Duodopa-Gel über eine Nasensonde, die bis in den
Zwölffingerdarm vorgeschoben wird. Über eine so genannte
perkutane endoskopische Gastrektomie (PEG) wird die endgülti-
ge Sonde in einer kleinen Operation direkt durch die Bauchdecke
in das Duodenum gelegt. Mittels eines kleinen mobilen Pum-
pensystems wird ein gleichmäßiger L-Dopa-Spiegel über den
Tag erreicht. Nach medikamentöser Ersteinstellung in der Klinik
erfolgt die weitere Bereuung ambulant, wobei der Patient auch
selbst seine Dosis steuern kann.

86 Welche Probleme können bei der L-Dopa-Langzeitbehandlung auftreten?

Etwa 10 % der Patienten benötigen bei gutem Behandlungserfolg
über Jahre nur relativ geringe L-Dopa-Dosen, ohne wesentliche
Beweglichkeitsschwankungen (motorische Fluktuationen) zu
entwickeln.

Die Mehrzahl der Parkinson-Patienten entwickelt jedoch nach wenigen Jahren unter kontinuierlicher L-Dopa-Therapie motorische und nichtmotorische Spätkomplikationen, die unter dem Begriff »L-Dopa-Langzeit-Syndrom« zusammengefasst werden. Es handelt sich dabei um eine Wirkungsabnahme der einzelnen L-Dopa-Dosis (»Wearing-Off«), um motorische Fluktuationen mit dem Wechsel von guter und schlechter Beweglichkeit (»on-off«), um Phasen von Überbewegungen (Hyperkinesen, Dyskinesien) und um nichtmotorische Komplikationen mit psychischen Störungen.

INFO

Was ist ein L-Dopa-Langzeitsyndrom?

Bei einer langjährigen L-Dopa-Therapie kann es zu folgenden Komplikationen kommen:

- Wirkungsabnahme der einzelnen L-Dopa-Dosis (»Wearing-Off«);
- motorische Komplikationen:
  - Schwankungen der Beweglichkeit (»on-off«),
  - Überbewegungen (Hyperkinesen, Dyskinesien, Dystonien);
- nichtmotorische Komplikationen:
  - Verwirrtheitszustände,
  - halluzinatorische Psychosen,
  - depressive Verstimmungen.

Wirkungsabnahme der L-Dopa-Medikation

Nachdem in den ersten Jahren unter L-Dopa eine erhebliche Besserung zu verzeichnen ist, tritt ab etwa dem dritten Behandlungsjahr bei vielen Patienten eine Wirkungsminderung ein. Den nachlassenden Erfolg spüren die Patienten zunächst an der schwächeren Wirkung und der verkürzten Wirkdauer der Einzeldosis. Als Ursache werden vornehmlich die abnehmende Dopamin-Speicherfähigkeit, die veränderte Empfindlichkeit der Dopamin-Rezeptoren und ein hemmender Einfluss anderer Rezeptoren auf die Reizweiterleitung angesehen.

Lebhaft und weiterhin kontrovers diskutiert wird die Frage, ob eine langfristige L-Dopa-Behandlung den Untergang dopaminerger Zellen begünstigt und somit für ein rascheres Fortschreiten der Erkrankung und die Entwicklung von Dyskinesien und Psychosen von Bedeutung ist. Befunde, die für eine Toxizität von L-Dopa sprechen, wurden bisher nur an Gewebekulturen in Abwesenheit von Gliazellen erhoben, wenn L-Dopa in extrem hoher Dosierung verabreicht wurde. Bisher gibt es also keinen Beweis dafür, dass L-Dopa in therapeutischen Dosen beim Menschen toxische Effekte hat.

Schwankungen (Fluktuationen) der Beweglichkeit

Wirkungsschwankungen können in Abhängigkeit von der Einzeldosierung oder auch völlig unabhängig von der Medikamenteneinnahme auftreten. Phasen schlechter Beweglichkeit werden oft auch als »Off-Phasen« und Phasen guter Beweglichkeit als »On-Phasen« bezeichnet.

Hypokinetische Phänomene

Hypokinetische Phänomene sind Phasen einer verminderten Beweglichkeit. Hatten im Anfangsstadium der Erkrankung noch 3–4 Einzeldosen eine gute Beweglichkeit über den ganzen Tag und die Nacht bewirken können, so bemerkt der Patient nach längerer Krankheitsdauer eine verkürzte Wirkungsdauer. Zunächst kann sich die verkürzte Medikamentenwirkung am frühen Morgen bemerkbar machen (»Frühmorgens-Akinese«).

End-of-Dose-Akinesie. Später entwickeln die Patienten auch am Tage hypokinetische Phasen, die mit zunehmendem Abstand von der letzten Dosis stärker werden. Für die an die Einzeldosis gebundene Akinese werden die Begriffe »End-of-dose-Akinesie« (Akinese am Ende des Dosiswirkung) oder »Wearing-Off« benutzt.

> **INFO**
>
> ### Begriffe für motorische Wirkungsschwankungen
>
> Dosisabhängige, vorhersehbare Fluktuationen sind:
>
> verringerte Beweglichkeit (Hypokinese):
> - End-of-dose-Akinesie oder »Wearing-Off«,
> - frühmorgendliche oder nachmittägliche Hypokinese;
>
> Überbewegung (Hyperkinese):
> - On-Dose-Dyskinesie,
> - Peak-Dose-Dyskinesie (choreatisch),
> - Biphasische Dyskinesie (dyston),
> - On-dose Dystonie,
> - Off-Dose-Dyskinesie/Dystonie.
>
> Dosisunabhängige, unvorsehbare Fluktuationen:
> - On-Off-Phänomen,
> - Freezing,
> - paradoxe Akinese (Kinesia paradoxa).

Freezing. Wenn eine motorische Blockierung plötzlich und in der Regel ohne Bezug zur Medikation auftritt, wird der Begriff »Freezing« (engl. freeze = einfrieren) gewählt: Ohne ersichtliche Ursache oder durch psychische Belastung, durch vermeintliche Hindernisse (Türschwellen, Bordsteinkanten, Bodenwellen) oder auch in engen Räumen (Toilette) kann es zu einer plötzlichen Blockierung der Bewegung kommen, die Sekunden oder sogar Minuten anhalten kann. Selten tritt Freezing in einer durch niedrige L-Dopa-Spiegel induzierten hypokinetischen Phase auf. In diesem Fall kann ein L-Dopa-Test weiterhelfen (»dopasensitives Freezing«). In der Regel handelt es sich beim Freezing jedoch um ein L-Dopa-unabhängiges Phänomen, an dem wahrscheinlich auch andere Botenstoffe (noradrenerge Systeme) beteiligt sind. Von medikamentöser Seite werden Medikamente versucht, die sonst bei Depressionen eingesetzt werden (z. B. Amitriptylin oder Mirtazapin). Freezing-Attacken können Ursache von Stürzen sein. Auf einige »Tricks«, plötzliche Bewegungsblockaden zu überwinden, werden wir später noch gesondert eingehen.

On-Off-Phänomene. Der Wechsel von guter Beweglichkeit zur Unbeweglichkeit wird gern mit der englischen Bezeichnung »On-off-Phänomen« beschrieben. Patienten berichten, dass sie sich plötzlich »motorisch wie abgeschaltet« (»off«) fühlen, um dann wieder ohne wesentliche Behinderung gehen zu können (»eingeschaltet« = »on«). Die Bezeichnung »on-off« im engeren Sinne wird nur für dosisunabhängige Schwankungen der Beweglichkeit gewählt.

Der Mechanismus des »On-off-Phänomens« ist im Einzelnen nicht bekannt. Die folgende Abbildung soll schematisch zeigen, wie man sich vereinfacht eine On-Phase bzw. Off-Phase an der Kontaktstelle der Nervenendigung (Synapse) vorstellen kann: In der On-Phase steht ausreichend bzw. ein Überschuss an Dopamin für die Impulsfortleitung zur Verfügung, sodass nicht nur eine gute Beweglichkeit, sondern auch ungewollte Bewegungen (Überbewegungen = Hyperkinesen) auftreten können. Gleichzeitig wird durch den Dopaminüberschuss die weitere Dopaminausschüttung gehemmt – mit der Folge, dass für die Impulsübertragung nun kein Dopamin mehr zur Verfügung steht und sich die Beweglichkeit verschlechtert (Off-Phase). Die Vorgänge, die

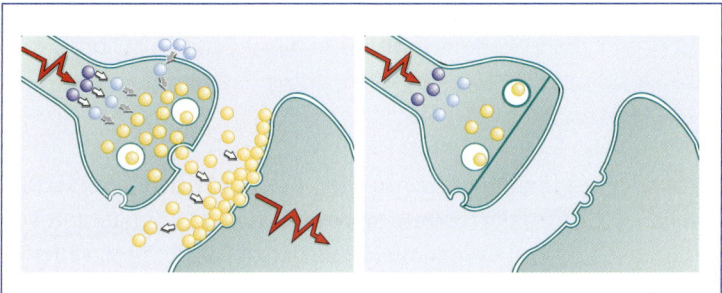

◀ Möglicher Mechanismus des On-off-Phänomens an der Nervenkontaktstelle (Erläuterungen im Text).

zu On-off-Fluktuationen führen, sind wahrscheinlich komplizierter und schließen kurzfristige funktionelle postsynaptische Rezeptorveränderungen mit ein, wobei D1-Rezeptoren eine besondere Rolle spielen sollen. Verzögerte (»Delayed-on«) oder fehlende (»No-on«) Effekte nach L-Dopa-Gabe können auch Ausdruck einer Magenentleerungsstörung und verminderten Aufnahme bei gleichzeitiger eiweißreicher Nahrungsaufnahme sein.

Hyperkinetische Phänomene

Mit zunehmender Behandlungs- und Krankheitsdauer treten bei den meisten Parkinson-Patienten unter der Therapie mit L-Dopa und anderen Dopaminergika abnorme unwillkürliche Bewegungen (Überbewegungen = Hyperkinesen) auf. In den ersten Jahren der Behandlung korrelieren die Überbewegungen mit der Medikamenteneinnahme, können im weiteren Krankheitsverlauf jedoch auch unabhängig vom L-Dopa-Blutspiegel auftreten. Nach ihrem Erscheinungsbild werden die hyperkinetischen Phänomene in Dyskinesien und Dystonien unterteilt.

Dyskinesien

Bei den Dyskinesien (griech. »dyskinetos« = schwer zu bewegen) handelt es sich um die Kombination von choreatischen, dystonen und athetotischen Bewegungsstörungen (Chorea, Dystonie und Athetose sind neurologische Krankheitsbilder, die mit unwillkürlichen, abnormen Bewegungen einhergehen). In Abhängigkeit von der L-Dopa-Konzentration im Plasma können Dyskinesien und Dystonien sowohl bei hohen L-Dopa-Spiegeln (On-Dose-Dyskinesien) als auch bei niedrigen L-Dopa-Spiegeln (Off-Dose-Dyskinesien) auftreten.

Die Bewegungsunruhe wird im Gesichts- und Schulter-Nackenbereich mit grimassierenden, kauenden und schmatzenden Bewegungen beobachtet. Der Mund wird in unregelmäßiger Weise geöffnet und geschlossen und die Zunge im Mund hin- und hergeschoben. Schlecht sitzende Zahnprothesen werden dadurch gelockert und verschoben. Mit den Fingern werden ruckartige nestelnde Bewegungen (= choreatische Bewegungen) durchgeführt, die häufig in Willkürbewegungen eingebunden werden, um die Bewegungsstörung zu maskieren.

Wie erwähnt, treten die Dyskinesien meist auf, wenn der höchste L-Dopa-Spiegel im Blut erreicht ist, also eine bis eineinhalb Stunden nach der Medikamenteneinnahme (Peak-Dose-Dyskinesie); sie zeigen sich dann meist als choreatische Dyskinesie. Dyskinesien können jedoch auch in der Anflutungs- und Abflutungsphase der Wirksubstanz als so genannte biphasische Dyskinesien auftreten, die dann oft einen dystonen Charakter haben (siehe Abb. S. 191).

(siehe Abb. S. 191)

INFO

Warum kommt es zu Dyskinesien?

Im Anfangsstadium der Erkrankung kann von außen zugeführtes L-Dopa als Dopamin in den noch erhaltenen Nervenzellen gespeichert und bei Bedarf freigesetzt werden (= kontinuierliche physiologische Stimulation). Nach weiterem Zelluntergang übernehmen andere Zellen (Gliazellen) die Aufnahme und Umwandlung zu Dopamin. Diese Zellen haben allerdings keine ausreichende Speicherfähigkeit, so dass L-Dopa bzw. Dopamin entsprechend seiner Konzentration schubartig (pulsatil) freigesetzt wird. Weitere Faktoren für Dyskinesien sind die funktionelle Reduktion von Dopamin-Rezeptoren bei hoher L-Dopa-Gabe und das relative Ungleichgewicht zum Botenstoff Glutamin. L-Dopa kann jedoch nur Teilfaktor sein, da auch Unbehandelte Dyskinesien entwickeln, Gesunde unter L-Dopa dagegen nicht.

Dystone Bewegungsstörung
Dystonien sind durch langsam und zähflüssig teilweise drehende Bewegungen gekennzeichnet. Bei anhaltender Muskelanspannung kann sich phasenhaft eine schmerzhafte Fehlstellung

Entwicklung der Beweglichkeit bei langjähriger L-Dopa-Einnahme

Die vier Abbildungen sollen die Entwicklung der Bewegungsstörungen unter langjähriger L-Dopa-Behandlung schematisch wiedergeben:

Zu Beginn der Erkrankung (Stadium 1) kann trotz schwankender L-Dopa-Spiegel eine gleichmäßig gute Beweglichkeit über den ganzen Tag erreicht werden.

Nach 3–4 Jahren treten die ersten Schwankungen der Beweglichkeit in Abhängigkeit vom L-Dopa-Blutspiegel auf (Stadium 2).

Das nächste Stadium (Stadium 3) ist dadurch gekennzeichnet, dass die Wirkung von L-Dopa abgeklungen ist, bevor die nächste Medikamenteneinnahme erfolgt (End-of-Dose-Akinese).

Im fortgeschrittenen Stadium (Stadium 4) kommt es unabhängig von der Medikamenteneinnahme zu einem abrupten Wechsel zwischen guter (on) und schlechter (off) Beweglichkeit (On-off-Phänomen; nach Jörg und Schneider 1988).

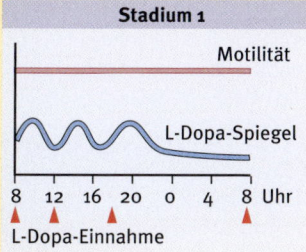

Motilität normalisiert durch L-Dopa

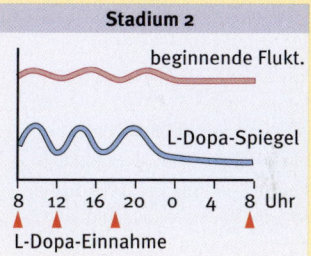

Motilität beginnt zu fluktuieren

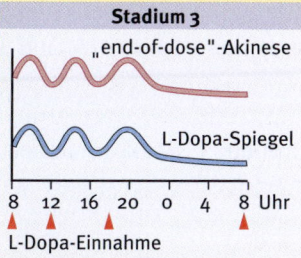

Motilität nimmt mit Abfall des L-Dopa-Spiegels zwischen den Einnahme-Inter-vallen langsam ab; „end-of dose"-Akinese

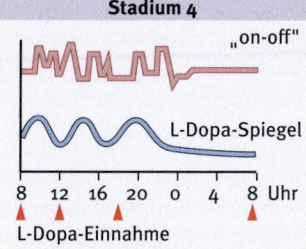

Motilität wechselt abrupt zwischen guter Beweglichkeit evtl. mit Dyskinesien („on"-Phase) und Akinese („off"-Phase)

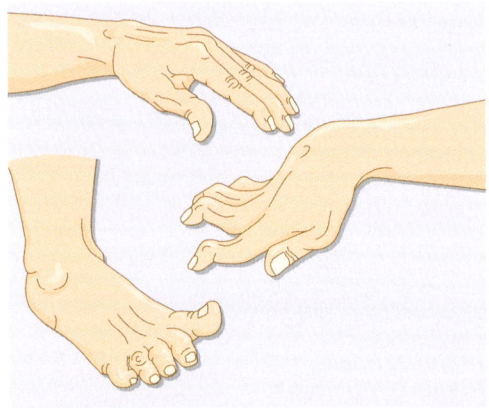

▲ Schmerzhafte dystone Deformierung der Hände und Füße (siehe Text).

der Arme, Beine oder des Rumpfes einstellen. Dystonien treten vorwiegend in der Anflutungsphase und Abflutungsphase von L-Dopa oder Dopaminagonisten auf. In den frühen Morgenstunden können nach dem Erwachen und vor der ersten Medikamenteneinnahme schmerzhafte Muskelverkrampfungen (»frühmorgendliche Dystonie«, »Off-Dystonie«) der Hände, des Rückens und besonders in den Beinen bzw. Füßen auftreten (»Fußdystonie«). Zehen (und Vorderfuß) stehen dabei in gebeugter Stellung, wobei die Großzehe in gestreckter Haltung verharrt (siehe Abbildung). Dystone Fußverkrampfungen können auch am Tage in Phasen schlechter Beweglichkeit auftreten (Off-Phase-Dystonie).

87 Beeinflusst Nahrungseiweiß die L-Dopa-Aufnahme?

L-Dopa wird im oberen Anteil des Dünndarms über einen Aminosäure-Transportmechanismus ins Blut aufgenommen. Da L-Dopa eine Aminosäure ist und Eiweiße ebenfalls aus Aminosäuren bestehen, können größere Eiweißmengen L-Dopa aus diesem Transportmechanismus verdrängen und so die L-Dopa-Aufnahme vermindern.

Die spätere Überführung von L-Dopa und Aminosäuren vom Blut in die Hirnzellen (Blut-Hirn-Schranke) erfolgt ebenfalls über einen aktiven Transport, sodass beide Stoffe erneut in Konkurrenz treten. Größere Eiweißmengen in der Nahrung können die L-Dopa-Aufnahme auch dadurch reduzieren, dass die Magenentleerung verzögert ist und pro Zeiteinheit weniger L-Dopa in den Dünndarm zur Resorption gelangt.

Aus diesem Grund wird empfohlen, die L-Dopa-Medikation etwa eine halbe Stunde vor oder eine Stunde nach dem Essen vorzunehmen. Mit der besseren L-Dopa-Aufnahme kann sich jedoch auch das Risiko von L-Dopa-induzierten Dyskinesien (Peak-Dose-Dyskinesien) erhöhen. Auf der anderen Seite kann gefolgert werden, dass Peak-Dose-Dyskinesien vermindert werden, wenn die L-Dopa-Einnahme zeitgleich mit eiweißreicher Mahlzeit erfolgt. Eine strikte Eiweißdiät ist jedoch wegen des faden Geschmacks nicht zumutbar und birgt eher die Gefahr einer Mangelernährung. Der Vorschlag, eiweißreiche Mahlzeiten in den Abend zu verschieben, kann zwar zur besseren Beweglichkeit am Tage führen, birgt jedoch das Risiko nächtlicher Hypokinesen. Im Allgemeinen ist es ausreichend, den Eiweißkonsum über den Tag zu verteilen und die L-Dopa-Medikation nicht zeitgleich mit eiweißreichen Hauptmahlzeiten (Fisch, Fleisch) einzunehmen.

> **TIPP**
>
> ### Die Magenentleerung beschleunigen
>
> Eine Übersäuerung des Magens verzögert die Magenentleerung und kann das L-Dopa-Präparat schädigen, bevor es in den Dünndarm gelangt. Hilfreich kann die Gabe von Antazida sein, die die Magenentleerung beschleunigen. Auch Anticholinergika können die Magenentleerung verzögern. Durch Domperidon (z. B. Motilium) kann die Peristaltik in den oberen Anschnitten des Verdauungstraktes verstärkt und somit die Magenentleerung beschleunigt werden.

88 Was ist ein malignes L-Dopa-Entzugssyndrom?

Nach rascher Reduktion oder abruptem Absetzen der L-Dopa-Medikation (L-Dopa-Entzug), aber auch anderer Parkinson-Mittel, kann es nach 1–2 Tagen zu einem lebensbedrohlichen (maligne = bösartig) Krankheitszustand kommen, der mit Fieber, Blutdruckabfall, Herzrasen, Rigor, Akinese, massivem Schwitzen und Bewusstseinsstörungen bis zur Bewusstlosigkeit einhergehen kann.

Ein malignes Dopa-Entzugsyndrom macht eine notfallmäßige Klinikeinweisung mit intensivmedizinischer Überwachung notwendig. Die Behandlung besteht in der Gabe von L-Dopa, Dopaminagonisten, Amantadinsulfat (z. B. PK-Merz-Infusionen) und

Flüssigkeitszufuhr. In schwerwiegenden Fällen wird Dantrolen gegeben, ein Mittel, das sonst bei Spastik Anwendung findet.

89 Was sind COMT-Hemmer und wann werden sie eingesetzt?

Sie haben gelesen, dass der Abbau von L-Dopa zu Dopamin außerhalb des Gehirns (= peripher) durch Decarboxylasehemmer wie Benserazid und Carbidopa gehemmt werden kann. Es gibt jedoch noch einen zweiten peripheren Abbauweg, der über das Enzym Catechol-O-Methyltransferase (abgekürzt: COMT) gesteuert wird. COMT-Hemmer hemmen also neben den Decarboxylasehemmern zusätzlich den Abbau von L-Dopa und erhöhen das L-Dopa-Angebot.

▶ Linkes Bild: L-Dopa wird peripher durch die Enzyme Decarboxylase und COMT zum größten Teil abgebaut, bevor es das Gehirn erreicht. Rechtes Bild: Durch den Zusatz eines Decarboxylasehemmers (DC-Hemmer) und eines COMT-Hemmers kann die L-Dopa-Aufnahme ins Gehirn stark gesteigert werden.

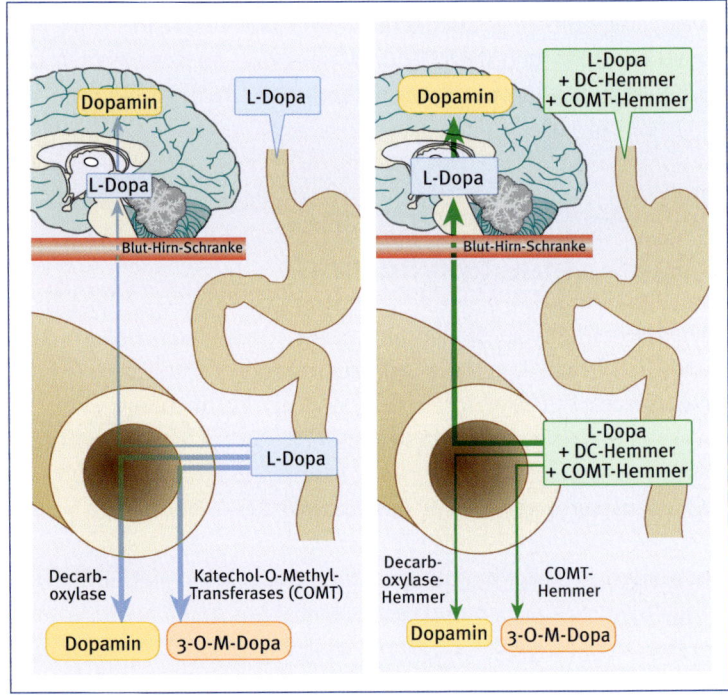

Tolcapon (Tasmar)

Als erster COMT-Hemmer wurde Tasmar (Wirkstoff: Tolcapon) in Deutschland zugelassen und erfolgreich eingesetzt. Im November 1998 wurde Tasmar wegen einzelner Fälle schwerst verlaufender Leberschädigungen mit drei Todesfällen von der europäischen Zulassungsbehörde aus dem Handel genommen und konnte zwischenzeitlich nur über die internationale Apotheke beschafft werden. Seit Anfang 2005 kann Tasmar mit bestimmten Auflagen in Deutschland wieder verordnet werden, wenn mit dem anderen COMT-Hemmer Entacapon kein ausreichender Effekt erreicht oder dieser nicht vertragen wird. Weitere Voraussetzung ist, dass die Leberfunktion in Ordnung ist und regelmäßig überprüft wird (2-wöchentliche Kontrollen im ersten Jahr, in den folgenden 6 Monaten 4-wöchig, danach 8-wöchig).

Die empfohlene Dosis ist 3-mal täglich 100 mg Tasmar jeweils zusätzlich zu einer L-Dopa-Gabe. In Ausnahmefällen kann auf 3-mal täglich 200 mg Tasmar erhöht werden.

Entacapon (Comtess)

Als weiterer COMT-Hemmer wurde im November 1998 Comtess (Wirkstoff: Entacapon) für die Kombinationsbehandlung der Parkinson-Krankheit mit motorischen Wirkungsschwankungen (Fluktuationen) zugelassen. Comtess hat eine Halbwertszeit von

Kombinationstablette
(L-Dopa + Carbidopa + Entacapon = Stalevo)

	L-Dopa	Carbidopa	Entacapon
Stalevo 50/12,5/200 MG	50 mg	12,5 mg	200 mg
Stalevo 100/25/200 MG	100 mg	25 mg	200 mg
Stalevo 100/37,5/200 MG	150 mg	37,5 mg	200 mg

2–3 Stunden und wird in einer Dosierung von 200 mg zu jeder L-Dopa-Einzeldosis hinzugegeben. Bis zu 10 Einzelgaben, also 2000 mg sind möglich.

Der COMT-Hemmer Entacapon steht als Präparat »Stalevo« in fester Kombination mit L-Dopa und Carbidopa zur Verfügung. Es gibt Tabletten mit 50 mg, 100 mg und 150 mg L-Dopa kombiniert mit Carbidopa im Verhältnis 4:1 und jeweils 200 mg Entacapon.

Die genannten COMT-Hemmer erhöhen die Bioverfügbarkeit und verlängern die Wirkungsdauer von L-Dopa. Bei Parkinson-Patienten mit Fluktuationen werden Off-Zeiten signifikant vermindert und On-Zeiten signifikant verlängert. Die zusätzliche Gabe von COMT-Hemmern erlaubt eine L-Dopa-Reduktion von bis zu 20 %. Die L-Dopa-Reduktion ist jedoch nur sinnvoll, wenn es eher um die Minderung von Dyskinesien als um den kinetischen Gewinn geht.

Die Wirkung eines COMT-Hemmers ist noch am Tag der erstmaligen Einnahme oder spätestens am nächsten Tag zu erwarten. Mit dem erhöhten L-Dopa-Angebot können jedoch ebenso rasch auch Dyskinesien auftreten, wie wir sie von Dosiserhöhungen bei L-Dopa her kennen. Die Einstellung muss anfänglich also unter engmaschiger Beobachtung erfolgen, um unerwünschten Wirkungen rechtzeitig durch Reduktion der L-Dopa-Dosierung entgegenzuwirken. Bei Neigung zu Dyskinesien sollte die L-Dopa-Dosis reduziert werden. Wenn nach etwa 3 Wochen kein klinischer Nutzen zu verzeichnen ist, sollten COMT-Hemmer wieder abgesetzt werden (langsam reduzieren).

TIPP

Für die Kombinationsbehandlung mit COMT-Hemmern sind besonders Patienten mit beginnenden Fluktuationen geeignet. Durch die kontinuierliche Rezeptorstimulation kann die Dyskinesierate signifikant gesenkt werden. Die Kombination mit L-Dopa-Retard ist möglich. Selegilin kann zusätzlich bis 10 mg gegeben werden.

INFO

- COMT-Hemmer sind nur in Kombination mit L-Dopa-Medikamenten wirksam.
- Eine Besserung ist nur zu erwarten, wenn auch L-Dopa wirksam ist.
- Comtess muss zu jeder einzelnen L-Dopa-Dosis hinzugegeben werden.
- Tasmar wird nur 3x täglich gegeben, auch wenn Sie häufiger L-Dopa einnehmen.
- In Stalevo sind L-Dopa, Carbidopa und Entacapon kombiniert.

Nebenwirkungen von Comtess und Tasmar

Comtess und Tasmar werden im Allgemeinen gut vertragen. Nebenwirkungen ergeben sich im Wesentlichen durch die Erhöhung des Dopaminangebots und bilden sich nach der Reduktion von L-Dopa wieder zurück. Neben Dyskinesien sind Übelkeit, Benommenheit, Durchfall, Verstopfung und Mundtrockenheit die häufigsten Nebenwirkungen. Unter der Behandlung mit COMT-Hemmern kann es besonders unter Tasmar zu schweren Durchfällen kommen, die zum Abbruch der Therapie zwingen können. Die gelbliche Verfärbung des Urins unter Comtess oder Tasmar ist harmlos. Anders als unter Tasmar gibt es unter Comtess bisher keine Hinweise für eine Leberschädigung, dennoch sollten vorsorglich vor Therapiebeginn die Leberwerte geprüft werden.

ZUSAMMENFASSUNG

Wirkung und Nebenwirkungen von COMT-Hemmern

■ COMT-Hemmer verringern den peripheren L-Dopa-Abbau und erhöhen dadurch die L-Dopa-Aufnahme ins Gehirn.
■ Die Wirkung setzt schon am ersten oder zweiten Tag ein.
■ Ebenso rasch können Überbewegungen und psychische Störungen auftreten.
■ Die Nebenwirkungen entsprechen den L-Dopa-Nebenwirkungen, Durchfälle sind möglich.
■ Die L-Dopa-Dosierung kann in der Regel gesenkt werden.
■ Unter Tolcapon ist eine regelmäßige Kontrolle der Leberwerte nötig.

---

90 Für wen eignen sich Dopamin-agonisten?

Neben der L-Dopa-Therapie stellen Dopaminagonisten derzeit den wichtigsten Pfeiler der medikamentösen Parkinson-Therapie dar und werden bei sonst gesunden Patienten vor dem 70. Lebensjahr den L-Dopa-Präparaten zur Therapieeinleitung

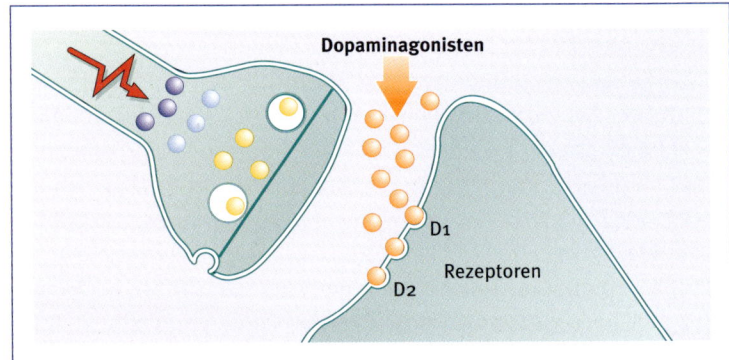

▶ Dopaminagonisten stimulieren direkt die postsynaptischen Dopamin-Rezeptoren (D1, D2).

zunehmend vorgezogen (siehe Frage 115). Dopaminagonisten wirken direkt an den postsynaptischen Dopaminrezeptoren (siehe Abbildung). Sie »agieren« dort ähnlich wie Dopamin, daher der Name Dopaminagonisten.

Der ideale Dopaminagonist, der die Funktion des körpereigenen Dopamins in allen Bereichen erfüllt, ist bis heute nicht gefunden. Gefordert wird nach bisherigen Kenntnissen ein Dopaminagonist, der eine spezifische und ausgewogene Bindungsfähigkeit zu D2- und D1-Rezeptoren aufweist und eine physiologische, d. h. den normalen Verhältnissen angepasste Stimulation bewerkstelligt.

Vorteile der Dopaminagonisten im Vergleich zu L-Dopa

Während L-Dopa erst nach Umwandlung zu Dopamin wirksam werden kann, stimulieren Dopaminagonisten direkt die Dopaminrezeptoren. Nach experimentellen Untersuchungen können Dopaminagonisten den Zelluntergang verlangsamen (Neuroprotektion). Beim Menschen gibt es jedoch bisher keine gesicherten Daten für eine Neuroprotektion. Alle Dopaminagonisten haben eine längere Halbwertszeit als L-Dopa, sodass eine gleichmäßigere, d. h. tonische Stimulation der Dopaminrezeptoren erwartet werden darf. Die tonische Stimulation der Dopaminrezeptoren kann das Dyskinesie-Risiko im Krankheitsverlauf vermindern.

Neurologen tendieren heute zu einer primären Therapie mit Dopaminagonisten oder einer möglichst frühen Kombinationsbehandlung mit L-Dopa und Dopaminagonisten. Klinische Studien mit den ersten zugelassenen Dopaminagonisten Bromocriptin und Lisurid haben eindeutig nachweisen können, dass die Kombinationstherapie im Vergleich zur Monotherapie mit L-Dopa Spätkomplikationen mildern und hinauszögern kann. Die neueren Dopaminagonisten bestätigen die Ergebnisse. Insbesondere bei frühem Krankheitsbeginn wird die initiale Therapie mit Dopaminagonisten bevorzugt. In der Monotherapie ist der therapeutische Effekt einzelner Dopaminagonisten oft geringer als der von L-Dopa. In der Kombinationstherapie von L-Dopa mit Dopaminagonisten kann L-Dopa bis zu 40 % eingespart werden.

> **TIPP**
>
> Im Gegensatz zu L-Dopa treten Dopaminagonisten beim aktiven Transport an der Blut-Hirn-Schranke oder bei der Aufnahme über die Darmwand nicht in Konkurrenz zu Nahrungseiweißen und anderen Substanzen. Dopaminagonisten können also zusammen mit den Mahlzeiten eingenommen werden, was auch die Verträglichkeit verbessert.

Nachteile der Dopaminagonisten im Vergleich zu L-Dopa

Nachteil der Dopaminagonisten ist, dass sie nicht so prompt auf die Parkinson-Symptome wirken wie L-Dopa und oft ein ungünstigeres Nebenwirkungsprofil, besonders hinsichtlich der Auslösung psychiatrischer Störungen (z.B. Halluzinationen), haben. Bei angepasster Aufdosierung sind Blutdruckregulationsstörungen, Übelkeit und Schwindel gut zu kontrollieren. Wegen befürchteter Nebenwirkungen und auch wohl wegen der höheren Kosten werden Dopaminagonisten häufig nicht ausreichend aufdosiert.

Obwohl die Tagestherapiekosten von Dopaminagonisten in der kurzfristigen Betrachtung höher sind als eine L-Dopa-Therapie, sind sie im Langzeitverlauf durch Verzögerung der Langzeitkomplikationen wahrscheinlich Kosten sparender. Die Kosten für die medikamentöse Behandlung von Parkinson-Patienten mit Fluktuationen und Dyskinesien sind deutlich höher als bei Patienten ohne motorische Spätkomplikationen. Besonders bei jüngeren Parkinson-Patienten ist das Risiko, schon nach kurzer Zeit unter L-Dopa Dyskinesien zu entwickeln, besonders hoch. Insgesamt bedeutet der Einsatz von Dopaminagonisten einen wesentlichen Fortschritt in der Behandlung der Parkinson-Krankheit.

Welche Dopaminagonisten gibt es?

Die einzelnen Dopaminagonisten (siehe Tabelle) unterscheiden sich sowohl pharmakodynamisch als auch pharmakokinetisch, soll heißen, Dopaminagonisten zeigen unterschiedliche Bindungsfähigkeiten zu D1-, D2- und anderen nichtdopaminergen Rezeptoren und haben unterschiedliche Plasmahalbwertszeiten.

Dopaminagonisten (Auswahl)

Handelsname	Wirkstoff	Tagesdosis (mg)	Halbwertszeit	D1-D2-Spezifität*
Ergot-Dopaminagonisten				
Almirid, Cripar	α-Dihydro ergocryptin	60–120	ca. 16 Std.	D2 (D1)
Dopergin	Lisurid	0,6–2,0	ca. 4 Std.	D2 (D1)
Cabaseril, Cabaser	Cabergolin	1–6	ca. 63 Std.	D2
z. B. Bromocriptin ratiopharm, Kirim, Pravidel	Bromocriptin	15–30	ca. 5 Std.	D2
z. B. Parkotil	Pergolid	0,75–3,0	ca. 16 Std.	D2 > D1
Nicht-Ergot-Dopaminagonisten				
Requip	Ropinirol	3–24	ca. 6 Std.	D2
z. B. Sifrol	Pramipexol	2–4	ca. 10 Std.	D2

* (D1) bedeutet partielle D1-Rezeptoraffinität

Dopaminagonisten (Auswahl)

Handelsname	Wirkstoffmenge	Packungsgröße
Almirid 5	Kapseln zu 5 mg	(30)
Almirid 20	Tabletten zu 20 mg	(30/60/100)
Bromocriptin ratiopharm	Tabletten zu 2,5 mg	(10/30/100)
Bromocriptin ratiopharm	Kapseln zu 5 mg	(30/100)
Bromocriptin ratiopharm	Kapseln zu 10 mg	(30/100)
Cabaseril, Cabaser	Tabletten zu 1 mg	(40/60)
Cabaseril, Cabaser	Tabletten zu 2 mg	(20/60)
Cabaseril	Tabletten zu 4 mg	(16/48)
Cripar	Kapseln zu 5 mg	(30/60)
Cripar	Tabletten zu 20 mg	(30/60/100)
Dopergin	Tabletten zu 0,2 mg	(10/30/100)
Kirim	Tabletten zu 2,5 mg	(10/30/100)
Parkotil	Tabletten zu 0,05 mg	(30/50)
Parkotil Startpackung	Tabletten zu 0,05 mg	(30)
Parkotil	Tabletten zu 0,25 mg	(20/100)
Parkotil	Tabletten zu 1,0 mg	(20/100)
Pravidel	Tabletten zu 2,5 mg	(10/30/100)
Pravidel	Kapseln zu 5 mg	(30/100)
Pravidel	Kapseln zu 10 mg	(30/100)
Requip	Tabletten zu 0,25 mg	(21/84)
Requip	Tabletten zu 0,5 mg	(21/84)
Requip	Tabletten zu 1 mg	(21/84)
Requip	Tabletten zu 2 mg	(84)
Requip	Tabletten zu 5 mg	(84)
Sifrol	Tabletten zu 0,088 mg	(30/100)
Sifrol	Tabletten zu 0,18 mg	(30/100)
Sifrol	Tabletten zu 0,35 mg	(30/100)
Sifrol	Tabletten zu 0,7 mg	(30/100)
Sifrol	Tabletten zu 1,1 mg	(30/100)

Man unterscheidet Ergot- und Nicht-Ergot-Dopaminagonisten. Es gibt – abgesehen von Bromocriptin – bisher keine direkt verwertbaren Vergleichsstudien der einzelnen Dopaminagonisten untereinander. Bei der Dosierung müssen auch die unterschiedlich lang anhaltenden therapeutischen Effekte der verschiedenen Dopaminagonisten beachtet werden. Der Wechsel von einem Dopaminagonisten zu einem anderen kann eine günstigere Wirkung haben.

Anti-Parkinson-Pflaster

Für die kontinuierliche Applikation über die Haut (transdermal) wurden das Rotigotin-Pflaster (ein neu entwickelter Nicht-Ergot-Dopaminagonist) und das Lisurid-Pflaster (Lisurid ist als orales Dopergin schon sehr lange in der Parkinson-Therapie gebräuchlich) entwickelt. Die Zulassungsverfahren sind eingeleitet, zurzeit sind die Pflaster jedoch noch nicht zugelassen. Die zukünftige Anwendungsmöglichkeit sieht so aus, dass Rotigotin oder Lisurid täglich als Pflaster auf die Haut aufgebracht und konstant über 24 Stunden direkt ins Blut gelangen.

91 Welche Nebenwirkungen sind bei Dopaminagonisten möglich?

Die Nebenwirkungen der Dopaminagonisten ergeben sich im Wesentlichen aus der direkten Beeinflussung peripherer, also außerhalb des Gehirns gelegener Dopaminrezeptoren. Insbesondere bei rascher Aufdosierung können Übelkeit, Erbrechen, Kreislaufstörungen (orthostatische Hypotonie), Schwindel und Kopfschmerzen auftreten.

Bei den zentralen Nebenwirkungen der Dopaminagonisten stehen psychische Störungen ganz im Vordergrund. Selten sind unter hoch dosierter Dauerbehandlung mit Ergot-Dopaminagonisten Angina-pectoris-Anfälle, Raynaud-Symptome, periphere

Ödeme und pleuropulmonale, retroperitoneale Veränderungen und Herzklappenfibrosen beschrieben worden, die sich nach Absetzen der Dopaminagonisten zurückbilden.

Ein Teil der Nebenwirkungen wird auf ergotaminähnliche Effekte zurückgeführt, sodass der Wechsel von einem Ergot-Dopaminagonisten zu einem Nicht-Ergot-Dopaminagonisten sinnvoll sein kann. Tierexperimentell sind unter Ropinirol und Pramipexol Netzhautveränderungen (Retinadegeneration) nachgewiesen worden, deshalb werden augenärztliche Kontrollen empfohlen.

Über die Neigung zu plötzlichen, unerwarteten Einschlafepisoden (»sleep attacks«) am Tage besonders unter der Therapie mit Nicht-Ergot-Dopaminagonisten informieren wir Sie später bei der Frage 100. Neben einer Libidosteigerung gibt es Einzelberichte über eine dopaminerg ausgelöste Spielsucht.

INFO

Nebenwirkungen der Dopaminagonisten

▪ Als **periphere Nebenwirkungen** können Magen-Darm-Beschwerden auftreten, wie Appetitlosigkeit, Übelkeit, Erbrechen, Verstopfung. Es sind Herz-Kreislauf-Störungen, wie Blutdruckabfall und Herzrhythmusstörungen, möglich.
▪ **Zentrale Nebenwirkungen** sind Schwindel, Kopfschmerzen, Schläfrigkeit, Verwirrtheit, Trugwahrnehmungen, Libidosteigerung, Verstärkung von Dyskinesien.
▪ Bei Ergot-Dopaminagonisten treten selten folgende Nebenwirkungen auf: Erythromelalgie, Raynaud-Syndrom, retroperitoneale und pulmonale Fibrose, Herzklappenfibrose.
▪ Bei Nicht-Ergot-Dopaminagonisten treten selten folgende Nebenwirkungen auf: erhöhte Müdigkeit, plötzliches Einschlafen am Tage.
▪ Solange Nebenwirkungen bestehen, darf die Dosis nicht gesteigert oder es muss die L-Dopa-Dosis gesenkt werden.

INFO

Gegenanzeigen für Dopamin-agonisten

Auf Dopaminagonisten verzichtet werden sollte bei:

- schweren psychischen Störungen in der Vergangenheit,
- ausgeprägter Hirnleistungsstörung, besonders bei Ergot-Dopaminagonisten:
- schweren Herz-Kreislauf-Störungen,
- Magen-Darm-Geschwüren in jüngster Zeit,
- fibrotischen Veränderungen (z. B. Herzklappenfibrose)

Auf Dopaminagonisten wird verzichtet, wenn in der Vergangenheit deutliche psychische Störungen bestanden sowie bei ausgeprägten Hirnleistungsstörungen. Patienten mit koronarer Herzerkrankung, fibrotischen Veränderungen, insbesondere Herzklappenschädigung und arteriellen Verschlusskrankheiten dürfen Ergot-Dopaminagonisten nicht einnehmen. Es werden vor und unter der Behandlung halbjährliche körperliche Untersuchungen und jedes Jahr ein Herz-Echo empfohlen. Herzklappenfibrosen bilden sich nach Absetzen der Dopaminagonisten wieder zurück. Eine weitere Kontraindikation sind Magen-Darm-Geschwüre in jüngster Zeit.

92 Was bedeutet Hochdosistherapie mit Dopaminagonisten?

Mit einer Reihe von Dopaminagonisten wurden in ausgesuchten Fällen Hochdosis-Therapien durchgeführt. Hochdosis bedeutet, dass die Dosierung weit über die zugelassene Tagesdosierung hinausgeht. Die Indikation ergibt sich für Patienten, bei denen es unter der L-Dopa-Therapie zu schwer beherrschbaren Fluktuationen und Dyskinesien gekommen ist. Risikopatienten mit vorbestehenden kardiologischen, kognitiven und psychiatrischen Störungen sollten keine Hochdosis-Therapie erhalten. Ziel ist eine L-Dopa-Reduktion ohne wesentlichen kinetischen Verlust. Oft ist eine vorbeugende Behandlung mit Domperidon notwendig. Mit der Weiterentwicklung der tiefen Hirnstimulation ist die Hochdosis-Therapie rückläufig.

In den nächsten Abschnitten werden die einzelnen Dopaminagonisten vorgestellt und Hinweise zu Dosierungen und Nebenwirkungen gegeben. Grundsätzlich gilt: Lesen Sie unbedingt den Beipackzettel Ihres Dopaminagonisten sorgfältig durch und sprechen Sie mit Ihrem Arzt.

93 Welche Merkmale hat Bromocriptin?

Für Bromocriptin als Dopaminagonist liegen die längsten Erfahrungen vor (seit 1974). Bromocriptin wird von mehreren Herstellern angeboten und ist für die Kombinations- und Monotherapie zugelassen. Die relativ kurze Halbwertszeit von 3–6 Stunden erfordert 3–4 Einzeldosen pro Tag. Bromocriptin ist in Tablettenform zu 2,5 mg und 5 mg (teilbar, 10/30/100 Tabletten) und in Kapseln zu 5 mg und 10 mg erhältlich. Im Vergleich zu den neueren Dopaminagonisten ist die Wirkung im fortgeschrittenen Stadium wahrscheinlich geringer. Für Patienten jedoch, die Bromocriptin über Jahre in der Kombination mit L-Dopa einnehmen, das Medikament gut vertragen und keine motorischen Fluktuationen entwickelt haben, besteht kein zwingender Grund für eine Umstellung.

Dosierungsvorschlag

Für die Umstellung von der L-Dopa-Monotherapie auf die Kombinationsbehandlung mit Bromocriptin empfiehlt es sich, zunächst mit einer geringen Initialdosis am Abend zu beginnen, z. B. $^1/_2$ Tablette (= 1,25 mg). Abhängig von der Verträglichkeit kann dann in Stufen wöchentlich oder rascher gesteigert werden. Die L-Dopa-Dosierung bleibt zunächst unverändert. In der Regel setzt die optimale Wirkung nach 3–6 Wochen ein, sodass dann – wenn gewünscht – mit der L-Dopa-Reduktion begonnen werden kann. Von der Wirksamkeit her entsprechen 1 mg Bromocriptin 12,5 mg L-Dopa (Äquivalenz 1:12,5). Die mittlere Tagesdosis liegt zwischen 5–40 mg.

Nebenwirkungen

Einzelne Nebenwirkungen hatten wir oben aufgeführt (Frage 91). Bromocriptin hat bei äquivalenter Dosierung eine höhere Nebenwirkungsrate als die anderen Dopaminagonisten.

94 Welche Merkmale hat Cabergolin?

Der Ergot-Dopaminagonist Cabergolin steht als Cabaseril und Cabaser in Tablettenform zu 1 mg, 2 mg und Cabaseril 4 mg zur Verfügung. Zugelassen ist Cabergolin als Ergänzung zur Behandlung mit L-Dopa und zur Monotherapie. Die Besonderheit von Cabergolin ist die im Vergleich zu anderen Dopaminagonisten sehr lange Halbwertszeit (etwa 65 Stunden), sodass Cabergolin nur einmal pro Tag eingenommen werden muss.

Nebenwirkungen

Die Nebenwirkungen entsprechen denen der oben genannten Ergot-Dopaminagonisten. In neuer Zeit wird besonders auf das Problem von Fibrosen, insbesondere Herzklappenfibrosen hingewiesen (siehe Frage 97), wobei das Risiko nach einer aktuellen Untersuchung relativ gering sein soll. (Die Daten einer retrospektiven Studie aus dem Jahre 2005 zeigten, dass bei nur drei von 234 Parkinson-Patienten der Verdacht bestand.) Auf mögliche unerwünschte Wirkungen wie übermäßige Schläfrigkeit und plötzliches Einschlafen werden wir noch gesondert eingehen (siehe Frage 100).

Dosierungsvorschlag

Zur Kombination mit L-Dopa wird in der ersten Woche 1 Tablette mit 1 mg Cabergolin als Einmalgabe morgens begonnen. Die L-Dopa-Medikation wird zunächst unverändert beibehalten. In der zweiten Woche wird auf insgesamt 2 mg pro Tag erhöht. Wenn die Tagesdosis von 2 mg nicht ausreichend ist (was in der

Regel der Fall ist), kann weiter um 1 mg pro Woche aufdosiert werden, bis die optimale Wirkdosis erreicht ist. Eine wöchentliche Dosissteigerung lässt nach 3 Wochen konstante Plasmaspiegel (»steady-state«) erwarten. Das Umsetzen von einem anderen Dopaminagonisten auf Cabergolin sollte also stufenweise innerhalb von 3 Wochen erfolgen. Die empfohlene therapeutische Dosis liegt zwischen 2 und 6 mg. In »Hochdosis-Studien« wurden erfolgreich bis zu 20 mg Cabaseril, verteilt auf 2–4 Einzeldosen, verabreicht.

95 Welche Charakteristika hat α-Dihydroergocryptin?

Der Wirkstoff α-Dihydroergocryptin (DEC) ist als Almirid oder Cripar für die Kombinationsbehandlung mit L-Dopa und für die Monotherapie in Deutschland zugelassen. DEC steht in Kapselform zu 5 mg und in Tablettenform zu 20 mg (viertelbar) für die Erhaltungstherapie zur Verfügung. DEC wirkt vorwiegend am D2-Rezeptor, schwach am D1-Rezeptor und beeinflusst auch präsynaptische Autorezeptoren. Mit etwa 10–16 Stunden hat dieser Dopaminagonist die zweitlängste Plasmahalbwertszeit unter den bisher bei uns zugelassenen Dopaminagonisten. Nach Einstellung auf die Erhaltungsdosis wird das Medikament 2- bis 3-mal pro Tag verabreicht.

Bei guter klinischer Wirksamkeit besteht nach klinischen Erfahrungen ein relativ günstiges Nebenwirkungsprofil, das qualitativ den übrigen Ergot-Dopaminagonisten entspricht. Die Dosierung liegt zwischen 60 und 120 mg.

Dosierungsvorschlag
Die Einstellung erfolgt langsam einschleichend in 10-mg-Schritten. Man beginnt mit je ¼ Tablette (oder je einer 5-mg-Kapsel) am Morgen und am Abend für die ersten beiden Wochen. Nach

Beispiel einer einschleichenden Dosierung mit Almirid oder Cripar

	morgens	mittags	abends	gesamt	L-Dopa
1. + 2. Woche	5 mg	0	5 mg	10 mg	unverändert
3. + 4. Woche	10 mg	0	10 mg	20 mg	unverändert
5. + 6. Woche	15 mg	0	15 mg	30 mg	unverändert
7. + 8. Woche	20 mg	0	20 mg	40 mg	unverändert
weitere Aufdosierung je nach klinischem Effekt					
8. + 9. Woche	20 mg	10	20 mg	50 mg	vorsichtige Reduktion
8. + 9. Woche	20 mg	20	20 mg	60 mg	
alle 2 Wochen				bis max. 120 mg	Reduktion bis 50 %

den ersten zwei Wochen ersetzt man die Kapseln durch die 20-mg-Tablette. Bei Übelkeit zusätzlich Domperidon, 3-mal 10 mg bis 3-mal 20 mg. In der dritten und vierten Woche nimmt man $^1/_2$ Tablette (= 10 mg) morgens und $^1/_2$ Tablette abends, also insgesamt 20 mg pro Tag. Nun wird die Tagesdosis mit den Tabletten alle zwei Wochen um weitere 10 mg erhöht bis zu einer Erhaltungsdosis von etwa 60 mg (3 Tabletten). Bei fortgeschrittener Parkinson-Krankheit sind Tagesdosen von bis zu 120 mg erforderlich und gut tolerabel, um eine ausreichende Wirkung zu erzielen. Bis zu einer Tagesdosis von 40 mg brauchen die Tabletten wegen der langen Halbwertzeit nur zweimal täglich eingenommen zu werden.

96 Wie wirkt Lisurid und wie wird es dosiert?

Lisurid (Handelsname: Dopergin) gehört zur Stoffklasse der Ergot-Derivate. Im Vergleich zu Bromocriptin hat Lisurid eine stärkere klinische Wirkung. Nach etwa 60–80 Minuten wird der maximale Wirkstoffspiegel erreicht. Die Plasmahalbwertszeit ist mit 2–3 Stunden zwar relativ kurz, die Bindungsfähigkeit zum D2-Rezeptor ist im Vergleich zu anderen Dopaminagonisten jedoch relativ hoch, sodass die 3- bis 4-mal tägliche Medikamenteneinnahme in der Regel ausreichend ist.

Dosierungsvorschlag

Dopergin steht in teilbaren Tabletten zu 0,2 mg (Packungsgrößen: 10/30/100 Tabletten) und 0,5 mg (Packungsgrößen: 20/50) zur Verfügung. Die Einstellung wird mit 0,1 mg pro Tag, entsprechend $^1/_2$ Tablette, am Abend begonnen und in langsamen Schritten (wöchentlich) von 0,1–0,4 mg bis zur optimalen Dosis gesteigert. Dopergin-0,5 ist nur zur höher dosierten Weiterbehandlung von mit Dopergin-0,2 stabil eingestellten Patienten bestimmt. Die mittlere Dosierung wird mit 1,3 mg angegeben. In den genannten Studien und nach eigenen Erfahrungen sollte die Tagesdosis deutlich über 1 mg liegen, um einen guten klinischen Effekt zu erreichen.

Dosierungsbeispiel für die einschleichende zusätzliche Behandlung mit Dopergin

	morgens	mittags	abends	gesamt	L-Dopa
1. Woche	0 mg	0	0,1 mg	0,1 mg	unverändert
2. Woche	0,1 mg	0	0,1 mg	0,2 mg	unverändert
3. Woche	0,1 mg	0,1 mg	0,1 mg	0,3 mg	unverändert
4. Woche	0,1 mg	0,1 mg	0,2 mg	0,4 mg	unverändert
5. Woche	0,2 mg	0,1 mg	0,2 mg	0,5 mg	unverändert
6. Woche	0,2 mg	0,2 mg	0,2 mg	0,6 mg	Reduktion
7. Woche	0,2 mg	0,2 mg	0,4 mg	0,8 mg	
8. Woche	0,4 mg	0,2 mg	0,4 mg	1,0 mg	

Therapie

97 Welche Merkmale hat Pergolid?

Pergolid wurde Ende der 70er-Jahre mit dem Handelsnamen Parkotil in Deutschland eingeführt und für die Mono- und Kombinationstherapie zugelassen (weitere Handelsnamen: Celance oder Pergolid...).

Die therapeutische Wirkung hinsichtlich der Zunahme der motorischen Leistungsfähigkeit und Verbesserung der Alltagsaktivitäten ist im Vergleich zu Bromocriptin günstiger. In Studien war im 3-Jahres-Verlauf die Dauer bis zum Auftreten von Dyskinesien bei Pergolid signifikant länger und die Schwere der Dyskinesien geringer als unter der L-Dopa-Therapie. Etwa zwei Drittel der Patienten, die in einer Monotherapiestudie mit höheren Pergolid-Dosen (5 mg) unter Domperidonschutz behandelt wurden, entwickelten auch nach über zwei Jahren bei ausreichender Wirkung keine Fluktuationen. Unter Pergolid-Hochdosistherapie (10 bis 24 mg) konnte bei einzelnen Patienten mit ausgeprägten Dyskinesien die L-Dopa-Medikation so weit reduziert oder gar abgesetzt werden, dass bei guter Beweglichkeit nur noch wenig Dyskinesien auftreten.

Einschränkung der bisherigen Zulassung

Wegen des Risikos fibrotischer Reaktionen, insbesondere Herzklappenveränderungen wird Pergolid nur noch als »Therapie der zweiten Wahl zur Behandlung des Parkinson-Syndroms als Zusatz- und Monotherapie« empfohlen.

Die Behandlung mit Pergolid ist angezeigt, wenn eine Behandlung mit einem Nicht-Ergot-Dopaminagonisten nicht oder nicht ausreichend wirksam ist, nicht vertragen wird oder kontraindiziert ist. Fibrotische Reaktionen sind auch als Nebenwirkungen der anderen Ergot-Dopaminagonisten bekannt. Anfang 2005 haben Parkinson-Experten aus dem Kompetenznetz Parkinson e.V. über den fachgerechten Einsatz von Dopaminagonisten informiert.

98 Welche Merkmale hat Ropinirol?

Das im April 1997 bei uns eingeführte Requip enthält als Wirkstoff Ropinirol, der nicht zur Gruppe der Mutterkorn-Derivate gehört. Requip war der erste Nicht-Ergot-Dopaminagonist, der neben der Kombinationstherapie mit L-Dopa auch für die Monotherapie der Parkinson-Krankheit zur Initialbehandlung zugelassen wurde. Nach bisherigen Untersuchungen besteht ein relativ günstiges Wirkungs-Nebenwirkungs-Spektrum, insbesondere mit weniger Kreislauf- und psychischen Störungen bei älteren Parkinson-Patienten.

Ropinirol (Requip) hat eine hohe Bindungsfähigkeit zur D2-Rezeptorfamilie. Die Bindung an D3-Rezeptoren soll für eine antidepressive und anxiolytische (gegen Angst gerichtete) Wirkkomponente verantwortlich sein. Zu den nichtdopaminergen Rezeptoren besteht keine nennenswerte Affinität, sodass ein günstiges Nebenwirkungsprofil für Kreislauf- und psychische Störungen erwartet werden kann. Die Plasmahalbwertszeit beträgt etwa 6 Stunden.

In einer Studie zum Wirksamkeitsvergleich von Ropinirol und L-Dopa in der Monotherapie konnte eine vergleichbare Wirkung bei Patienten der Stadien I und II nach Hoehn und Yahr nachgewiesen werden. In der Monotherapie mit Requip war nach 6 Monaten eine Besserung der motorischen Funktion um 24 % nachweisbar, während sich die unbehandelte Gruppe leicht verschlechtert hatte. In den schweren Fällen ab Stadium III zeigte L-Dopa allerdings eine höhere Wirksamkeit. Unter der Kombinationstherapie mit L-Dopa und Ropinirol war der Dyskinesie-Score nur halb so hoch wie unter L-Dopa. In der Ropinirol-Monotherapie traten bei nur 5 % der Patienten innerhalb von 5 Jahren Dyskinesien auf, wobei 34 % der Patienten in dieser Gruppe verblieben. In der Kombinationstherapie mit L-Dopa konnten bei Patienten mit Wirkungsfluktuationen die Off-Phasen um etwa 20 % verkürzt und die L-Dopa-Dosis um 20 % ohne Wirkungsver-

Dosierungsbeispiel einer einschleichenden Dosierung mit Requip

	morgens	mittags	abends	gesamt	L-Dopa
1. Woche	0,25 mg	0,25 mg	0,05 mg	0,75 mg	unverändert
2. Woche	0,5 mg	0,5 mg	0,5 mg	1,5 mg	unverändert
3. Woche	0,75 mg	0,75 mg	0,75 mg	2,25 mg	unverändert
4. Woche	1,0 mg	1,0 mg	1,0 mg	3,0 mg	vorsichtige Reduktion ca. 30 %
weitere Aufdosierung bis 9 mg (max. 24 mg)					

lust reduziert werden. Die mittlere Tagesdosis lag bei 8,5 mg (0,75 bis 24 mg).

Für Patienten mit deutlichen Fluktuationen kann eine Hochdosistherapie versucht werden, wobei Requip in langsamen Schritten über die zugelassene Maximaldosis von 24 mg gesteigert wird (maximal 40 mg).

Dosierung (Monotherapie)
Die Anfangsdosis sollte während der ersten Woche 1 Filmtablette Requip 0,25 mg 3-mal täglich betragen. Danach kann die Dosis in 0,25-mg-Schritten erhöht werden. (Gesamtdosis: 1. Woche 0,75 mg, 2. Woche 1,5 mg, 3. Woche 2,25 mg, 4. Woche 3,0 mg.) Nach dem initialen Dosisaufbau kann die Dosis wöchentlich um 1,5–3 mg pro Tag gesteigert werden. Die Wirkung kann bei 3–4 mg pro Tag erwartet werden. Bei unzureichender Symptomkontrolle und guter Verträglichkeit ist eine Steigerung auf 9 mg, maximal 24 mg pro Tag zulässig.

Dosierung in der Kombination mit L-Dopa
Zunächst kann die L-Dopa-Dosis unverändert bestehen bleiben. Ab der dritten Woche (Tagesdosis z. B. 2,25 mg) kann mit der

langsamen Höherdosierung von Ropinirol die L-Dopa-Dosis schrittweise – wenn gewünscht – um etwa 20 % reduziert werden.

Nebenwirkungen

Die Nebenwirkungen unter Ropinirol entsprechen denen anderer Dopaminagonisten. Die häufigsten unerwünschten Wirkungen unter der Monotherapie mit Ropinirol waren Übelkeit, Schläfrigkeit, Beinödeme, Schmerzen im Abdomen, Erbrechen, Synkopen, Sodbrennen und Halluzinationen.

In der Kombinationsbehandlung standen Dyskinesien, Übelkeit, Halluzinationen und Verwirrtheitszustände im Vordergrund. Tierexperimentell ist unter Ropinirol eine Retinadegeneration beschrieben worden, sodass augenärztliche Kontrollen empfohlen werden.

Über die beschriebene Neigung zur Schläfrigkeit und Einschlafepisoden unter der Therapie von Nicht-Ergot-Dopaminagonisten informieren wir Sie in Frage 100.

99 Welche Merkmale hat Pramipexol?

Pramipexol (z. B. Sifrol) ist der neueste Dopaminagonist, der für die Monotherapie und Kombinationsbehandlung mit L-Dopa zugelassen ist. Pramipexol gehört wie Ropinirol zu der Gruppe der Nicht-Ergot-Dopaminagonisten. Es bindet vorwiegend an die D2-Rezeptoren-Gruppe und dort besonders an den D3-Rezeptor, dem in mesolimbischen Strukturen eine stimmungsaufhellende Wirkung zugeschrieben wird. Da Serotonin- und Noradrenalin-Rezeptoren kaum aktiviert werden, sind unter Pramipexol weniger Kreislauf- und Magen-Darm-Störungen zu erwarten. Die Plasmahalbwertszeit wird mit 8–12 Stunden angegeben. Pramipexol hat im Vergleich zu den übrigen Dopaminagonisten eine deutlichere Wirkung auf den Ruhetremor.

Therapie

Dosierungsbeispiel einer einschleichenden Dosierung am Beispiel von Sifrol (in Klammern jeweils die Salzform in mg)

	morgens	mittags	abends	gesamt	L-Dopa
1. Woche	0,088 mg (0,125 mg)	0,088 mg (0,125 mg)	0,088 mg (0,125 mg)	0,264 mg (0,375 mg)	unverändert
2. Woche	0,18 mg (0,25 mg)	0,18 mg (0,25 mg)	0,18 mg (0,25 mg)	1,54 mg (0,75 mg)	unverändert
3. Woche	2 x 0,18 mg (2 x 0,25 mg)	2 x 0,18 mg (2 x 0,25 mg)	2 x 0,18 mg (2 x 0,25 mg)	1,08 mg (1,5 mg)	unverändert
4. Woche	3 x 0,18 mg (3 x 0,25 mg)	3 x 0,18 mg (3 x 0,25 mg)	3 x 0,18 mg (3 x 0,25 mg)	1,62 mg (2,25 mg)	vorsichtige Reduktion (etwa 30 %)
5. Woche	1 x 0,7 mg (1 x 1 mg)	1 x 0,7 mg (1 x 1 mg)	1 x 0,7 mg (1 x 1 mg)	2,1 mg (3 mg)	

Dosierungsvorschlag

Pramipexol steht in Tablettenform zu 0,088 mg (0,125 Pramipexol-Salz), 0,18 mg (0,25 Pramipexol-Salz), 0,35 mg (0,5 Pramipexol-Salz) und 0,7 mg (1,0 Pramipexol-Salz) zur Verfügung. In Klammern ist jeweils die Salzform von Pramipexol in mg angegeben, die für die Dosierungsangabe einfacher zu handhaben ist.

Man beginnt mit 3-mal ½ Tablette Pramipexol 0,18 mg (0,125 mg) in der ersten Woche, erhöht in der 2. Woche auf 3-mal 1 Tablette 0,18 mg und nimmt in der 3 Woche 3-mal 1 Tablette Pramipexol 0,35 mg. Damit hat man die mittlere Tagesdosierung von 1,05 mg (1,5 mg) erreicht. Die weitere Dosisanpassung auf maximal 3,15 mg (4,5 mg) erfolgt je nach klinischer Wirkung und Verträglichkeit.

Nebenwirkungen

Als Nebenwirkungen wurden aus den Studienprotokollen häufiger als Plazebo beobachtet: Übelkeit, Verstopfung (Obstipation), Schläfrigkeit (Somnolenz), Halluzinationen und Schlaflosigkeit.

Die Inzidenz von Schlafstörungen ist erhöht, wenn die Tagesdosis 1,5 mg überschreitet.

Über die beschriebene Neigung zur Schläfrigkeit und Einschlafepisoden unter der Therapie von Nicht-Ergot-Dopaminagonisten informieren wir Sie in der nächsten Frage.

100 Welche Präparate können plötzliches Einschlafen verursachen?

Englische Forscher berichteten Ende 1999 über einzelne Patienten, bei denen es unter der Therapie mit Pramipexol zu plötzlichen, unerwarteten und teilweise ohne jegliche Vorwarnung auftretenden unüberwindbaren Einschlafepisoden am Steuer gekommen war, die als »Schlafattacken« (»sleep attacks«) bezeichnet wurden. Wenig später folgten ähnliche Berichte auch für Ropinirol, die zu einem generellen Fahrverbot für Parkinson-Patienten führten, die mit diesen Dopaminagonisten behandelt wurden.

TIPP

Verantwortungsbewusst handeln

In den Fachinformationen wird weiterhin darauf hingewiesen, dass Patienten bei denen Schläfrigkeit oder plötzliches Einschlafen auftritt, kein Kraftfahrzeug führen dürfen. Das Gleiche gilt auch für das Bedienen von Maschinen. Ihr Arzt wird mit der Verschreibung von Pramipexol und Ropinirol zurückhaltend sein, wenn schon unter der bisherigen Medikation Müdigkeit aufgetreten ist (egal aus welchem Grund: wenn Sie müde sind, dürfen Sie nicht Autofahren, auch nicht, wenn Sie sich sonst wohlfühlen!). Sollten unter der Behandlung mit Pramipexol und Ropinirol Müdigkeitserscheinungen auftreten, wird Ihr Arzt zunächst die Dosis reduzieren und bei weiter bestehender Symptomatik das Medikament absetzen.

Erfreulicherweise wurde inzwischen das generelle Fahrverbot von der europäischen Zulassungsbehörde EMEA aufgehoben. Für Pramipexol und Ropinirol wird in der Fachinformation weiterhin darauf hingewiesen, dass »Schläfrigkeit und plötzliches Einschlafen« mit der Einnahme von Pramipexol und Ropinirol in Verbindung gebracht werden kann und Patienten unter der Behandlung »vorsichtig« sein müssen. Wenn allerdings derartige Episoden auftreten, darf der Patient natürlich kein Kraftfahrzeug führen.

101 Was ist Apomorphin?

Apomorphin ist schon sehr lange als Brechmittel bei Vergiftungen bekannt und wurde schon vor über 50 Jahren versuchsweise bei Parkinson-Patienten eingesetzt, allerdings mit erheblichen Nebenwirkungen wie Übelkeit, Erbrechen und Kreislaufprobleme. Erst als es Ende der 70er-Jahre gelang, die Nebenwirkungen von Apomorphin durch die gleichzeitige Gabe von Domperidon (z. B. Motilium) deutlich zu mindern, fand Apomorphin erneut Eingang in die Parkinson-Behandlung. Möglich ist die dauernde oder zeitweise Verabreichung von Apomorphin über ein besonderes Injektionsgerät, das auch Zuckerkranke benutzen (Penject-System). Dabei wird das Medikament als Einzelgabe in die Haut gespritzt (subkutan, APO-go) oder als subkutane Dauerinfusion über eine elektronische Minipumpe verabreicht (Crono APO-go).

Die kontinuierliche subkutane Apomorphin-Behandlung kann für Patienten mit häufigen Off-Phasen (> 5-mal täglich) sowie ausgeprägten L-Dopa-induzierten Dyskinesien sinnvoll sein. Die Ersteinstellung erfolgt gewöhnlich unter stationären Bedingungen.

Von allen Dopaminagonisten hat Apomorphin die größte Ähnlichkeit mit körpereigenem Dopamin. Die Wirkung setzt nach 5–15 Minuten ein und hält 60–120 Minuten an. Die nasale und rektale Anwendung sind geprüft worden und haben sich nicht bewährt. Die Tablettenform reicht von der Dosis her für die Parkinson-Behandlung nicht aus, wird aber zur Behandlung der erektilen Dysfunktion eingesetzt (siehe Frage 135)

Nebenwirkungen

Die Nebenwirkungen wie Übelkeit, Erbrechen und Blutdruckabfall können durch die vorbeugende Gabe von Domperidon (Motilium, 3-mal 20 mg) gemildert werden. Ansonsten entsprechen die Nebenwirkungen denen der übrigen Dopaminagonisten, wobei psychiatrische Nebenwirkungen seltener auftreten sollen. Niedrige Tagesdosierungen haben einen sedierenden Effekt, während höhere Dosierungen eher aktivierend wirken. An den Injektionsstellen können sich allergische Reaktionen, lokale Entzündungen, Verhärtungen, Knotenbildungen und seltener auch Nekrosen ausbilden. Die subkutane Dauerinfusion kann zur immunhämolytischen Anämie führen.

102 Wie wird der Apomorphin-Test durchgeführt?

Mit dem Apomorphin-Test wird das Ansprechen auf Dopaminagonisten überprüft. Um Nebenwirkungen zu mildern, erhält der Patient 1–2 Tage vor dem Test 3-mal 20 mg Domperidon (Motilium). Es werden unter strenger ärztlicher Kontrolle 2–4 mg Apomorphin in die Haut gespritzt. Nach etwa 10–20 Minuten sollte die Wirkung eintreten. Bei nicht eindeutigem Ansprechen kann der Test nach einigen Stunden mit 4–6 mg wiederholt werden. Als Nebenwirkungen treten Gähnen, Übelkeit, Erbrechen und Blutdruckabfall auf. Bei deutlichen Nebenwirkungen wird der Test abgebrochen.

103 Wie erfolgt der Wechsel von einem Dopaminagonisten auf einen anderen?

Bei der Umstellung von einem Dopaminagonisten auf einen anderen muss eine vergleichbare bzw. gleichwertige Wirkstärke (Äquivalenzdosis) des neuen Dopaminagonisten gefunden werden. Die in der nachfolgenden Liste nach klinischen Erfahrungen dargestellten mittleren Tagesdosen und Dosisbereiche der einzelnen Dopaminagonisten stellen Näherungswerte dar, sodass für jeden einzelnen Patienten die optimale Dosierung ermittelt werden muss. Wir haben die Erfahrung gemacht, dass die Dopaminagonisten in der Praxis häufig zu niedrig dosiert werden.

Äquivalenzdosen von Dopaminagonisten in Bezug auf Lisurid 1 mg (nach Herstellerangaben und eigener Erfahrung, ohne Gewähr)

	Äquivalenzdosen (Näherungswerte)	mittlere Tagesdosen	Dosisbereich lt. Fachinformation
Lisurid	1,0 mg	1,3 mg	0,6–2 mg
Pergolid	1,5 mg	3,25 mg	0,75–5 mg
Cabergolin	2,0 mg	4 mg	2–6 mg
Ropinirol	6,0 mg	6 mg	3–24 mg
Pramipexol	1,4 mg	2,4 mg	0,375–4,5 mg
Bromocriptin	15,0 mg	22 mg	12,5–30 mg
Dihydroergocryptin	30,0 mg	60 mg	40–120 mg

104 Was sind Amantadine?

Amantadin wurde als Parkinson-Mittel 1969 zufällig vom Neurologen Schwab entdeckt, als er den grippalen Infekt einer Parkinson-Patientin mit Amantadin behandelte, das damals als

Grippemittel genutzt wurde. Amantadin ist vorwiegend ein Hemmer an einer Rezeptorengruppe, die als NMDA-Rezeptoren bezeichnet werden (NMDA ist die Abkürzung für N-Methyl-D-Aspartat). Da NMDA-Rezeptoren der Gruppe der Glutamat-Rezeptoren angehören, wird Amantadin auch als Glutamatantagonist bezeichnet. Neben dem Einfluss auf die Parkinson-Symptomatik haben Amantadine stimmungsaufhellende Effekte und steigern die Wachheit. Die Halbwertszeit wird mit etwa 20 Stunden angegeben. Die maximale Plasmakonzentration wird bei oraler Einnahme nach 1–5 Stunden erreicht.

TIPP

Nach experimentellen Studien ist eine zellschützende (neuroprotektive) Wirkung der Amantadine möglich. Im MPTP-Tiermodell kann die protektive Wirkung von Selegilin durch Amantadin verstärkt werden.

Nach heutiger Vorstellung soll die unphysiologische pulsatile dopaminerge Stimulation unter höherer L-Dopa-Therapie an der Entstehung von Überbewegungen (Dyskinesien) beteiligt sein. Daneben wird eine Empfindlichkeitssteigerung der NMDA-Rezeptoren angenommen, die zu einer Überaktivität in diesem System führt. Folge ist ein zellschädigender erhöhter Kalziumeinstrom in die Zelle, der durch Amantadin gehemmt wird. Diese Erkenntnisse führten zur Renaissance der Amantadinbehandlung als wirksame Substanz zur Prävention und Therapie von Fluktuationen und Dyskinesien und als möglicher Zellschutz (Neuroprotektion).

TIPP

Ein besonderer Vorteil besteht darin, dass Amantadin als Infusion (z. B. PK-Merz-Infusion) verabreicht werden kann. Die Amantadin-Infusion kann z. B. bei der akinetischen Krise, peri- und postoperativ sowie bei Schluckstörungen eingesetzt werden. In der Praxis hat sich die zeitlich begrenzte PK-Merz-Infusionsbehandlung bei Parkinson-Patienten mit deutlichem Antriebsmangel, verminderter Wachheit und kognitiven Störungen bewährt.

Mit der Monotherapie von Amantadin lässt sich eine Besserung der Parkinson-Zeichen von 20–30 % erreichen, wobei die Wirkung auf den Tremor relativ gering ist. Wegen der guten Verträglichkeit werden Amantadine gern zu Beginn der Erkrankung bei leichter Symptomausprägung gegeben, um L-Dopa einzusparen oder den Einsatz von L-Dopa hinauszuzögern.

Therapie

Handelspräparate

Amantadine stehen in Tablettenform als Amantadinsulfat (z. B. PK-Merz, PK-Merz Brausetabletten, Tregor) oder als Hydrochloridsalz (z. B. Adekin, Amixx) und als Infusionslösung (z. B. PK-Merz-Infusion) zur Verfügung. Zwischen der Sulfat- und der Hydrochloridform bestehen keine wesentlichen therapeutischen Unterschiede. Amantadinsulfat wird langsamer aufgenommen und abgebaut als die Hydrochloridform.

Auswahl gebräuchlicher Amantadine

Handelsname	Inhalt	mittlere Tagesdosis
Adekin	Tabletten zu 100 mg	200–400 mg
PK-Merz	Tabletten zu 100 mg	200–600 mg
PK-Merz	Brausetabletten, 100 mg	200–600 mg
PK-Merz forte	Tabletten zu 150 mg	300–600 mg
PK-Merz Infusion	Infusionslösung 200 mg	200–600 mg
Tregor	Tabletten zu 100 mg	200–600 mg

Dosierungshinweise

Um Nebenwirkungen zu vermeiden, beginnt man mit einer Tablette zu 100 mg und erhöht alle 3 Tage um 100 mg (Einnahme morgens und mittags). Die bisherige Parkinson-Medikation wird zunächst beibehalten. Etwa eine Woche nach Behandlungsbeginn ist die therapeutische Wirkung zu erwarten, sodass die L-Dopa-Medikation eventuell leicht reduziert werden kann. Die mittlere Tagesdosis beträgt für Amantadinsulfat 200–600 mg und für Hydrochloridsalz 100–400 mg.

Nebenwirkungen

Amantadine sind bei mittlerer Dosierung relativ gut verträglich. Am häufigsten kommt es zu Unterschenkelödemen (Wassereinlagerungen im Knöchel- und Fußrückenbereich) und Marmorierung der Haut (Livedo reticularis). Da Amantadin schon bei mittlerer Dosierung zur Steigerung der Wachheit und damit zu Schlafstörungen führen kann, sollte die letzte Dosierung nicht am Abend genommen werden. Bei Tagesmüdigkeit kann allerdings dieser Effekt ausgenutzt werden. Psychische Störungen mit Verwirrtheitszuständen und Halluzinationen treten meist in Kombination mit anderen Parkinson-Mitteln oder unter hoch dosierter intravenöser Gabe auf. Bei älteren Risiko-Patienten ist entsprechende

> **INFO**
>
> ### Mögliche Nebenwirkungen von Amantadinen
>
> ▪ Unterschenkelödeme, Hautveränderungen,
> ▪ Mundtrockenheit, Übelkeit
> ▪ Blutdruckabfall,
> ▪ Blasenentleerungsstörungen,
> ▪ Schlafstörungen (keine Abendmedikation),
> ▪ Psychose (nach i. v.-Gabe).

Vorsicht geboten. Nach Reduktion oder Absetzen von Amantadin bilden sich die psychischen Störungen in der Regel rasch zurück. Das Risiko von EKG-Veränderungen (QT-Zeit-Verlängerung) unter Budipin (siehe nächste Frage) kann in der Kombination mit Amantadin verstärkt sein, sodass Amantadin nicht zusammen mit Budipin verabreicht werden sollte. Das gilt auch für eine Reihe weiterer Arzneimittel (siehe Beipackzettel).

Auf die Behandlung mit Amantadinen sollte verzichtet werden bei:
▪ unzureichender Nierenfunktion,
▪ bekannten Verwirrtheitszuständen, Demenz.

105 Wann wird Budipin eingesetzt?

Mit Budipin (Parkinsan) wurde 1997 ein weiteres Antiparkinson-Medikament für Parkinson-Patienten ohne Fluktuationen eingeführt. Ähnlich dem Amantadin hat Budipin eine hemmende Wirkung auf das glutamaterge System (NMDA-Rezeptor). Bei einem relativ günstigen Nebenwirkungsprofil wirkt Budipin gut auf den Ruhetremor bei Parkinson-Patienten mit Tremordominanz.

Nebenwirkungen

Budipin kann in Einzelfällen zu EKG-Veränderungen (QT-Verlängerung) und Herzrhythmusstörungen führen. Betroffen waren stets Patienten mit erhöhtem Risiko für Herzrhythmusstörungen. Meist sind die Herzrhythmusstörungen ohne Risiko und nur vorübergehend. In Einzelfällen können sich unter der Budipinbehandlung jedoch lebensbedrohliche Arrhythmien (vom Typ »Torsade de pointes«) entwickeln.

INFO

Diese Nebenwirkungen haben zu einer Vertriebseinschränkung für Budipin (Parkinsan) geführt, sodass Parkinsan nur noch von Ärzten verordnet werden darf, die sich schriftlich verpflichten, die Vorsichtsmaßnahmen genau einzuhalten. Parkinsan wird dann direkt an die anfordernde Apotheke, der das Rezept vorliegt, ausgeliefert.

Parkinsan soll nicht mit Amantadin oder anderen QT-verlängernden Arzneimitteln verabreicht werden. Neuerdings wird darauf hingewiesen, dass es unter der zusätzlichen Gabe von Domperidon (z. B. Motilium) auch zu QT-Verlängerungen kommen könnte, sodass vorsorglich auf die Kombination von Parkinsan und Domperidon verzichtet werden sollte. Ansonsten ist Parkinsan nach den bisherigen Erfahrungen gut verträglich. Die häufigsten Nebenwirkungen waren Magen-Darm-Störungen (Mundtrockenheit, Übelkeit, Brechreiz, Erbrechen) und psychische Störungen (innere Unruhe, Schwindel, Müdigkeit und Zittern).

Gegenanzeigen

Kontraindikationen sind: Myasthenia gravis, schwere, nicht kompensierte Herzinsuffizienz, psychiatrische Erkrankungen mit Verwirrtheitszuständen oder Sinnestäuschungen, vorbekannte Bradykardie und Kalium- oder Magnesiummangel, Hypokaliämie oder Hypomagnesiämie.

Dosierungshinweise

Parkinsan steht in Tablettenform zu 10 mg (30/100 Filmtabletten), 20 mg (30/100 Filmtabletten) und 30 mg (30/100 Filmtabletten) zur Verfügung. Nach kardiologischer Untersuchung soll die Einstellung langsam einschleichend erfolgen. Es kann mit 10 mg pro Tag begonnen und bei guter Verträglichkeit wöchentlich um 10 mg gesteigert werden. Die durchschnittliche Tagesdosierung von 60 mg (2- bis 4-mal täglich) wird nach 2–3 Monaten erreicht.

106 Wie wirken MAO-B-Hemmer?

MAO ist die Abkürzung für das Enzym Mono-Amino-Oxidase. Dieses Enzym baut das im Gehirn gebildete Dopamin ab. Mit der Hemmung dieses Enzyms werden Wirkung und Dauer der L-Dopa-Behandlung verstärkt. Für die Parkinson-Behandlung konnten MAO-A-Hemmer zunächst nicht eingesetzt werden, da der gleichzeitige Genuss von Tyramin, das sich in bestimmten Käsesorten befindet, zu gefährlichen Bluthochdruckkrisen führen kann (»cheese-effect«, »Käse-Effekt«). Erst mit der Einführung des selektiven MAO-B-Hemmers Selegilin war eine erfolgreiche Behandlung ohne die zuvor genannten Nebenwirkungen möglich.

> **INFO**
>
> Der neue MAO-B-Hemmer Rasagilin ist seit August 2005 unter der Bezeichnung Azilect als Monotherapie (ohne L-Dopa) und Kombinationstherapie (mit L-Dopa) zugelassen. Er ist stärker wirksam als Selegilin.

In Deutschland ist der selektive MAO-B-Hemmer Selegilin mit den Handelsnamen Amindan, Antiparkin, Deprenyl, Movergan, Selegam, Selepark, Xilopar (Beispiele) für die Kombinationsbehandlung mit L-Dopa zugelassen.

MAO-B-Hemmer hemmen das Enzym MAO, sodass insgesamt mehr Dopamin am Wirkort zur Verfügung steht. Die Wirkung tritt bei einmaliger Gabe nach 60 Minuten ein und hält wegen der relativ langen Plasmahalbwertszeit von etwa 40 Stunden über zwei Tage an. Verstärkt wird der Effekt durch die Hemmung der präsynaptischen Wiederaufnahme von Dopamin, sodass insgesamt das Dopaminangebot weiter erhöht wird.

Vermutet wird für MAO-B-Hemmer auch eine Zellschutzfunktion (Neuroprotektion) in dem Sinne, dass sie den Krankheitsprozess verzögern können. In klinischen Studien konnte nachgewiesen werden, dass eine initiale Monotherapie mit Selegilin die Notwendigkeit der L-Dopa-Therapie gegenüber einer Kontrollgruppe um durchschnittlich 6–9 Monate hinauszögern konnte. Neben einem neuroprotektiven Einfluss kann allerdings auch die symptomatische Wirkung von Selegilin für das Ergebnis verantwortlich gewesen sein.

Aus diesen Studien wird die Indikation für die initiale Monotherapie für Patienten mit leichten Parkinson-Symptomen abgeleitet. Zugelassen sind MAO-B-Hemmer für die Kombinationsbehandlung mit L-Dopa in fortgeschrittenen Behandlungsstadien, wenn Fluktuationen auftreten. Patienten mit schwersten Fluktuationen der Beweglichkeit profitieren jedoch nicht von der Kombination mit Selegilin.

Dosierungshinweise

Standard-Selegilin (z. B. Amindan, Antiparkin, Deprenyl, Movergan, Selegam und Selepark) steht in Tablettenform zu je 5 mg und Rasagilin (Azilect) als 1-mg-Tablette zur Verfügung.

Xilopar als Schmelztablette zeigt eine rasche Resorption über die Mundschleimhaut. Da der so genannte First-Pass-Effekt umgangen wird, ist eine Dosierung von 1,25 Milligramm (im Vergleich zu 10 mg konventionellem Selegilin) ausreichend. Azilect muss als 1-mg-Tablette nur einmal am Tag eingenommen werden.

In der Kombinationsbehandlung mit L-Dopa wird Standard-Selegilin entweder nach dem Frühstück 1–2 Tabletten oder je 1 Tablette nach dem Frühstück und nach dem Mittagessen unzerkaut mit etwas Flüssigkeit eingenommen. Eine weitere Dosissteigerung kann zu keiner weiteren Verbesserung führen. Auf diesen Punkt wollen wir besonders hinweisen, da wir es mehrmals erlebt haben, dass Patienten selbstständig die z. B. Selegilin-Dosis auf drei oder vier Tabletten erhöht haben, um eine stärkere Wirkung zu erreichen.

Nebenwirkungen

Nebenwirkungen sind selten und gering ausgeprägt. Sie ergeben sich im Wesentlichen aus dem relativ überhöhten Dopaminangebot und lassen sich durch Verringerung der L-Dopa-Dosis reduzieren. Zu den häufigsten Nebenwirkungen von Selegilin zählen Schlafstörungen (deshalb Medikation nur morgens und mittags), Übelkeit, Erbrechen, Schwindel, Mundtrockenheit, orthostatische Blutdrucksenkung und die Verstärkung L-Dopa-induzierter Dyskinesien und psychotischer Episoden (Halluzinationen).

INFO

Nebenwirkungen unter Selegilin (MAO-B-Hemmer)

Selegilin spezifische Nebenwirkungen:
▪ Schlafstörung (durch antriebssteigernde Wirkung),
▪ Verschlimmerung bestehender Magengeschwüre.

Dopaminerge Nebenwirkungen, die sich durch eine Verringerung der L-Dopa-Gabe reduzieren lassen:
▪ Übelkeit, Erbrechen, Schwindel,
▪ Mundtrockenheit, Müdigkeit,
▪ Harnentleerungsstörungen bei Prostataerkrankungen,
▪ Orthostatische Blutdrucksenkung,
▪ Verstärkung Dopa-induzierter Dyskinesien,
▪ Verstärkung Dopa-induzierter Verwirrtheitszustände und Halluzinationen.

Azilect: Kopfschmerzen und grippeartige Beschwerden.

Als sehr häufige Nebenwirkungen (mehr als 10% der Patienten waren davon betroffen) können bei Rasagilin-Einnahme (Azilect) Kopfschmerzen und bei Kombinationstherapie Dyskinesien auftreten. Weitere unerwünschte Nebenwirkungen beziehen sich auf grippeähnliche Störungen. Bei mittelschwerer bis schwerer Leberfunktionsstörung darf Rasagilin nicht eingenommen werden.

107 Was sind Anticholinergika?

Die Behandlung mit Anticholinergika stellt das älteste medikamentöse Therapieprinzip beim Parkinson-Syndrom dar, hat jedoch mit der Entwicklung von L-Dopa und Dopaminagonisten deutlich an Bedeutung verloren. Durch den Mangel an Dopamin kommt es zum Übergewicht des Botenstoffs Acetylcholin. Anticholinergika hemmen (»anti-«) die Aktivität des Acetylcholins und führen damit nach dem besprochenen Waageprinzip (siehe Abbildung auf S. 28) zu einem Gleichgewicht zwischen Acetylcholin und Dopamin, allerdings auf einem niedrigeren Niveau.

Seit 1946 stehen synthetische (künstlich hergestellte) Anticholinergika zur Verfügung, die sich in ihrer Wirksamkeit untereinander nicht wesentlich unterscheiden. Bei uns gebräuchliche Anticholinergika sind der folgenden Tabelle in einer Übersicht zusammengestellt (Auswahl).

INFO

Gegenanzeige

Auf Anticholinergika verzichtet werden sollte bei:
- Engwinkelglaukom,
- Prostata-Adenom (Geschwulst der Vorsteherdrüse),
- mechanischer Enge im Magen-Darm-Kanal,
- Herzrhythmusstörungen,
- bekannten psychischen und kognitiven Störungen.

Heute werden Anticholinergika meist nur noch als Zusatzmedikation eingesetzt, besonders beim sonst nicht ausreichend behandelbaren Tremor junger Parkinson-Patienten. Biperiden soll in der Retardform (Artane retard) in einigen Fällen bei On-off-Phänomenen, nächtlichen Dyskinesien und morgendlichen Fußdystonien hilfreich sein. Bornoprin (Sor-

Auswahl gebräuchlicher Anticholinergika (mindern die Wirkung des Acetylcholins)

Handelsname	Wirkstoffmenge	Anzahl pro Packung
Akineton	Tabletten zu 2 mg	(20/50/100)
Akineton retard	Dragees zu 4 mg	(20/50/100)
Artane 2 mg	Tabletten zu 2 mg	(50/100)
Artane 5 mg	Tabletten zu 5 mg	(50/100)
Artane retard	Kapseln zu 5 mg	(50/100)
Biperiden-ratiopharm	Tabletten zu 2 mg	(20/50/100)
Cogentinol	Tabletten zu 2 mg	(25/100)
Sormodren	Tabletten zu 4 mg	(20/50/100)
Tremarit	Tabletten zu 5 mg	(30/50/100)
Tremarit Bitabs	Manteltabletten zu 15 mg	(50/100)

modren) wird gern bei vermehrter Schweißneigung eingesetzt. Bei älteren Patienten und besonders bei Kranken mit bereits vorhandenen psychischen und kognitiven Störungen muss mit der Gabe von Anticholinergika vorsichtig umgegangen werden. Bei Engwinkelglaukom, Prostata-Adenom und Herzrhythmusstörungen sollte man auf Anticholinergika verzichten.

Nebenwirkungen

Die Nebenwirkungen entstehen durch Blockade zentraler und peripherer cholinerger Systeme. Häufige Nebenwirkungen der Anticholinergika sind:

▍ Mundtrockenheit (bei vermehrtem Speichelfluss erwünscht),
▍ Blasenentleerungsstörungen,
▍ Verstopfung (Obstipation),
▍ Herzschlagbeschleunigung (Tachykardie),
▍ Verwirrtheitszustände, Trugwahrnehmungen.

Dosierungshinweise

Grundsätzlich sollte ein langsamer Aufbau der optimalen Erhaltungsdosis mit niedrigen bis mittleren Dosierungen angestrebt werden, sodass Nebenwirkungen rechtzeitig erkannt bzw. gut kontrolliert werden können.

108 Haben Vitamine einen positiven Einfluss auf den Verlauf der Erkrankung?

Sie hatten gelesen, dass toxische Radikale als Teilfaktor für die Krankheitsentstehung diskutiert werden. Am Entgiftungsprozess dieser toxischen Radikale sind unter anderem die Vitamine C und E beteiligt. In einer großen amerikanischen Studie (DATA-TOP-Studie) konnte jedoch keine positive Wirkung von Vitamin E auf den Krankheitsverlauf festgestellt werden, auch für Vitamin C fehlen – jedenfalls in der für die Studie gewählten Dosierung – entsprechende Belege. Der allgemeine Rat einer ausgewogenen Ernährung mit ausreichender Vitaminzufuhr gilt aber auch für Parkinson-Patienten.

Hat Coenzym Q10 einen Einfluss auf den Verlauf der Erkrankung?

Das Nahrungsergänzungsmittel Coenzym Q10 (Ubichinon) spielt bei der Energiebereitstellung in den so genannten Kraftwerken der Zelle (Mitochondrien) eine Rolle und ist bei Parkinson-Patienten vermindert. Es sind beim Parkinson-Syndrom unter der Behandlung mit höheren Dosen Coenzym Q10 positive Wirkungen beschrieben worden, die Ergebnisse multizentrischer Studien in den USA und Deutschland müssen jedoch noch bewertet werden.

Was Sie bei der Einnahme beachten sollten

Im vorigen Abschnitt haben wir Ihnen die zahlreichen Parkinson-Medikamente vorgestellt, die zurzeit verfügbar sind. Da die einzelnen Präparate unterschiedliche Wirkungsprofile, Nebenwirkungen und mögliche Wechselwirkungen mit anderen Arzneimitteln haben, geht es im nächsten Abschnitt darum, worauf man bei der Einnahme achten muss.

109 Auf welche Wechselwirkungen muss man achten?

Bei der Einnahme verschiedener Medikamente (unterschiedliche Substanzgruppen) kann es zu Wechselwirkungen (Interaktionen) kommen, die entweder zu Nebenwirkungen führen und/oder die Medikamentenwirkung verändern (Verstärkung, Verminderung). Bestimmte Medikamente dürfen nicht bei Vorliegen einer Parkinson-Krankheit gegeben werden, d.h. es besteht eine Gegenanzeige (Kontraindikation).

Da es sich bei Parkinson-Patienten meist um ältere Menschen handelt, ist damit zu rechnen, dass die Betroffenen neben den Parkinson-Mitteln weitere Medikamente gegen andere Erkrankungen und Symptome einnehmen müssen. Sie sollten deshalb bei jedem Arztbesuch Ihren gesamten Medikamentenplan vorlegen. Dies ist besonders wichtig, wenn Sie zu einem Facharzt überwiesen werden, der Ihre medikamentöse Behandlung im Einzelnen vielleicht nicht so genau kennt.

Beispiele für mögliche Wechselwirkungen

L-Dopa und Dopaminagonisten dürfen mit allen anderen Parkinson-Medikamenten kombiniert werden. Für die Kombination von COMT- und MAO-Hemmern heißt es in der Fachinformation für Entacapon, dass eine Kombination bei Tagesdosen bis 10 mg Selegilin/Tag möglich ist.

TIPP

In den Fachinformationen (Beipackzettel) Ihrer Medikamente sind in der Regel Anwendungsbeschränkungen, Gegenanzeigen, Nebenwirkungen und eben auch Wechselwirkungen aufgeführt. Da die Fachinformationen für Ärzte gedacht sind, werden Sie nicht immer alle Hinweise verstehen. Wenn Sie jedoch einen Hinweis finden, der Ihren speziellen Fall betreffen könnte, sprechen Sie unbedingt vor der Einnahme nochmals mit Ihrem Arzt.

Neuroleptika. Bei durch L-Dopa oder Dopaminagonisten ausgelösten psychotischen Episoden, wie Halluzinationen, wird man nicht immer auf Neuroleptika verzichten können, die die Parkinson-Symptome verstärken können. Wie besprochen, wird man aber so genannte atypische Neuroleptika wählen, die die Parkinson-Zeichen nicht oder nur wenig verstärken.

Medikamente gegen Übelkeit. Auf Medikamente gegen Übelkeit (Antiemetika) mit der Wirksubstanz Metoclopramid (z. B. Gastrosil, Paspertin, Hyrin) oder Alizaprid (Vergentan) muss verzichtet werden, da sie die Parkinson-Zeichen verschlimmern.

Bluthochdruck-Medikamente. Medikamente gegen Bluthochdruck (Antihypertensiva) dürfen nicht gegeben werden, wenn sie Reserpin (z. B. Briserin) oder Alpha-Methyldopa (z. B. Presinol) enthalten.

Kalziumantagonisten. Kalziumantagonisten (Heilmittel mit Hemmwirkung auf den Kalziumstoffwechsel) wie z. B. Flunarizin (Sibelium) oder Cinnarizin (Stutgeron) und Tranquillanzien (z. B. Imap, Psyquil) hemmen ebenfalls die Dopaminwirkung.

Vitamin B_6. Vitamin B_6 verstärkt den Abbau von L-Dopa zu Dopamin durch Aktivierung der Dopa-Decarboxylase. Bei der heute üblichen Kombinationsbehandlung von L-Dopa und einem Decarboxylasehemmer kann Vitamin B_6 in einer üblichen Dosierung (z. B. als Multivitaminpräparat) unbedenklich eingenommen werden.

Antidiabetika. Medikamente gegen Zuckerkrankheit (Antidiabetika) dürfen zusammen mit Antiparkinsonmitteln gegeben werden. Es sind jedoch regelmäßig Blutzuckerkontrollen durchzuführen, da L-Dopa zu falschen Ergebnissen beim Blutzuckertest führen kann.

Narkosemittel. Außer in Notfällen sollten Medikamente 12–48 Stunden vor einer Operation in Allgemeinnarkose abgesetzt werden. Einige Narkosemittel wie Halothan und Fluothan können zusammen mit L-Dopa zu schweren Herzrhythmusstörungen führen. L-Dopa muss deshalb wenigstens acht Stunden vor der Narkose abgesetzt werden.

Östrogene. Es wurde schon länger vermutet, dass Östrogene den nigrostrialen Dopaminspiegel beeinflussen können. In einer chinesischen Studie konnten durch niedrige Östrogenspiegel die On-Zeiten verlängert und die Off-Zeiten bei postmenopausalen Frauen (Frauen in oder nach den Wechseljahren, bei denen die Regelblutung ausgesetzt hat) verkürzt werden.

110 Wann sollen die Medikamente eingenommen werden?

Insgesamt ist die Verträglichkeit von Medikamenten – so auch der Parkinson-Mittel – besser, wenn sie zu den Mahlzeiten oder kurz danach, am besten mit einem Glas Wasser, eingenommen werden. Dieser Rat gilt für alle Parkinson-Mittel – außer den L-Dopa-Präparaten (z. B. isicom, Nacom, Madopar). Wie erwähnt, können große eiweißreiche Mahlzeiten die Aufnahme von L-Dopa stören. Daher sollten Sie die L-Dopa-Tablette etwa eine $^3/_4$ Stunde vor oder 1–1$^1/_2$ Stunden nach großen Mahlzeiten einnehmen.

111 Was soll ich tun, wenn ich eine Einnahme vergessen habe?

Das hängt natürlich davon ab, wie oft Sie Ihre Parkinson-Medikamente am Tag einnehmen. Wenn Sie eine vergessene L-Dopa-Dosis innerhalb von 30–60 Minuten bemerken, können Sie die Einnahme noch nachholen, ansonsten sollten Sie mit der nächsten regulären L-Dopa-Medikation fortfahren. Das heißt aber nicht, dass Sie eine erhebliche Bewegungsminderung über längere Zeit erdulden müssen. In diesen Fällen ist es durchaus berechtigt, eine kleine Dosis eines gelösten L-Dopa-Präparates vor der nächsten regulären Einnahme zu nehmen.

Dopaminagonisten haben eine längere Wirkdauer als L-Dopa, sodass Sie in der Regel die nächste reguläre Medikamenteneinnahme abwarten können.

112 Nach welchen Gesichtspunkten richtet sich die Therapieplanung?

Der ideale therapeutische Ansatz wäre eine medikamentöse Therapie bei Auftreten erster Symptome, die nicht nur die Krankheitszeichen lindern, sondern auch das weitere Fortschreiten der Erkrankung verhindern oder wenigstens verlangsamen könnte. Für alle derzeit verfügbaren Parkinson-Mittel ist eine derartige zellschützende (neuroprotektive) Wirkung beim Patienten bisher nicht ausreichend belegt, sodass wir uns im Wesentlichen auf die symptomatische, d. h. auf die einzelnen Krankheitszeichen bezogene Therapie beschränken müssen. Der therapeutische Grundsatz »so viel wie nötig und so wenig wie möglich« hat auch für die Parkinsonbehandlung Bedeutung, gerade unter dem Gesichtspunkt der besprochenen Spätkomplikationen.

Wichtig ist zunächst, dass Ihr Arzt die Diagnose gesichert und insbesondere auch eine symptomatische Ursache ausgeschlossen hat. Wir fordern bei jeder Erstdiagnose – auch bei typischer Befundkonstellation – eine computertomographische Untersuchung des Gehirns (CT), um eine seltene symptomatische Ursache nicht zu übersehen. Natürlich beinhaltet die neurologische Untersuchung auch die pharmakologische Überprüfung (z.B. L-Dopa-Test) und die Befunddokumentation mittels motorischer Leistungstests, Rating-Skalen und Videoaufzeichnungen.

Erst dann wird der Arzt seinen Patienten vorsichtig und einfühlsam, aber sachlich über sein Krankheitsbild aufklären und ihn in die Strategie und Problematik der bevorstehenden Langzeit-Therapie einführen. In die Gespräche werden Angehörige und an der weiteren Therapie beteiligte Personen mit einbezogen. Die frühzeitige Hilfestellung bei der Krankheitsbewältigung und -verarbeitung (Coping) stellt einen wichtigen Pfeiler in der psychosozialen Betreuung dar.

> **TIPP**
>
> Die Parkinson-Krankheit ist nicht wie z.B. die Zuckerkrankheit eine »unsichtbare chronische Erkrankung«, sondern durch die Bewegungsstörungen auch eine sozial wirksame Krankheit. Im weiteren Verlauf seiner Erkrankung braucht der Patient immer wieder stützende Gespräche, die seine familiäre, berufliche und soziale Umgebung berühren und zum Ziel haben, sein Selbstwertgefühl zu stärken. Sehr hilfreich ist auch die regelmäßige Teilnahme an Selbsthilfegruppen, wo sich Betroffene gegenseitig informieren und unterstützen.

Wenn die Entscheidung für eine medikamentöse Therapie getroffen ist, sind für die initiale Therapie biologisches Alter, Begleitstörungen und Umgebungsfaktoren (Beruf, Hobby, sozialer Anspruch etc.) zu berücksichtigen, insbesondere hinsichtlich möglicher Spätkomplikationen.

Nach der Diagnosesicherung entwickeln Arzt und Patient einen individuellen Therapieplan für die medikamentöse Einstellung. Die Frage, wann mit der Therapie begonnen werden soll, ist nach heutigem Kenntnisstand leichter zu beantworten als die Frage, mit welcher Wirksubstanz oder in welcher Kombination.

Therapie

Die optimale Therapie finden

Für die Planung der Therapie werden folgende Aspekte berücksichtigt:

- Ihr Lebensalter (biologisches Alter),
- Ihre Lebensumstände (z. B. Beruf),
- die Schwere Ihrer Symptomatik (Krankheitsstadium),
- der Schwerpunkt der Symptomatik (Ihre Hauptsymptome),
- das Fortschreiten der Erkrankung,
- Begleitstörungen (z. B. psychiatrische, internistische, orthopädische).

Zunächst muss entschieden werden, ob eine Monotherapie (Behandlung mit nur einem Medikament) oder eine Kombinationstherapie (Behandlung mit zwei oder mehreren Medikamenten) erfolgen soll.

Die in den nachfolgenden Fragen dargelegten Therapievorschläge orientieren sich an Empfehlungen aus der Parkinsonforschung und an eigenen Erfahrungen. Es soll nicht verschwiegen werden, dass die hier aufgeführten Therapieempfehlungen und -strategien unter Fachleuten nicht immer einheitlich beurteilt werden und sich im Fluss befinden.

113 Wann kommt eine Monotherapie infrage?

Grundsätzlich ist eine Monotherapie für den Patienten und den Arzt einfacher zu handhaben, auch deswegen, weil Wirkungen und Nebenwirkungen eindeutig dem Einzelmedikament zugeordnet werden können. Die Monotherapie mit Dopaminagonisten, MAO-B-Hemmern, Amantadin und Budipin zielt wegen der Spätkomplikationen auf das Hinzögern der L-Dopa-Gabe, insbesondere bei jüngeren Patienten. Die Entscheidung für ein bestimmtes Parkinson-Mittel hängt von seiner Wirkstärke und seinem Nebenwirkungsprofil ab und muss die derzeitige objektive und subjektive Beeinträchtigung durch die Parkinson-Krankheit berücksichtigen.

Anticholinergika. Die Monotherapie mit Anticholinergika wird nur noch selten bei jüngeren Parkinson-Patienten mit im Vordergrund stehendem Tremor im Frühstadium gewählt. Auf die zentralen Nebenwirkungen bei Risikopatienten mit Hirnleistungsstörungen (kognitiven Störungen) hatten wir hingewiesen. Die

Therapie sollte mit niedrigen und mittleren Dosierungen erfolgen, eventuell unter Einsatz der Retardpräparate. Die meisten Parkinson-Ärzte empfehlen heute Anticholinergika jedoch nur als Zusatzmedikation (z. B. bei starkem Speichelfluss) und verzichten mit zunehmendem Alter ganz auf Anticholinergika.

Amantadine. Die Monotherapie mit Amantadinen führt zu einer nur geringen Symptomverbesserung (20–30 %). Vorteilhaft sind die relativ geringen Nebenwirkungen. Amantadin kann als initiale Monotherapie bei Patienten mit nur geringer motorischer Beeinträchtigung eingesetzt werden, wobei der Einsatz auch von der Prävention von Dyskinesien und der Hoffnung auf einen neuroprotektiven Effekt getragen wird (Amantadin ist für die Monotherapie zugelassen).

Budipin. Wegen der relativ guten Wirkung von Budipin (Parkinsan) auf den Parkinson-Tremor kann bei Patienten mit im Vordergrund stehendem Tremor die Therapie mit Budipin unter strenger Überwachung begonnen werden. Die Vertriebseinschränkung für Budipin ist zu beachten (siehe Frage 105).

MAO-B-Hemmer. Die Monotherapie mit MAO-B-Hemmern (Selegilin, Rasagilin) führt ebenfalls nur zu einer leichten, meist nicht ausreichenden Symptomverbesserung. Ob MAO-B-Hemmer den Krankheitsprozess verzögern können, wird kontrovers diskutiert.

Dopaminagonisten. Die Monotherapie mit Dopaminagonisten wird gerade in neuerer Zeit für Patienten mit einem Erkrankungsbeginn vor dem 70. Lebensjahr propagiert. Trotz nicht so prompter Wirkung und teilweise stärkeren Nebenwirkungen im Vergleich zu L-Dopa wird der frühe Einsatz der Dopaminagonisten bei jüngeren Patienten als vorteilhaft angesehen: Spätkomplikationen wie Schwankungen der Beweglichkeit (Fluktuationen) und Überbewegungen (Dyskinesien) treten seltener oder später auf als unter der Monotherapie mit L-Dopa. Untersuchungen haben gezeigt, dass gerade jüngere Patienten unter der L-Dopa-Behandlung mit motorischen Spätkomplikationen rechnen müssen (siehe auch Frage 115).

L-Dopa. Die Monotherapie mit L-Dopa ist ein sehr wirksames Therapieprinzip mit dem günstigsten initialen Wirkungs- und Nebenwirkungsprofil. Zur Erinnerung: L-Dopa-Monotherapie heißt L-Dopa plus Decarboxylasehemmer. Bei Patienten, die subjektiv und objektiv in ihrer motorischen Leistung beeinträchtigt sind und aus verschiedenen Gründen eine rasche, optimale Wirkung fordern, kann der Behandlungsbeginn mit L-Dopa vertretbar sein. Die L-Dopa-Monotherapie wird weiterhin für ältere Parkinson-Patienten akzeptiert, die zum einen mit einer geringeren Wahrscheinlichkeit mit Spätkomplikationen rechnen müssen und zum anderen eine kürzere Lebenserwartung haben, also die Phase L-Dopa-Spätkomplikationen möglicherweise nicht erleben. Das Risiko, Spätkomplikationen zu entwickeln, ist mit L-Dopa-Retard-Präparaten nicht vermindert.

COMT-Hemmer. Die Kombination von L-Dopa plus Decarboxylasehemmer mit einem COMT-Hemmer (Comtess, Tasmar) führt zu einer besseren Bioverfügbarkeit und einem günstigeren Wirkungs- und Nebenwirkungsprofil, wobei für die Langzeitbehandlung auch eine Verzögerung von Spätkomplikationen erwartet werden kann.

114 Für wen ist eine Kombinationsbehandlung geeignet?

Ziel der frühen Kombinationsbehandlung von L-Dopa mit einem Dopaminagonisten ist es, das Auftreten von Spätkomplikationen hinauszuzögern. Durch den zusätzlichen Einsatz von Dopaminagonisten können die Einnahmefrequenz und die Einzeldosis von L-Dopa deutlich gesenkt werden.

Durch die Kombination von L-Dopa mit einem MAO-B-Hemmer können im Mittel 20–30 % L-Dopa eingespart werden. Ob der Behandlungserfolg durch eine symptomatische Wirkung oder Einflussnahme auf den Krankheitsprozess bedingt ist, konnte bis heute nicht geklärt werden. Langzeitstudien haben ergeben, dass die Wirkung der MAO-B-Hemmer im Laufe der Zeit abnehmen kann.

Die Hoffnung, auch den möglichen neuroprotektiven Effekt von MAO-B-Hemmern und Amantadin zu nutzen, ist Grundlage einer Dreifachkombination aus L-Dopa, Dopaminagonisten, MAO-B-Hemmern oder Amantadin. Der zusätzliche Einsatz von Amantadin ist auch beim Auftreten L-Dopa-induzierter Dyskinesien angezeigt. Bei der Indikation einer Mehrfachkombination müssen natürlich Kosten und Nutzen berücksichtigt werden.

> **TIPP**
>
> Es kann nicht oft genug betont werden, dass bei der Überlegung, welches Therapiekonzept für Sie am besten geeignet ist, immer Ihre individuelle Krankheitsausprägung und Ihre Lebensumstände den Ausschlag geben, und dass auch die nichtmedikamentösen Maßnahmen eine wichtige Rolle spielen.

115 Wie erfolgt die medikamentöse Ersteinstellung?

In Deutschland wird die Entscheidung einer Monotherapie mit Dopaminagonisten oder einer Kombinationstherapie mit L-Dopa und Dopaminagonisten und/oder anderen Parkinson-Mitteln vorwiegend vom (biologischen) Alter des Patienten abhängig gemacht. »Biologische Alter« bedeutet, dass der betroffene Parkinson-Patient ansonsten gesund ist. Wenn weitere gravierende Erkrankungen, z. B. kardiologisch-internistische Erkrankungen hinzutreten (der Arzt spricht von Multimorbidität), kann das biologische Alter deutlich höher als das kalendarische Alter sein.

Parkinson-Experten teilen gewöhnlich in zwei Lebensabschnitte ein und wählen als Grenze das 70. Lebensjahr. Als Sondergruppe werden die Patienten mit einem Erkrankungsalter vor dem 40. Lebensjahr herausgestellt (»Early-onset und juvenile« Parkinson-Patienten), die überwiegend auf eine initiale Monotherapie mit Dopaminagonisten eingestellt werden. Wichtig sind natür-

Therapie

Therapieempfehlungen für die Ersteinstellung von Parkinson-Patienten

Alter < 70 Jahre	Monotherapie mit Dopaminagonisten (je nach Erfahrung und persönlicher Präferenz: und/oder Amantadin, MAO-B-Hemmern, bis zur L-Dopa-Pflichtigkeit)
Alter > 70 Jahre	L-Dopa in Kombination mit Dopaminagonisten und/oder COMT-Hemmern (je nach Erfahrung und persönlicher Präferenz: Kombination mit MAO-B-Hemmern oder Amantadin, Kombination COMT- und MAO-B-Hemmer vermeiden)
höheres Alter	Initial L-Dopa-Monotherapie, evtl. später Kombination mit Dopaminagonisten
Tremor-Dominanz	Budipin, Dopaminagonisten (z. B. Sifrol), L-Dopa, Anticholinergika

lich auch die sozialen Verhältnisse (z. B. Berufstätigkeit), die psychiatrischen Risikofaktoren und Begleiterkrankungen.

Allgemein wird versucht, zunächst ohne L-Dopa auszukommen, bis der Patient »L-Dopa-pflichtig« wird. Bei Patienten über 70 Jahre rücken die Probleme der L-Dopa-Langzeittherapie wegen der kürzeren Lebenserwartung eher in den Hintergrund, sodass die initiale Monotherapie mit L-Dopa gerechtfertigt sein kann. Wenn bei jüngeren Patienten ein rascher Therapieeffekt dringend notwendig ist, um z. B. nicht den Arbeitsplatz zu gefährden, kann im Einzelfall für die ersten Wochen auch mit L-Dopa begonnen werden. Wir hatten besprochen, dass bei nur leicht ausgeprägter Parkinson-Symptomatik die Therapie auch mit einer Monotherapie von Amantadin oder Selegilin eingeleitet werden kann. Die obige Übersicht kann nur als grobe Orientierungshilfe für die Ersteinstellung von Parkinson-Patienten gelten.

116 Wie wird im weiteren Krankheitsverlauf behandelt?

Die gewählte Therapiestrategie für die Ersteinstellung muss im weiteren Krankheitsverlauf den motorischen Störungen und Begleiterscheinungen angepasst werden. In Deutschland wird derzeit die Dopaminagonisten-lastige Kombinationsbehandlung mit L-Dopa/COMT-Hemmer auch im weiteren Verlauf bevorzugt, d.h. Dopaminagonisten stehen an vorderster Stelle. Es gibt jedoch Befund- und Umgebungskonstellationen, die eine andere Strategie rechtfertigen. Der Einsatz von L-Dopa sollte jedenfalls dann erfolgen, wenn mit der bisherigen Therapie keine befriedigende Wirkung zu erreichen ist.

Es ist wichtig, dass Ihnen als Parkinson-Patient auch im weiteren Krankheitsverlauf ein klares individuelles Konzept angeboten wird. Die sachliche Aufklärung (auch der Angehörigen) über die modernen Therapiestrategien und deren Probleme erleichtert den weiteren therapeutischen Weg und macht eventuell notwendige Korrekturen der Therapie besser verständlich. Ihr Arzt muss auf der anderen Seite aber auch die Grenzen seiner therapeutischen Bemühungen deutlich machen, die durch das Fortschreiten der Erkrankung, durch Langzeit-Therapieeffekte und Begleiterkrankungen gegeben sind.

117 Welche Therapiestrategien werden bei Fluktuationen empfohlen?

Solange eine Abhängigkeit der Fluktuationen von der Medikamenteneinnahme besteht (End-of-Dose-Akinesien, Wearing-off), sind die Chancen für eine erfolgreiche Behandlung gut. Die erste Strategie zielt auf ein gleichmäßigeres L-Dopa-Angebot, das durch die Umstellung der L-Dopa-Medikation (Verkürzung der Dosierungsabstände, bei Reduktion der Einzeldosen L-Dopa-

Retard-Präparate, lösliches L-Dopa) und durch Hemmung des Abbaus (COMT-Hemmer oder MAO-B-Hemmer) erreicht werden kann. Dadurch dass die L-Dopa-Medikation nicht zusammen mit großen, eiweißreichen Mahlzeiten eingenommen wird, kann die Resorption verbessert werden.

Der zweite therapeutische Ansatz besteht in der zusätzlichen Gabe eines Dopaminagonisten mit möglichst langer Halbwertszeit. Falls bereits eine Kombinationsbehandlung durchgeführt wird, sollte die Dopaminagonisten-Dosierung erhöht und gleichzeitig die L-Dopa-Dosis vermindert werden. Bei schweren Fluktuationen bieten sich für einzelne Fälle auch die Sondenbehandlung mit flüssigem L-Dopa (Duodopa) oder die Apomorphinbehandlung mit Minipumpe an.

Bei erfolgloser medikamentöser Umstellung und schwerer Behinderung kann die Tiefenhirnstimulation (»Hirnschrittmacher«) erwogen werden.

Die Behandlung unvorhersehbarer, medikamenten-unabhängiger Fluktuationen (On-off-Phänomene) gestaltet sich ungleich schwieriger. Schwierig ist auch die Behandlung von plötzlichen Bewegungsblockaden, insbesondere beim Gehen, die wir als »Freezing« bezeichnen. Nur wenn Freezing zeitlich mit dem Nachlassen, der Medikamentenwirkung zusammenfällt (»wearing-off-freezing«), ist eine Erhöhung der Medikation sinnvoll und auch nur bei diesen Formen kann eine Tiefenhirnstimulation erwogen werden. Beim »On-Freezing« sollte die Dosis eher reduziert werden. Wir werden später auf nicht-medikamentöse Hilfen zur Überwindung von Bewegungsblockaden eingehen (Frage 145).

ZUSAMMENFASSUNG

Therapiestrategien bei Fluktuationen (Wearing-off/End of Dose Akinese):

- Verkürzung der Dosisintervalle von L-Dopa bei Reduktion der Einzeldosen,
- zusätzlich Dopaminagonist bzw. Dosiserhöhung,
- Umstellung auf L-Dopa-Retardformen,
- zusätzlich COMT-Hemmer,
- zusätzlich MAO-B-Hemmer,
- L-Dopa nicht mit großen eiweißreichen Mahlzeiten,
- eiweißarme Kost,
- für Einzelfälle: Duodopa über Duodenalsonde, Apomorphin-Injektion/-Infusion,
- Tiefenhirnstimulation (bei Therapieresistenz und schwerer Behinderung).

118 Welche Therapiestrategien helfen bei Überbewegungen (Dyskinesien)?

Peak-dose-Dyskinesie: Am häufigsten handelt es sich um Überbewegungen, die dann auftreten, wenn der L-Dopa-Spiegel am höchsten ist (Peak-dose-Dyskinesien, siehe Abbildung). Folglich zielt die Behandlung auf einen gleichmäßigen L-Dopa-Spiegel mit möglichst wenigen Spitzen (peaks). Das bedeutet kürzere Dosisintervalle, wobei die Einzeldosen niedriger, jedoch noch effektiv sein müssen.

Da Peak-dose-Dyskinesien oft mit Phasen guter Beweglichkeit verbunden sind, klagen weniger die Patienten selbst als viel-

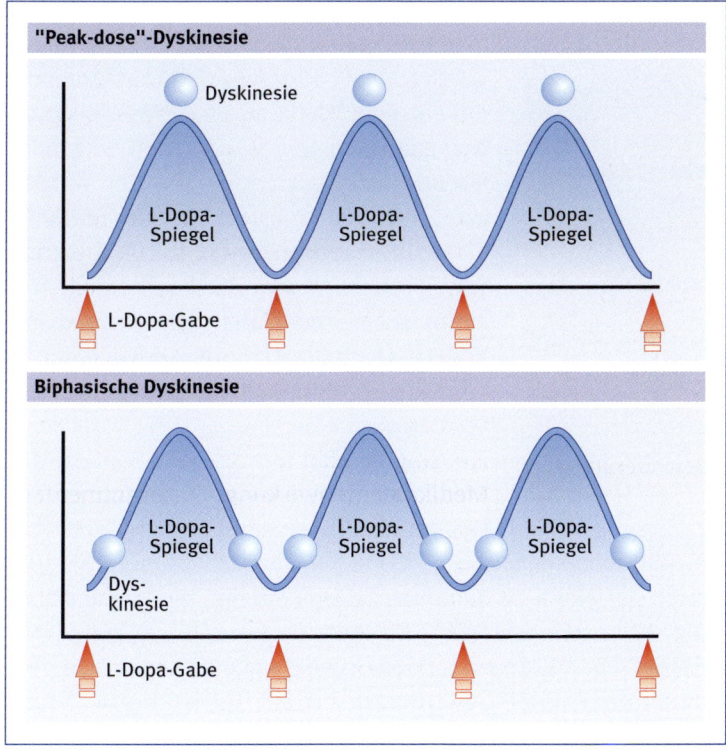

◀ Hyperkinetische Phänomene: a) Peak-Dose-Dyskinesie – die unwillkürlichen Bewegungen treten jeweils bei hohen L-Dopa-Spiegeln auf. b) Biphasische Dyskinesie – die unwillkürlichen Bewegungen treten jeweils in der Anflutungs- bzw. Abflutungsphase auf, also bei niedrigerem L-Dopa-Spiegel.

191

Therapie

mehr die Angehörigen, die sich durch die psychosoziale Stigmatisierung beeinträchtigt fühlen. Falls noch nicht geschehen, sollte mit Dopaminagonisten kombiniert werden, wobei die L-Dopa-Dosis reduziert wird. Weitere Therapieoptionen sind die zusätzliche Gabe von Amantadin und falls noch nicht geschehen, COMT-Hemmer.

Off-Dystonie: Schmerzhafte dystone Verkrampfungen der unteren Extremitäten treten in Phasen eines niedrigen L-Dopa-Spiegels auf (Off-Phasen-Dystonie). Die in der zweiten Nachthälfte oder morgens auftretenden schmerzhaften Verkrampfungen der Füße lassen sich meist gut mit einer abendlichen Gabe von L-Dopa-Retardpräparaten oder einem länger wirksamen Dopaminagonisten behandeln. Es kann hilfreich sein, wenn man zusätzlich COMT-Hemmer und/oder Amantadin einsetzt. Wenn durch die Modifikation der Parkinson-Mittel kein befriedigender Einfluss auf Dyskinesien erreicht werden kann, können Substanzen wie Baclofen, Clozapin, Tiaprid oder die lokale Injektion von Botulinumtoxin (bei schmerzhafter Fußdystonie) manchmal die Symptomatik lindern. Die Indikation für eine Tiefenhirnstimulation muss sehr sorgfältig überlegt werden.

Biphasische Dyskinesie: Die so genannten biphasischen Dyskinesien treten in der An- und Abflutungsphase von L-Dopa auf, sind oft schmerzhaft und weisen auf einen zu niedrigen L-Dopa-Spiegel hin (siehe Abbildung, Bild b). Folglich sollte für diese Dyskinesieform ein gleichmäßiger, aber höherer L-Dopa-Spiegel angestrebt werden (Erhöhung der L-Dopa-Gesamtdosis, verteilt auf häufigere Einzeldosen, zusätzlich Dopaminagonisten, COMT-Hemmer). Lösliches

---

INFO

Therapie der Peak-dose-Dyskinesien

- niedrigere L-Dopa-Einzeldosen,
- Reduktion der L-Dopa-Gesamtdosis,
- Umstellen auf Dopaminagonisten oder Kombination,
- zusätzlich Amantadin,
- Tiefenhirnstimulation.

INFO

Therapie der Off-Phase-Dystonie (nachts, frühmorgens)

- L-Dopa-Retard zur Nacht,
- lang wirkende Dopaminagonisten,
- zusätzlich COMT-Hemmer,
- zusätzlich Amantadin,
- bei schmerzhafter Fußdystonie: Botulinumtoxin,
- Baclofen,
- Tiefenhirnstimulation.

L-Dopa oder Apomorphin s.c. helfen, die Dyskinesie in der Anflutungsphase rascher zu überwinden.

119 Was kann man gegen psychotische Störungen tun?

Wir hatten besprochen, dass psychotische Symptome (wie Trugwahrnehmungen und paranoide Psychosen) sowohl durch Parkinson-Mittel als auch durch eine Zweiterkrankung ausgelöst
werden können. Verwirrtheitszustände und Desorientierungs-
störungen sind nicht selten Begleiterscheinungen einer demenziellen Entwicklung. Häufig sind mehrere gleichzeitig wirkende
Einflüsse anzuschuldigen (z.B. Parkinson-
Mittel und ungenügende Flüssigkeitszufuhr).

> **INFO**
>
> Die häufigste Ursache psychotischer
> Reaktionen ist Flüssigkeitsmangel!
> Deshalb sorgen Sie bitte für eine aus-
> reichende Flüssigkeitszufuhr (2–3 l).

Nach Ausschluss einer Zweiterkrankung
und eines Flüssigkeitsmangels muss meist
in Abhängigkeit vom klinischen Bild die
Parkinson-Medikation reduziert werden.
Wenn die Psychose nach Dosiserhöhung eines Parkinson-Mittels
aufgetreten ist, wird zunächst die Dosissteigerung wieder rück-
gängig gemacht (»last in – first out«).

Ansonsten werden zuerst jene Medikamente langsam reduziert
oder abgesetzt, die mit dem größten Psychose-Risiko und der
geringeren motorischen Wirksamkeit behaftet sind. Wenn Anticholinergika, Amantadine, Selegilin oder Budipin verordnet
sind, werden diese als Erste langsam herausgenommen. In besonderen Fällen wird es sich nicht umgehen lassen, auch den
Dopaminagonisten zu reduzieren oder ganz abzusetzen.

Die Entscheidung einer L-Dopa-Reduzierung steht erst an letzter
Stelle, auch um einer akinetischen Krise vorzubeugen. Wenn die
Reduktion der Parkinson-Medikamente nicht erfolgreich war

oder mit einer nicht-tolerablen Bewegungsminderung einher-geht, werden so genannte atypische Neuroleptika (Antipsychotika) eingesetzt. Evtl. kann unter dieser Therapie die dopaminerge Therapie später wieder erhöht werden. Es darf nicht verschwiegen werden, dass besonders die Therapie psychischer Störungen eine schwierige Gratwanderung bedeutet.

Welche Neuroleptika kommen infrage?

Neuere so genannte atypische Neuroleptika wie Clozapin, Olanzapin und Quetiapin tragen ein geringeres Risiko, ein Parkinsonoid (Parkinson-ähnliche Störung) auszulösen und eignen sich deshalb zur Behandlung psychotischer Episoden beim Parkinson-Syndrom.

Clozapin. Das Mittel der ersten Wahl bei medikamentös induzierter Psychose ist Clozapin (Leponex). Da es unter Leponex zu gefährlichen Blutveränderungen kommen kann, darf es nur unter strenger und engmaschiger ärztlicher Kontrolle mit Blutbildkontrollen verabreicht werden. Leponex hat zwar keine Zulassung für die Parkinson-Behandlung, kann aber als Heilversuch eingesetzt werden, wenn es unter der L-Dopa- bzw. Dopaminagonisten-Medikation zu psychotischen Episoden gekommen ist und die Reduktion des Psychose auslösenden Parkinson-Mittels zu einer nicht tolerierbaren Bewegungsarmut geführt hat. Leponex wird in einer Dosierung von 12,5 bis 25 mg (Höchstdosierung 100 mg pro Tag) verabreicht, es werden also wesentlich niedrigere Dosen als bei der Behandlung der Schizophrenie benötigt.

Quetiapin. Eine Alternative zu Leponex ist Quetiapin (Seroquel), ein weiteres atypisches Neuroleptikum, das allerdings auch nur für die Behandlung der Schizophrenie seit Februar 2000 in Deutschland zugelassen ist. Nach den wenigen bisherigen offe-

---

ZUSAMMENFASSUNG

Maßnahmen bei psychiatrischen Störungen

▪ Begleiterkrankungen ausschließen,
▪ Austrocknung (Exsikkose) behandeln,
▪ Parkinsonmedikamente entsprechend ihres Psychoserisikos reduzieren oder absetzen (Anticholinergika > Amantadin > Selegilin > Budipin > Dopaminagonisten > L-Dopa),
▪ Antipsychotika (atypische Neuroleptika) einsetzen.

nen Studien zur Behandlung medikamentös induzierter Psychosen bei Parkinson-Patienten scheinen die Parkinson-Zeichen kaum zuzunehmen. Die notwendige Dosis ist – wie bei den anderen atypischen Neuroleptika auch – niedriger als die empfohlene Dosis zur Behandlung der Schizophrenie.

120 Welche Medikamente helfen bei im Vordergrund stehendem Tremor?

L-Dopa und alle derzeit zur Verfügung stehenden Dopaminagonisten wirken auch auf den Tremor, wobei ein Ruhetremor am schwierigsten zu beeinflussen ist – allerdings auch die motorischen Leistungen am wenigsten beeinträchtigt.

Ruhetremor

Gut wirksam ist Budipin (Parkinsan), dessen Einsatz allerdings wegen der kardialen Nebenwirkungen mit bestimmten Auflagen belegt ist. Unter Berücksichtigung der oben aufgeführten Risikofaktoren kann bei jungen Parkinson-Patienten ein Anticholinergikum versucht werden. Wenn der Ruhetremor durch mentale oder emotionalen Belastung besonders stark ausgeprägt ist, kann ein so genannter Betablocker (ein Medikament, das sonst bei Herzerkrankungen und Bluthochdruck eingesetzt wird, z. B. Propranolol) eingesetzt werden. Wenn eine antidepressive Behandlung notwendig ist, ist vom Einsatz trizyklischer Antidepressiva auch eine Tremorreduktion zu erwarten. Das oben erwähnte Clozapin (Leponex) hat eine Wirkung auf Tremor (es sind regelmäßige Blutbildkontrollen notwendig). Bei schwerer Behinderung kann die Tiefenhirnstimulation überlegt werden.

Haltetremor oder kombinierter Halte- und Ruhetremor

Wenn sich der Haltetremor unter der Therapie mit Dopaminergika (L-Dopa, Dopaminagonisten) nicht befriedigend beeinflussen lässt, wird auch hier die zusätzliche Behandlung mit einem Betablocker oder mit Primidon (ein Mittel gegen epileptische Anfälle) in langsam aufsteigender Dosierung empfohlen. Vom Betarezeptorenblocker profitieren besonders Patienten mit einem höherfrequenten Haltetremor. Auch das schon erwähnte Clozapin (Leponex) zeigt Wirkung auf den Haltetremor. Bei Therapieversagen und schwerer Behinderung (psychisch und physisch) kann die Tiefenhirnstimulation überlegt werden.

121 Darf ich vor körperlicher Mehrbelastung die Dosis erhöhen?

Es besteht kein Einwand, wenn Parkinson-Patienten für besondere Anlässe, die eine erhöhte motorische Aktivität erfordern (z. B. längerer Spaziergang, Tanzen) eine zusätzliche kleine Dosis L-Dopa nehmen, am besten lösliches L-Dopa. Wissenschaftliche Untersuchungen haben zwar weder eine Beeinflussung des L-Dopa-Blutspiegels noch eine Verstärkung der Parkinson-Zeichen unter schwerer körperlicher Arbeit aufzeigen können, dennoch zeigt die Erfahrung manchmal den positiven Effekt nach zusätzlicher L-Dopa-Medikation.

122 Was muss man bei einer bevorstehenden Operation beachten?

Bestimmte Narkosestoffe wie Halothan können zusammen mit L-Dopa-Präparaten zu Herzstörungen führen. Nach den Empfehlungen des Ärztlichen Beirats der Deutschen Parkinson-Vereinigung werden die Barbiturat-Lachgas-Opiatnarkose, Etomidat-Lachgas-Opiatnarkose oder Kombinationen mit Enflurana, oder Isofluran sowie kompetitiven Muskelrelaxanzien empfohlen.

Eine Regional- oder Spinalanästhesie ist zu bevorzugen. Die medikamentöse Parkinson-Therapie soll möglichst bis 12 Stunden vor der Operation weitergeführt und nach der Operation bald wieder eingesetzt werden. Auf eine Neurolept-Analgesie mit Phenothiazinen, Butyrophenonen und Reserpin muss verzichtet werden. Abhängig von der Symptomausprägung und aktuellen medikamentösen Einstellung kann zur Überbrückung eine Infusionsbehandlung z. B. mit Amantadin (200 mg in 500 ml NaCl 2- bis 3-mal pro Tag) durchgeführt werden, wobei das Psychoserisiko beachtet werden muss.

> **TIPP**
>
> Denken Sie daran, dass manchmal auch notfallmäßig eine Operation durchgeführt werden muss (z. B. nach einem Unfall). Wir empfehlen Ihnen, immer einen Parkinson-Ausweis bei sich zu tragen. (Einen Parkinson-Ausweis bekommen Sie kostenlos bei Ihrem Arzt, Ihrer Parkinson-Selbsthilfegruppe oder der Deutschen Parkinson-Vereinigung, siehe Anhang.)

Auf die Gefahren des plötzlichen Absetzens von L-Dopa wurde hingewiesen (L-Dopa-Entzugssyndrom, siehe Frage 88). Durch die Belastung des operativen Eingriffs kann es zu einer vorübergehenden Zunahme der Parkinson-Zeichen kommen.

Ihr Zahnarzt wird, wenn er eine lokale Betäubung durchführen muss, auf Mittel mit einem Adrenalinzusatz verzichten, da unter der L-Dopa-Behandlung mit einer besonderen Empfindlichkeit des Herzmuskels gegenüber Adrenalingabe gerechnet werden muss.

Behandlung von Begleitstörungen

Auch die Begleitstörungen, die im Rahmen einer Parkinson-Krankheit auftreten können, wie psychische und vegetative Störungen, müssen teilweise mit Medikamenten therapiert werden. Es gibt jedoch auch zahlreiche nichtmedikamentöse Maßnahmen, die helfen. In den folgenden Fragen und Antworten stellen wir Ihnen verschiedene Behandlungs- und Selbsthilfemöglichkeiten für die häufigsten Begleitstörungen vor.

123 Kann man den Verlauf einer Demenz beeinflussen?

Wichtige Faktoren der nicht-medikamentösen Therapie sind die Aufklärung und Information über die Art der Erkrankung und den zu erwartenden Verlauf, wobei Angehörige und Betreuer mit eingeschlossen werden. Betroffene, Angehörige und Therapeuten vermeiden es in der Regel, offen über die Demenz zu sprechen, es sei denn, die erhebliche intellektuelle Beeinträchtigung ist sofort für jeden erkennbar. Erst wenn durch eine sorgfältige Abklärung eine sekundäre Demenzform ausgeschlossen ist, darf bzw. muss man sich auf den leider fortschreitenden Prozess einstellen.

Künstlerisch-expressive Therapieformen wie Malen, Musik und Tanz zählen zu den psychosozial-stabilisierenden Maßnahmen. Die sozialen Kontakte sollten möglichst lange erhalten bleiben. Oft bleibt Angehörigen und Betreuern nur der Weg, sich auf die Defizite und eingeschränkten Möglichkeiten des Demenzkranken einzustellen und diese zu akzeptieren. Der Hilflosigkeit

der Bezugsperson steht die Hilflosigkeit des Betroffenen gegenüber.

Bei Orientierungsstörungen und Neigung zu Verwirrtheitszuständen mit Weglauftendenz sollten Betroffene nicht unbeauf-
sichtigt das Haus verlassen können und
sich womöglich auf der Straße einer Gefahr
aussetzen. In besonderen Fällen sind Angehörige gezwungen, zwischen Sicherheitsüberlegungen und Freiheitsschutz ab-
zuwägen. Es kann auch ratsam sein, ein
Bettgitter anzubringen oder Türen zu ver-
schließen. Die juristischen Vorbedingun-
gen dafür müssen natürlich erfüllt sein.

Auf der anderen Seite ist es für den pfle-
genden Angehörigen genauso wichtig, dass
er seine eigene Lebensgestaltung nicht
vollständig hinter die Versorgung des Patienten zurückstellt. Er sollte sich nicht mit
Schuldgefühlen beladen, zu wenig für den
Patienten tun zu können. Der Leidensdruck der Angehörigen ist
meist größer, als wir ihn für den Betroffenen selbst annehmen.
Eine Pflege und Betreuung bis zur Erschöpfung ist letztlich für
den Patienten und die pflegende Person die ungünstigere Lösung. Angehörige sollten sich durch die Mithilfe der Sozialdienste und Familienangehörigen entlasten und den Erfahrungsaustausch mit Angehörigengruppen nutzen.

> **TIPP**
>
> Eine regelmäßige körperliche Aktivität
> und Reduktion von Übergewicht haben
> einen günstigen Einfluss. Kognitive Trai-
> ningsprogramme (Gedächtnistraining,
> »Hirnjogging«) können vorübergehend
> wirksam sein. Führen diese Bemühun-
> gen jedoch beim Betroffenen eher zu
> Frustrationen, sollten intensive Thera-
> piemaßnahmen vermieden werden. Es
> werden dann eher depressive Verstim-
> mungen als Therapieerfolge erreicht.

Medikamentöse Maßnahmen
Nootropika. Bei leichten und mittelgradigen Demenzformen
wird von einigen Ärzten der Einsatz so genannter Nootropika
befürwortet, also Arzneimittel, die das Gedächtnis und die
Merkfähigkeit beeinflussen sollen. Zu den Nootropika gehören
Substanzen wie Piracetam, Pyritinol, Dihydroergotoxin, Nimodi-
pin und Nicergolin. Zu den pflanzlichen Nootropika zählen die

ZUSAMMENFASSUNG

Nichtmedikamentöse Maßnahmen bei Demenz

Es gibt viele Möglichkeiten, besser mit einer Demenz umzugehen:

- Aufklärung und Information,
- regelmäßige körperliche Aktivität, Reduktion von Übergewicht,
- kognitives Training (Hirnleistungstraining, »Hirnjogging«) bei leichten Formen,
- soziale Kontakte erhalten,
- verhaltenstherapeutische Maßnahmen,
- sich auf die eingeschränkten Möglichkeiten des Demenzkranken einstellen,
- optische Kennzeichnungen in der Wohnung,
- Gefahrenquellen entfernen,
- für genügend Bewegungsraum sorgen,
- zwischen Sicherheitsüberlegungen und Freiheitsschutz abwägen,
- Betreuungsmaßnahmen überlegen,
- eigene Lebensgestaltung nicht zu sehr einschränken,
- Erfahrungsaustausch mit Angehörigengruppen,
- Unterstützung durch Sozialdienste.

Gingko-Trockenextrakte, die in einer Dosierung von 120–240 mg pro Tag eingesetzt werden. Wenn Nootropika nicht innerhalb von 3 (bis 6) Monaten zu einer Besserung führen, sollten sie wieder abgesetzt werden.

Acetylcholinesterase-Hemmer. Die modernen Mittel gegen Demenz (= Antidementiva) gehören zu der Wirkgruppe der Acetylcholinesterase-Hemmer (AChE-Hemmer) oder der Glutamat- bzw. der NMDA-(N-Methyl-D-Asparat-)Antagonisten.

Als AChE-Hemmer stehen Tacrin, Donepezil, Rivastigmin und Galantamin für die Behandlung der leichten bis mittelschweren Demenz zur Verfügung. Bei der Verordnung von Tacrin ist man wegen des Anstiegs der Serumaminotransferasen bei fast der Hälfte der Behandelten zurückhaltend geworden. Die Nebenwirkungen umfassen Magen-Darm-Beschwerden und Kopfschmerzen.

Glutamatantagonisten. Die Glutamatantagonisten (Azura, Ebixa), sind derzeit für mittelschwere bis schwere Formen der Demenz zugelassen.

Die Zulassung der letztgenannten Antidementiva besteht für die Alzheimer-Krankheit (Demenz vom Alzheimertyp, DAT) und nicht ausdrücklich für die Demenz bei der Parkinson-Krankheit. Dennoch kann Ihr Arzt im Rahmen eines Therapieversuchs diese Medikamente für Sie verordnen. In Plazebo-kontrollierten Studien konnte bei Parkinson-assoziierter Demenz mit Antidementiva eine Besserung der kognitiven Fähigkeiten erreicht werden, wenigstens innerhalb eines begrenzten Behandlungszeitraums von einigen Monaten. Langzeitstudien müssen zeigen, ob der Langzeiteinsatz von Antidementiva bei Parkinson-Patienten mit demenzieller Entwicklung gerechtfertigt ist.

Welche Antidementiva gibt es?

Nootropika	Piracetam Pyritinol Gingko-Extrakt Dihydroergotoxin
AChE-Hemmer	Donezepil (Aricept, 5–10 mg pro Tag) Galantamin (Reminyl, 30 mg pro Tag) Rivastigmin (Exelon, 1,5–12 mg pro Tag) Tacrin (Cognex, 40–160 mg pro Tag)
Glutamatantagonist	Memantine (Azura, Ebixa, 10–20 mg pro Tag)
Kalziumkanalblocker	Nimodipin (Nimotop, 90 mg pro Tag)

124 Wie kann man depressive Verstimmungen behandeln?

Wenn die Depression an Off-Phasen gebunden ist, sollte sich nach optimaler medikamentöser Einstellung mit Parkinson-Mitteln auch die Depression bessern. In der Phase der Depression benötigt der Betroffene ein hohes Maß an persönlicher Zuwendung. Der depressive Parkinson-Patient muss in seiner Traurigkeit ernst genommen werden, ihm muss das Gefühl gegeben werden, für alle Bezugspersonen wichtig zu sein. Der Patient muss noch stärker als bisher in das Familiengeschehen einbezogen und darf nicht allein gelassen werden. Es ist nicht förderlich, ihm in einer depressiven Phase psychisch belastende Informationen mitzuteilen. Etwaige Suizidgedanken sollten offen angesprochen werden. Es sollte dem Depressiven Hoffnung signalisiert werden, dass sich die Depression unter der veränderten oder zusätzlichen Medikation bald bessern wird.

Medikamentöse Maßnahmen

Der schwache antidepressive Effekt von Amantadin und einzelnen Dopaminagonisten (z. B. Pramipexol, Ropinirol) kann bei der Einstellung mit Parkinson-Medikamenten ausgenutzt werden. Zur medikamentösen Behandlung werden so genannte tri- und tetrazyklische Antidepressiva (Amitriptylin, Nortryptilin, Imipramin, Desipramin und Doxepin) eingesetzt.

Serotonin-Wiederaufnahme-Hemmer (SSRI), wie z. B. Citalopram (Cipramil), Fluoxetin (Fluctin), Paroxetin (Seroxat, Tagonis) und Sertalin (Gladem, Zoloft), werden bei depressiven Parkinson-Patienten eingesetzt. Die Therapie mit selektiven SSRI muss unter strenger ärztlicher Kontrolle erfolgen. SSRI dürfen nicht zusammen mit MAO-B-Hemmern gegeben werden. Im Gegensatz zu den sedierenden Eigenschaften der trizyklischen Antidepressiva haben SSRI eine eher aktivierende Wirkung. Bei Antriebsschwäche wird man ein antriebssteigerndes Antidepressivum und bei agitierten Patienten eher ein sedierendes Antidepressivum einsetzen. Bei leichter depressiver Symptomatik kann ein Johanniskrautextrakt wirksam sein, das im Vergleich zu den trizyklischen Antidepressiva weniger Nebenwirkungen hat.

Beispiele medikamentöser antidepressiver Therapie

trizyklische Antidepressiva	Amitriptylin Nortriptylin Imipramin Desipramin Doxepin
Serotonin-Wiederaufnahme-Hemmer (SSRI), keine Kombination mit MAO-B-Hemmern	Citalopram (Cipramil) Sertalin (Zoloft) Paroxetin (Seroxat, Tagonis) Sertalin (Gladem, Zoloft) Fluoxetin (Fluctin)

125 Was hilft bei Schmerzen oder Missempfindungen?

Fast die Hälfte aller Parkinson-Patienten klagt über Missempfindungen und/oder Schmerzen, die auch schon im Frühstadium der Erkrankung auftreten können. Die Schmerzen werden als ziehend, brennend und teilweise krampfartig geschildert.

Parkinson-Patienten leiden nicht häufiger an einer rheumatischen Erkrankung als andere Menschen. Rücken-, Glieder- und Nackenschmerzen werden jedoch im Frühstadium, wenn die Diagnose Parkinson-Krankheit noch nicht gestellt werden kann, nicht selten vom Patienten (und auch vom Arzt) als Rheuma oder eine orthopädische Erkrankung fehlgedeutet. Nicht wenige Patienten werden über längere Zeit unter der Diagnose »Schulter-Arm-Syndrom«, »Wirbelsäulen-Syndrom«, »HWS-Syndrom« oder »Bandscheiben-Syndrom« behandelt. Es gibt keine für die Parkinson-Krankheit typischen Schmerzen.

Therapie

Über die Ursache von Schmerzen bei Parkinson-Patienten weiß man bis heute nur wenig. Ein Teil der Schmerzen ist auf den Rigor zurückzuführen. Rücken,- Glieder- und Nackenschmerzen treten häufig in Off-Phasen als muskulo-skelettales Syndrom auf. Dopaminerge, opioiderge und gabaerge Mechanismen, also unterschiedliche Botenstoffe im Bereich der Basalganglien, üben einen modulierenden Effekt auf die Schmerzwahrnehmung aus. Vorstellbar ist eine Enthemmung der Schmerzweiterleitung, so dass Schmerzen verstärkt empfunden werden.

Gefühlsstörungen (Sensibilitätsstörungen) empfinden Parkinson-Patienten oft als unangenehmes Brennen (z. B. im Mundbereich) oder Ameisenlaufen (Parästhesien), als Taubheits- oder Kältegefühl, meist im Bereich der unteren Extremitäten. Das Gesicht ist fast nie betroffen. Da sensible Störungen mit motorischen Fluktuationen korrelieren können, werden – wie bei den Schmerzen – auch zentrale Regulationsstörungen vermutet.

Besonders quälend sind für manche Parkinson-Patienten krampfartige Schmerzen in Waden, Füßen und Zehen, vor allem während der frühen Morgenstunden, wenn die Medikamentenwirkung abgeklungen ist. Man bezeichnet die Verkrampfungen deshalb auch als »Off-Phasen-Dystonie« oder »Frühmorgens-

Schmerzen und Gefühlsstörungen beim Parkinson-Syndrom

Schmerzen	Schmerzen in Abhängigkeit vom L-Dopa-Wirkspiegel Schmerzen bei niedrigem L-Dopa-Wirkspiegel Schmerzen bei hohem L-Dopa-Wirkspiegel
sensible Störungen	Parästhesien (Brennen, Ameisenlaufen) Taubheitsgefühl Kältegefühl
Therapie bei Schmerzen	Einstellung der Parkinsonmittel optimieren Physiotherapie, physikalische Therapie (Wärme, Kälte) Schmerztherapie (nichtsteroidale Antirheumatika, muskelrelaxierende Medikamente, Antidepressiva und evtl. auch Opioide)

Dystonie«. Die schmerzhafte Verkrampfung des Fußes mit Streckstellung der Großzehe und Einwärtswendung des Fußes wird »Fußdystonie« genannt. Schmerzen können auch zum Zeitpunkt der maximalen Medikamentenwirkung zusammen mit schmerzhafter Dystonie auftreten (Peak-dose-Dystonie). Natürlich können Schmerzen und Missempfindungen auch viele andere Ursachen haben, die nicht direkt mit der Parkinson-Erkrankung zusammenhängen.

Maßnahmen

Wenn die Beschwerden frühmorgens als schmerzhafte Verkrampfung (Dystonie) auftreten, ist die zusätzliche abendliche Einnahme von L-Dopa-Retard-Medikamenten oder Dopaminagonisten mit langer Wirkzeit hilfreich. Vorsicht ist bei Risikopatienten mit Neigung zu nächtlichen psychischen Störungen geboten. Am Tage auftretende Off-Schmerzen lassen sich durch Verkürzung der Dosisintervalle mit einer insgesamt höheren Tagesdosis bzw. Kombination mit COMT-Hemmern behandeln. Bei Peak-Dose-Schmerzen muss die L-Dopa-Gesamtdosis gesenkt und eine Fraktionierung mit Verringerung der Einzeldosen vorgenommen werden. Auch in diesen Fällen haben L-Dopa-Retard-Präparate, COMT-Hemmer und Dopaminagonisten oft einen günstigen Einfluss.

126 Wie entstehen Magen-Darm-Beschwerden?

Krankheitsbedingte Störungen der Magendarmfunktion müssen von den Störungen abgegrenzt werden, die als Nebenwirkungen der Parkinson-Mittel auftreten.

Sehr häufig klagen Parkinson-Patienten über Darmträgheit bzw. Verstopfung (Obstipation), die sich mit zunehmendem Alter und der Schwere der Erkrankung verschlechtern kann. Verstopfung

INFO

Ursachen für Magen-Darm-Störungen bei Parkinson-Patienten:

▪ vegetative Regulationsstörung der Darmpassage,
▪ Anticholinergika,
▪ verminderte Anspannung der Zwerchfell- und Bauchmuskulatur,
▪ unzureichende Flüssigkeitsaufnahme,
▪ falsche Ernährung (verminderte Zufuhr von Ballaststoffen),
▪ verminderte körperliche Aktivität.

entsteht infolge verlängerten Verweilens des Stuhls im Dickdarm mit seltener, verminderter und erschwerter Entleerung des oft verhärteten Stuhls. Die normale Passage durch den Dickdarm dauert bis zu 3 Tage (Kolontransitzeit), sodass eine Stuhlfrequenz von 2- bis 3-mal pro Woche als normal bezeichnet werden kann.

Als wesentliche Ursachen der Verstopfung beim Parkinson-Syndrom werden folgende Faktoren angeschuldigt: vegetative Regulationsstörung der Darmpassage, Anticholinergika- und L-Dopa-Medikation, verminderte körperliche Aktivität, verminderte Anspannung der Zwerchfell- und Bauchmuskulatur, unzureichende Flüssigkeitsaufnahme und falsche Ernährung (verminderte Zufuhr von Ballaststoffen).

Darmbewegungen werden durch kleine Nervenzellen und Nervenfasern geregelt, die neben den Blutgefäßen in der Darmwand verlaufen und dort Kontraktionen auslösen. Bei Parkinson-Patienten konnten in der Darmwand degenerierte dopaminerge Neurone mit Lewy-Körperchen gefunden werden. Für den Transport durch den Enddarm ist ein koordiniertes Zusammenspiel von Öffnung des Darmausgangs und Anspannung der Muskeln des Enddarms, des Beckenbodens, der Bauchwand und des Zwerchfells notwendig. Es wird vermutet, dass dystone Muskelverspannungen an der Ausprägung der Verstopfung beteiligt sind.

127 Was können Sie gegen Verstopfung tun?

Zwei ursächliche Faktoren für eine Darmträgheit können Sie selbst günstig beeinflussen: Das sind die mangelnde körperliche Bewegung und eine unzureichende Flüssigkeitsaufnahme.

Wichtig ist eine ballastreiche Kost mit viel Gemüse, frischem Obst und Dörrobst. Leinsamen und Weizenkleie lassen sich unter Joghurt oder Quark verrühren. Weitere Ballaststoffe und Quellmittel sind Flohsamen, Methylzellulose oder Karaya, Weißbrot, Reis, Bananen. Fleischreiche Kost und Süßigkeiten fördern dagegen die Verstopfung.

Paraffine und Glyzerin zählen zu den so genannten Stuhlweichmachern bzw. Gleitmitteln, die mit reichlich Flüssigkeit einzunehmen sind, um eine mechanische Verstopfung zu verhindern. Lactulose in einer Dosierung von 10–20 g pro Tag wirkt relativ rasch. In hartnäckigen Fällen lassen sich Klistiere (z. B. Microklist), Darmrohr-Einläufe (100 ml einer warmen 10-prozentigen Kochsalzlösung) oder die digitale Ausräumung nicht umgehen.

Der periphere Dopaminrezeptorenblocker Domperidon (z. B. Motilium) kann die Regulation der Peristaltik in den oberen Abschnitten des Verdauungstraktes verbessern und dadurch die L-Dopa-Aufnahme im Dünndarm fördern. Domperidon beschleunigt zwar die Magenentleerung, wirkt aber nicht so gut auf den

Maßnahmen bei Darmträgheit

nichtmedikamentös	▮ Anticholinergika absetzen
	▮ ausreichende Flüssigkeitsaufnahme (2 Liter pro Tag)
	▮ ballastreiche, ausgewogene Ernährung (Obst, Gemüse)
	▮ Becken- und Bauchgymnastik, körperliche Aktivität
	▮ Stuhlgang fördernde Mittel
	▮ Ballaststoffe und Quellmittel (z. B. Leinsamen, Weizenkleie, Karaya)
	▮ Gleitmittel und Stuhlweichmacher (Paraffine, Glyzerin), Klysmen
	▮ salinische Mittel (Glaubersalz, Bittersalz)
	▮ Zucker (Lactulose) 10–20 mg pro Tag
Medikamente	▮ Macrogol (z. B. Movicol) 2- bis 3-mal pro Tag
	▮ Apomorphin kann bei schwerer Verstopfung in der Off-Phase versucht werden

Transportmechanismus im Dickdarm. Macrogol (z. B. Movicol) in einer Dosierung von 2- bis 3-mal 13 g (= 1 Beutel) pro Tag hat sich zur Behandlung der Verstopfung gut bewährt. Der Stuhl wird weicher und kann besser entleert werden.

Bei hartnäckiger Verstopfung in längeren Off-Phasen soll Apomorphin als Injektion helfen, indem es die Anspannung der Beckenbodenmuskulatur vermindert. Unwillkürliche, dystone Kontraktionen des analen Schließmuskels werden in Einzelfällen mit Botulinum-Toxin-Injektionen behandelt.

128 Was tun, wenn Sie unter Schluckstörungen leiden?

Vermehrter Speichelfluss kann zu einer erheblichen Störung im sozialen Umfeld führen und ist nicht selten Ursache für eine zunehmende Isolierung. Ursache für den störenden Speichelfluss (Hypersalivation) ist nicht die vermehrte Speichelproduktion, sondern die Schluckstörung (Dysphagie). Aufgrund der Schluckstörung sind die Patienten nicht in der Lage, die normale Speichelmenge vollständig hinunterzuschlucken. Schluckstörungen sind in Phasen schlechter Beweglichkeit (Off-Phase) besonders stark ausgeprägt. Nicht nur der Speichel, sondern auch die Nahrung und die Medikamente werden nur unvollständig mit der Zunge in den Rachen geschoben und geschluckt. Wenn zusätzlich der Hustenreflex abgeschwächt ist, können Nahrungsreste in die Luftröhre und von dort in die Lunge gelangen (Aspiration). Eine so genannte »stille Aspiration« ist bei Parkinson-Patienten nicht selten die Ursache für eine Lungenentzündung.

Schluckstörungen behandeln
Die Behandlung von Schluckstörungen gestaltet sich oft schwierig. Um Mundschleimhautentzündungen (z. B. Soor) vorzubeu-

gen, sollten Sie Ihre Zahn- und Prothesenpflege durch Mundspü-
lungen (z. B. Kamille, Salbei) ergänzen.

Über einen kurzen Zeitraum lassen sich ausgeprägte Schluckstörungen mit Amantadin-Infusionen (z. B. PK-Merz) oder sub-
kutaner Apomorphingabe behandeln.

Versuchen Sie nicht, feste Speisen mit viel Flüssigkeit hinunter-
zuspülen. Hilfreich ist allerdings, wenn Sie feste Nahrung in
dickere Soßen oder Dips eintunken. Wenn auch Breikost nicht
mehr geschluckt werden kann, lässt sich bei anhaltenden
schweren Schluckstörungen und Gewichtsabnahme eine
Sondenernährung nicht umgehen.

Den Speichelfluss verringern

Bei vermehrtem Speichelfluss hilft manchmal die optimale medikamentöse Einstellung mit L-Dopa oder Dopaminagonisten,
um die Schluckfähigkeit zu verbessern und damit den Speichelfluss zu vermindern. Die zusätzliche Gabe von Anticholinergika
(z. B. Biperiden, Scopalaminpflaster) vermindert den Speichelfluss, wobei die Nebenwirkungen zu beachten sind.

Oft helfen auch pflanzliche Mittel (z. B. Salbei). Neuerdings versucht man, den vermehrten Speichelfluss durch Injektion von
Botulinumtoxin in die Speicheldrüsen zu mindern.

INFO

Wie Sie sich das Schlucken erleichtern können

Versuchen Sie, den Kopf beim Schlucken gerade zu halten und
schließen Sie nach dem Schlucken fest die Lippen. Nehmen Sie
erst die nächste Portion, wenn Sie die vorherige vollständig hinun-
tergeschluckt haben. Essen Sie möglichst in der Phase guter Beweglichkeit (On-Phase). Das Lutschen eines sauren Bonbons fördert zwar den Speichelfluss, aber auch das vermehrte Schlucken.
Angedickte Getränke lassen sich manchmal besser schlucken.

129 Was tun bei Mundtrockenheit?

Mundtrockenheit kann Folge der Behandlung mit Anticholinergika, Amantadinen oder Budipin als Nebenwirkung sein, in der Regel jedoch nur bei Behandlungsbeginn. Bei Schwerstpflegebedürftigen muss mehrmals am Tag die Mundhöhle mit einem feuchten Watteträger behandelt werden.

Achten Sie besonders auf eine gute Mundpflege und trinken häufiger einen kleinen Schluck Wasser oder Tee. Manchmal hilft auch das Lutschen eines sauren oder salzigen Bonbons bzw. das Kauen eines Kaugummis, um die Speichelproduktion anzuregen. In hartnäckigen Fällen kann künstlicher Speichel aus der Spraydose (Glandosane) die Beschwerden lindern.

▲ Trinken Sie häufiger einen Schluck Wasser.

130 Womit können Sie zu fettige oder zu trockene Haut behandeln?

Eine häufige Begleiterscheinung beim Parkinson-Syndrom ist eine veränderte Talgproduktion, die sowohl als fettige oder seltener als trockene Haut in Erscheinung tritt. Als Ursache für eine vermehrte Talgproduktion wird eine erhöhte Freisetzung von Hormonen angenommen, die beim Gesunden durch Dopamin gehemmt wird. Bevorzugte Stellen sind das Gesicht (Stirn, Schläfe) und der Nacken. Die vermehrte Talgproduktion kann dem Gesicht ein glänzend-fettiges Aussehen verleihen, sodass von einem »Salbengesicht« gesprochen wird.

Bei Parkinson-Patienten sind die Tränensekretion und die Blinkrate vermindert, sodass sich zusammen mit der vermehrten

TIPP

Versuchen Sie es zunächst mit entfettenden Seifen oder Badezusätzen. Bei trockener Haut sind natürlich fetthaltige Hautpflegemittel zu bevorzugen. Viele Patienten klagen über eine starke Schuppen- und Aknebildung. Hier helfen eher indifferente Seifen, Anti-Schuppen-Shampoos und bei dermatologischer Indikation hydrocortisonhaltige Hautsalben. In einzelnen Fällen kann sich eine seborrhoische Dermatose ausbilden.

Talgproduktion eine Blepharitis und als weitere Folge eine Keratitis ausbilden kann. In schweren Fällen helfen auch hier hydrocortisonhaltige Augensalben. Bei verminderter Tränensekretion empfehlen sich die Anwendung einer künstlichen Tränenflüssigkeit und das mehrmalige Auflegen warmer Kompressen. Als Nebenwirkungen von Dopaminagonisten und Amantadin können Ödeme und netzförmige bläuliche Hautveränderungen (Livedo reticularis) auftreten.

131 Schwitzen Sie stärker als früher?

Verminderte Hitzetoleranz und Neigung zu massiven Schweißausbrüchen können schon zu Beginn der Erkrankung in Erscheinung treten. Bei stärker ausgeprägten motorischen Fluktuationen sind Betroffene dadurch gefährdet, dass Schwitzen häufig in Phasen schlechter Beweglichkeit (Off-Phase) auftritt. In dieser Phase sind sie dann oft auf Hilfe beim Wäschewechseln angewiesen. Das Wechseln der Wäsche ist unbedingt notwendig, um nicht durch längeres Liegen im Feuchten Hautveränderungen (Druckstellen, Druckgeschwüre) zu fördern. Eine verminderte Schweißsekretion (Hypohidrosis) tritt nur selten auf.

Die vermehrte Schweißsekretion betrifft besonders die Nacken- und Kopfregion, kann sich jedoch auf den gesamten Körper ausbreiten. Vor allen Dingen nachts kann es spontan, d. h. ohne körperliche Anstrengung oder Fieber zu massiven wiederholten Schweißausbrüchen kommen. Vermutlich fühlen Sie sich während der heißen Jahreszeit deutlich unwohler, weil Ihre Körpertemperatur stärker als bei Gesunden ansteigt. Auf der anderen Seite wird Parkinson-Patienten auch eine erhöhte Kältetoleranz zugeschrieben, sodass sie bei niedrigen Temperaturen durch Unterkühlung gefährdet sind. Ursache sind wahrscheinlich Störungen bestimmter Kerngebiete im Gehirn (z. B. Hypothalamus), welche die Thermoregulation steuern.

Therapie

Was Sie gegen das unangenehme Schwitzen tun können

Während der warmen Jahreszeit sollten Sie luftige Kleidungsstücke aus Naturstoffen bevorzugen, die stärker als Kunststoffe den Wärmeaustausch fördern und den Schweiß besser aufnehmen können. Bei Kälte dagegen müssen Sie sich mit warmer Kleidung schützen. Plastiküberzogene Sitzmöbel oder -kissen fördern das Schwitzen und sollten gegen entsprechende Stoffwaren ausgetauscht werden. Denken Sie daran, bei starkem Schwitzen für eine ausreichende Flüssigkeits- und Elektrolytzufuhr zu sorgen.

Die Einnahme von Salbeiextrakten am Abend kann hilfreich sein. Bei massiven Schweißausbrüchen werden so genannte Betablocker (z. B. Proponolol) eingesetzt. Salben auf Aluminiumbasis oder auch Botulinuminjektionen sind nur sinnvoll, wenn sich die abnorme Schweißsekretion auf umschriebene Körperareale beschränkt.

132 Leiden Sie unter Riech- und Geschmacksstörungen?

Die Minderung oder Aufhebung des Geruchsvermögens (Hyposmie, Anosmie) ist bei der Parkinson-Krankheit häufig und schon früh anzutreffen (nach Angaben in der Literatur bis zu 90 %), wenn gezielt danach gefragt und eine erweiterte Untersuchung des Geruchssystems durchgeführt wird (»Sniffin-sticks-Test«). Gern wird darauf hingewiesen, dass Parkinson-Patienten den Oregano-Geschmack in einer Pizza nur schwer erkennen (»Pizza-Test«), aber auch Vanille wird schwer erkannt. Da Geschmacksempfindungen wesentlich durch den Geruch mitbestimmt werden, klagen viele Patienten auch über einen verminderten Geschmack.

Wichtig für die differenzialdiagnostische Abklärung können Hinweise sein, dass bei der Multi-System-Atrophie (MSA), der progressiven supranukleären Ophthalmoparese (PSP) und der kortikobasalen Degeneration (KBD) nur selten Geruchsstörungen anzutreffen sind.

133 Wann kann es zu Kreislauf-regulationsstörungen kommen?

Klagen über ungerichteten Schwindel mit Schwarzwerden vor Augen und selten auch Fallneigung lassen sich bei Parkinson-Patienten auf Kreislaufregulationsstörungen zurückführen. Ganz im Vordergrund steht dabei der körperlageabhängige Blutdruckabfall (orthostatische Hypotonie). Bei der orthostatischen Hypotonie handelt es sich um einen Blutdruckabfall, der kurz nach dem Aufstehen oder nach längerem Stehen auftritt. Der systolische Blutdruckwert sinkt dabei um mehr als 20 mmHg.

Die orthostatische Hypotonie als vegetative Störung kann durch mangelnde Bewegungs- und Kreislaufaktivität oder durch Parkinson-Medikamente verstärkt werden. Die Neigung zur orthostatischen Hypotonie steigt mit dem Schweregrad der Erkrankung.

> **TIPP**
>
> Trainieren Sie Ihren Kreislauf und achten Sie auf eine ausreichende Flüssigkeits- und Kochsalzzufuhr.

Wie Sie Ihren Blutdruck stabil halten
Gerade in der Einstellungsphase mit L-Dopa und besonders Ergot-Dopaminagonisten kann es zum Blutdruckabfall kommen, sodass die Dosissteigerung langsam in kleinen Schritten erfolgen muss.

Um dem niedrigen Blutdruck entgegenzuwirken, sollten Sie ein regelmäßiges körperliches Training durchführen und genügend

Flüssigkeit und Kochsalz zu sich nehmen. Gut helfen auch Trockenmassagen, Wechselduschen und angepasste Stützstrümpfe.

Lassen Sie sich Zeit, wenn Sie aus dem Liegen aufstehen. Setzen Sie sich z. B. morgens beim Aufstehen zuerst auf die Bettkante und warten Sie einen Moment, bis der Kreislauf »in Schwung gekommen ist«. Sie sollten nicht flach auf dem Bauch ruhen (auch nicht mittags), da diese Lage den Natriumverlust begünstigt und die Orthostaseneigung fördert. Der Kopf sollte vielmehr um 20–30° angehoben sein (Kopfkissen benutzen).

Bei bettlägerigen Patienten sollte das Bett mehrmals am Tag zum Fußende hin geneigt werden.

Voluminöse Mahlzeiten können die hypotone Kreislaufstörung fördern, sodass Parkinson-Patienten nach dem Mittagsschlaf stärker gefährdet sind.

Medikamente zur Blutdruckbehandlung

Erst wenn die natürlichen Maßnahmen nicht helfen, wird Ihr Arzt eine medikamentöse Behandlung einleiten.

Fludrocortison. Geeignet ist z. B. Fludrocortison (z. B. Astonin H) in langsam steigender Dosierung. Oft sind 2 Tabletten (0,2 mg) ausreichend (maximal 0,5 mg). Als Nebenwirkung können Knöchelödeme und Gewichtszunahme auftreten.

Midodrin. Midodrin (Gutron, 2- bis 3-mal 2,5 mg pro Tag) ist nicht immer erfolgreich, hat jedoch keine zentralen Nebenwirkungen. Empfohlen wird je 1 Tablette (2,5 mg) morgens nach dem Aufstehen und am späten Nachmittag, evtl. auch in Kombination mit Fludrocortison.

Domperidon. Wenn in der Einstellungsphase mit Parkinson-Mitteln Kreislaufbeschwerden auftreten, kann Domperidon (z.B. Motilium) eingesetzt werden.

134 Was hilft bei Blasenentleerungsstörungen?

Bevor eine medikamentöse Behandlung eingeleitet wird, muss eine urologische bzw. gynäkologische Untersuchung erfolgen, um eine von der Parkinson-Krankheit unabhängige Ursache nicht zu übersehen. Eine gezielte Behandlung ist nicht nur wegen der Beschwerden, sondern auch wegen der Gefahr einer von der Blase zur Niere aufsteigenden Infektion wichtig. Beachten Sie, dass fast alle Parkinson-Medikamente an der Ausbildung von Blasenentleerungsstörungen beteiligt sein können.

Bettlägerige Patienten. Bei bettlägerigen Patienten mit unwillkürlichem Urinabgang (Inkontinenz) können Windeln oder Vorlagen benutzt werden, die regelmäßig erneuert werden müssen. Unbedingt vermieden werden sollte, dass der bettlägerige Patient über längere Zeit im Feuchten liegt, weil dadurch das Wundliegen mit der Ausbildung von Hautgeschwüren (Dekubitus) gefördert wird. Bei bettlägerigen Männern kann der Urin über ein Urinal in einen Auffangbeutel geleitet werden.

Harnverhaltung. Bei der Harnverhaltung (der Urin kann nicht oder nicht ausreichend entleert werden) sollten Sie zunächst ein Blasentraining versuchen: Klopfen Sie auf der Toilette in sitzender Stellung mit der flachen Hand auf die Blasengegend. Nachdem Sie dann Urin abgelassen haben, drücken Sie mit der Faust fest in die Blasengegend, um noch den letzten Rest aus der Blase zu pressen. Hilfreich ist auch das Bestreichen oder das Drücken am Oberschenkel, an Damm und Genitale. Vielleicht hilft es, wenn Sie während des Blasentrainings hörbar Wasser laufen lassen. Sie können vor diesem Blasentraining auch Flüssigkeit trinken und ein Medikament zur Förderung der Blasenentleerung einnehmen.

Unvollständige Blasenentleerung. Mithilfe der Ultraschalluntersuchung kann der Arzt bestimmen, wie viel Urin unmittelbar nach einer vermeintlich vollständigen Blasenentleerung noch in der Blase zurückgeblieben ist. Die Restharnmenge sollte 50 ml nicht übersteigen. Unter Umständen kann für einen befristeten Zeitraum die Katheterisierung notwendig sein. Sie können das Katheterisieren unter Anleitung selbst erlernen, wenn die Bewegungsstörung nicht ausgeprägt ist und keine mechanische Behinderung der Harnröhre besteht.

Suprapubischer Katheter. Wenn nach gründlicher Untersuchung eine Blasenentleerungsstörung über längere Zeit zu erwarten ist, ist die Indikation für das Anlegen eines suprapubischen Katheters gegeben. Im Rahmen eines kleinen Eingriffs wird durch den Urologen unter sterilen Bedingungen ein kleiner Schlauch durch die Bauchdecke oberhalb des Schambeins (suprapubisch) in die Blase geführt. Es gibt Urinbeutel mit abgedichteten Systemen, die unsichtbar unter der Kleidung getragen werden können. Blasenstörungen, insbesondere unwillkürlicher Urinabgang, stellen eine beträchtliche Behinderung – gerade auch im sozialen Umfeld – dar.

In der folgenden Tabelle möchten wir Ihnen einige Medikamente zur Behandlung von Blasenstörungen nennen, damit Sie vielleicht Ihr Medikament einordnen können.

TIPP

Das Anlegen eines Dauerkatheters kann nicht mehr empfohlen werden, da oft irreparable Schäden der Harnröhre oder Blase verursacht werden, sich das Infektionsrisiko erhöht und der Dauerkatheter für Sie eine erhebliche psychische Belastung darstellt. Hinzu kommt, dass die Entwöhnung vom Dauerkatheter bei wieder erlangter Blasenfunktion oft schwierig ist.

Medikamente zur Behandlung von Blasenstörungen (Beispiele)

bei Überaktivität des Detrusormuskels	■ Oxybutynin (Dridase) ■ Tolteridon (Detrusitil) ■ Propiverin (Mictonorm) ■ Trospiumchlorid (z. B. Spasmex)
zur Erweiterung des inneren Sphinkters	■ Tamsulosin (z. B. Omnic, Alna) ■ Alfuzosin (Uroxatral) ■ Phenooxybenzamin (Dibenzyran) ■ Doxazosin (Diblocin)

135 Wie kann man(n) mit Erektionsstörungen umgehen?

Der erste und wichtigste Schritt ist das offene Gespräch mit Ihrem Arzt. Er wird mit Ihnen über Ihr Sexualleben und Ihre Lebensgewohnheiten sprechen und Sie zu psychologischen Aspekten, zu Alltagsstress, zu Ihrer Partnerschaft und zu Ihrem Medikamentenplan befragen. Wenn Ihnen die Hemmschwelle für das Gespräch mit Ihrem langjährigen Arzt zu hoch erscheint und Sie die Anonymität eines weiteren Arztes (z. B. eines Urologen) bevorzugen, wird Ihr Hausarzt dies akzeptieren.

Ärztliche Abklärung

Nach gründlicher klinischer Untersuchung wird Ihr Arzt evtl. einige Labortests durchführen, um mögliche körperliche Ursachen für eine Erektionsstörung nicht zu übersehen (z. B. Cholesterin, Blutzucker, Schilddrüsenhormone, Testosteron, prostata-spezifisches Antigen [PSA]). Wenn entsprechende aktuelle Labordaten vorhanden sind, legen Sie diese bitte vor, um Doppeluntersuchungen zu vermeiden.

Möglich ist auch, dass in Kombination mit der Parkinson-Krankheit einzelne der unter Frage 54 beschriebenen Ursachen als Auslöser infrage kommen. Bei früh auftretender erektiler Dysfunktion wird Ihr Arzt auch an ein nichtidiopathisches Parkinson-Syndrom denken (z. B. MSA). Wie erwähnt, können Parkinson-Medikamente wie Anticholinergika und MAO-B-Hemmer, aber auch die Zusatzmedikation (z. B. Betarezeptorenblocker, Antidepressiva) die Sexualfunktion beeinträchtigen. Das Erkrankungsalter und die Schwere der Parkinson-Erkrankung scheinen bis zu einem stärker ausgeprägten Stadium keinen wesentlichen Einfluss zu haben, wohl aber die Dauer der Parkinson-Krankheit.

Unter der Behandlung mit L-Dopa und besonders mit Dopaminagonisten kann eine Steigerung der Libido (sexuelles Verlangen) auftreten, die eine bestehende erektile Dysfunktion noch problematischer macht.

INFO

Umfrageergebnisse zur sexuellen Zufriedenheit

Über die Hälfte der männlichen Parkinson-Patienten und nur etwa ein Drittel der weiblichen Parkinson-Patienten sind mit ihren sexuellen Beziehungen unzufrieden. Die Befragung der gesunden Ehepartner ergab jedoch, dass nur etwa jeder zehnte männliche Partner, aber jeder zweite weibliche Partner unzufrieden war.

Obwohl nach Umfragen bei mehr als der Hälfte der Parkinson-Patienten Sexualfunktionsstörungen bestehen, besprechen nach einer Untersuchung nur etwa 6 % der Ärzte diese Probleme mit ihren Patienten. Teilursache ist wohl auf beiden Seiten die unzutreffende Vorstellung, dass es sich beim Parkinson-Patienten ja in der Regel um einen älteren Menschen handelt, für den Sexualität nur noch eine untergeordnete Rolle spielt. Hinzu kommt, dass die meisten Betroffenen in ihrer Partnerschaft die Problematik nicht offen ansprechen, weil sie verlegen oder beschämt sind und sich unsicher fühlen. Oftmals besteht auch die Angst, man könne die Gefühle des Partners verletzten oder sei nur vage über Erektionsstörungen informiert (»beide wissen es, und keiner sagt was«).

Ihr behandelnder Arzt (wie auch der Autor) ist in der Regel kein Experte auf dem Gebiet der Sexualfunktionsstörungen. Er ist jedoch Ihr erster Ansprechpartner, der eine erste Wertung Ihrer speziellen Probleme vornehmen kann und die weiteren Maßnahmen für eine spezielle Diagnostik und Behandlung einleitet.

Zunächst sollten Sie feststellen, ob sich die Störung mehr

- auf das sexuelle Verlangen (Libido),
- auf die mangelnde oder fehlende Versteifung des Gliedes (Erektion, erektile Dysfunktion) oder
- auf die Orgasmusfähigkeit bezieht.

> **TIPP**
>
> Vielleicht können Sie Ihre Erektionsfähigkeit verbessern, indem Sie Ihre Lebensgewohnheiten ändern (z. B. weniger Alkohol und Nikotin sowie Stressabbau). Wenn die Erektionsstörungen primär seelische Ursachen haben, ist eine Psycho- bzw. Sexualtherapie sinnvoll.

Männliche Parkinson-Patients müssen akzeptieren, dass sich im Alter über fünfzig die Zeit bis zur vollständigen Erektion verdoppelt oder verdreifacht und die Erektion kürzere Zeit anhält.

Die Beziehung zu Ihrer Partnerin

In Ihrer Lebensgeschichte und der langjährigen Beziehung haben sich vielleicht bei der Art des sexuellen Umgangs miteinander besondere Verhaltensmuster entwickelt, die Sie nun hindern, liebevoll und zärtlich miteinander umzugehen. Wenn Ihre sexuellen Aktivitäten bisher ohne Verbalisierung (wortlos), spontan und durch situatives Abtasten eingeleitet wurden, so müssen Sie jetzt eine Korrektur vornehmen. Es könnten sich auf beiden Seiten Befürchtungen herausgebildet haben, die in einer Versagensangst des Betroffenen und in einer Angst vor Überforderung des nicht betroffenen Partners bestehen.

Denken Sie daran, dass es sicherlich auch vor Ihrer Erkrankung Situationen gab, in denen Ihr Sexualverlangen vermindert war, beispielsweise in Stress-Situationen, bei Ärger oder bei Ermüdung. Wenn Sie motorisch deutlich behindert sind, hat auch dies natürlich Einfluss auf Ihre sexuelle Aktivität. Ihre Partnerin hat sicherlich Verständnis dafür, wenn die sexuelle Aktivität nicht mehr so spontan, sondern geplant in Phasen guter Beweglichkeit erfolgt.

Haben Sie nicht auch früher Ihre sexuelle Aktivität durch einen romantischen Abend mit Kerzenlicht, sanfter Musik und einem guten Essen vorgeplant? So abwegig ist dieser Gedanke also gar nicht. Denken Sie daran, dass Ihr wichtigster Sexualpartner Ihr »Kopf« ist. Wenn Sie krankheitsbedingt die »Technik« Ihrer bisherigen sexuellen Praxis modifizieren, muss dies nicht unbedingt mit einem reduzierten Lustgewinn einhergehen.

> **TIPP**
>
> Ein wichtiger Schritt ist, dass Sie sich mit Ihrer Partnerin ganz offen über Befürchtungen, Bedürfnisse und Wünsche austauschen. Sie sollten die Gelegenheit auch nutzen, über Dinge zu sprechen, die sich evtl. störend auswirken (Speichelfluss, Dyskinesien, Inkontinenz usw.).

Die Art des sexuellen Umgangs mit Verständnis, Liebe, Zuneigung und Zärtlichkeit führt zur Befriedigung und Zufriedenheit und kann die körperlichen Unzulänglichkeiten kompensieren. Sie werden vielleicht feststellen, dass Ihre neue zärtliche Sexualität zu einer besonderen schönen Form in Ihrem Sexualverhalten werden kann. Die Vorstellung, dass für Frauen in späterem Alter die sexuelle Lust eine untergeordnete Rolle spiele und dass die Sexualität des Mannes auch später einer der wichtigsten Faktoren der Männlichkeit sei, ist glücklicherweise überholt. Beide Partner haben Anspruch auf ein befriedigendes Sexualleben und sollten ihre Sexualpraktiken ohne schambedingte Hemmungen den Krankheitszeichen so anpassen, dass nicht der Verzicht das Ergebnis ist.

Welche Therapiestrategien gibt es?

Die psychotherapeutischen Verfahren der Sexualmedizin sollten die erste Behandlungsoption darstellen, wobei allerdings die Versorgungslage in Deutschland noch völlig unbefriedigend ist.

Das mögliche Vorgehen zur Behandlung von Erektionsstörungen sollte folgenden Abstufungen folgen:

Erste Therapiestrategie:
- Sexualtherapie,
- orale Pharmakotherapie, beispielsweise mit Viagra.

Zweite Therapiestrategie:
- lokale Pharmakotherapie,
- Vakuum-Erektionssysteme.

Dritte Therapiestrategie:
- Schwellkörperimplantate.

PDE-Inhibitoren

Ein Durchbruch in der medikamentösen Behandlung der erektilen Dysfunktion ist mit der Einführung von so genannten PDE-Inhibitoren gelungen. In Deutschland sind derzeit drei PDE-Inhibitoren zugelassen:
- Sildenafil (Viagra),
- Vardenafil (Levitra),
- Tadalafil (Cialis).

Die verschiedenen PDE-Inhibitoren unterscheiden sich nach dem Wirkungseintritt und der Wirkdauer. So löst allein die Einnahme von Cialis noch keine Erektion aus, sondern nur im Zusammenhang mit sexueller Stimulation, sodass eine Dauererektion nicht befürchtet werden muss.

Dosierung. Viagra, Cialis oder Levitra sollten 25 bis 60 Minuten vor dem Geschlechtsverkehr eingenommen werden. Die übliche Dosis beträgt 10 mg, die Maximaldosis 20 mg. Die Einnahme darf nicht häufiger als 1-mal pro Tag erfolgen. Grapefruitsaft erhöht die Konzentration der Mittel im Blut und sollte deshalb nicht gleichzeitig eingenommen werden. Die Erektionsverbesserung kann bei Viagra und Levitra etwa 12 Stunden und bei Cialis 36 Stunden anhalten.

Nebenwirkungen und Gegenanzeigen. Die genannten Medikamente sind verschreibungspflichtig, sodass Sie auf jeden Fall vor der Therapie mit Ihrem Arzt über Kontraindikationen und Nebenwirkungen sprechen müssen. Häufige Nebenwirkungen sind Gesichtsrötung und Kopfschmerzen, gefolgt von Sodbrennen, Übelkeit, Schwindel verstopfter Nase und Muskel- oder Rückenschmerzen. Nebenwirkungen von Viagra sind beispielsweise Kopfschmerzen (16 %), Gesichtsrötung (11 %), verstopfte Nase (5 %), Beeinträchtigung der Farbwahrnehmung (3 %). Cialis oder Levitra dürfen nicht mit Nitromedikamenten und nicht bei schweren Herzerkrankungen eingenommen werden.

Therapieerfolge. Bei etwa der Hälfte der Patienten kann mit einem vollständigen Wiedererlangen der Erektionsfähigkeit gerechnet werden. Eine behutsame psychologische Betreuung muss die Behandlung mit PDE-Inhibitoren begleiten. Nach langer erfolgloser Sexualität ist natürlich nicht unbedingt zu erwarten, dass die erste Medikation auch erfolgreich ist. Versagensängste und Vermeidungsstrategien können die Erektionsfähigkeit negativ beeinflussen. Wenn nach etwa sechs Versuchen keine Erektionsfähigkeit erreicht wird, sollten Sie die Behandlung als unwirksam einstufen und abbrechen. PDE-Inhibitoren steigern nicht die sexuelle Lust (Libido) und behandeln deshalb nur einen Teil der genannten Ursachen von Sexualfunktionsstörungen.

Weitere Medikamente
Ein weiteres Medikament zur Behandlung der erektilen Dysfunktion ist Yohimbin, das vor allen Dingen bei psychogener Erektionsstörung als Dauermedikation versucht werden kann.

Weitere Therapiemöglichkeiten
Es gibt es eine Reihe von Hilfsmitteln und unterstützenden Maßnahmen zur Erektionsförderung:

❚ Schwellkörper-Autoinjektionstherapie (SKAT),
❚ Vakuumpumpe,
❚ Penisimplantat.

136 Leiden Sie unter Tagesmüdigkeit und Erschöpfung?

Wir hatten Sie informiert, dass Dopaminagonisten zu Müdigkeit und plötzlichem Einschlafen führen können. Daneben klagen Parkinson-Patienten – mehr als Gesunde – über eine vermehrte Tagesmüdigkeit und vorzeitige Erschöpfung, Symptome die unter der Bezeichnung Fatigue zusammengefasst werden. Fatigue korreliert nicht mit der Schwere der Parkinson-Erkrankung, sodass auch Patienten mit leichter Parkinson-Symptomatik darunter leiden können. Die Theorie, dass Parkinson-Patienten für ihre gestörten Bewegungen einen erhöhten Energiebedarf haben und deshalb vorzeitig ermüden, hat sich nicht bestätigt. Ursache für eine erhöhte Tagesmüdigkeit kann auch eine Depression oder eine Schlafstörung (siehe nächste Frage) sein.

> **TIPP**
>
> Ein wichtiges Mittel gegen Tagesmüdigkeit ist körperliche Aktivität – auch wenn es schwer fällt. Die Vigilanz steigernde Wirkung von Amantadin kann therapeutisch genutzt werden.

137 Was kann ich gegen Schlafstörungen tun?

Über die Hälfte aller Parkinson-Patienten haben Schlafstörungen mit verlängerten Einschlafzeiten und vermehrten bzw. verlängerten Wachphasen. Die Qualität der Schlafstörungen von Parkinson-Patienten unterscheidet sich nicht wesentlich von den anderen Patienten mit Altersschlafstörungen. Allgemein ist der Schlaf im Alter unruhiger und flacher. Nächtliches Aufwachen kommt auch beim gesunden Schlaf vor. Von einer Schlafstörung

Therapie

INFO

Wann spricht man von einer Schlafstörung?

Die WHO hat für die Diagnose »Schlafstörung« folgende Kriterien gelistet:

▪ subjektive Ein- und/oder Durchschlafstörungen bzw. schlechte Schlafqualität,
▪ Störung zumindest 3-mal pro Woche über mindestens einen Monat,
▪ überwiegende Beschäftigung mit der Schlafstörung nachts,
▪ Sorge um Konsequenzen am Tage,
▪ deutlicher Leidensdruck,
▪ gegebenenfalls Konsequenzen für die soziale und berufliche Leistungsfähigkeit.

wird gesprochen, wenn die nachfolgenden Kriterien (siehe Kasten) erfüllt sind.

Merkmale von Schlafstörungen bei Parkinson-Patienten

Für Parkinson-Patienten lassen sich folgende Besonderheiten herausstellen: Mehr als 75 % der Befragten geben Schlafstörungen an, und eine Schlafstörung tritt häufig in Kombination mit einer Depression auf. Die Merkmale sind:

▪ verlängerte Einschlafzeiten,
▪ Schlaffragmentierung,
▪ vermehrte und verlängerte nächtliche Wachphasen,
▪ dadurch vermehrte Tagesmüdigkeit,
▪ Verschiebung des Schlaf-Wach-Rhythmus.

Natürlich kann die nachlassende dopaminerge Wirkung den Schlaf dadurch stören, dass die Bewegungsfähigkeit in der Nacht gemindert ist oder gar schmerzhafte Verkrampfungen (Dystonie) in den Füßen auftreten. Bei nächtlicher Akinese ist die Gabe von L-Dopa-Retard oder lang wirksamen Dopaminagonisten angezeigt. Lösliches L-Dopa (z. B. Madopar LT 125, gelöstes Isicom oder Nacom) kann innerhalb von 20–30 Minuten bei Verkrampfungen der Beine und Füße am frühen Morgen helfen.

Lebhafte Träume sind häufig Vorboten von Halluzinationen und nächtlichen Verwirrtheitszuständen. In diesen Fällen muss die Parkinson-Medikation am Abend reduziert werden oder es werden zusätzlich so genannte atypische Neuroleptika verordnet. Eines der Abbauprodukte von Selegilin hat eine leichte Amphetaminwirkung (Amphetamin wirkt stimulierend), weshalb Selegilin nicht am Abend eingenommen werden sollte. Gleiches gilt für Amantadin. Nicht selten führt eine ängstlich gefärbte Depression dazu, dass Patienten nach dem Erwachen nicht wieder einschlafen können. In diesen Fällen können stimmungsaufhellende Medikamente helfen.

> **INFO**
>
> In der Einstellungsphase von L-Dopa, Dopaminagonisten und Amantadin kann es zu Schlafstörungen kommen, die sich später jedoch wieder zurückbilden. In diesen Fällen sollte die letzte Medikation nicht zu spät eingenommen werden.

Warum können Betroffene nachts oft schlecht schlafen und was kann man dagegen tun?

Problem	Behandlung
nächtliche motorische Störungen (Akinese, Rigor, schmerzhafte Off-Dystonie)	die Einstellung mit Dopaminergika optimieren
vegetative Störungen (Harndrang, Schweißausbrüche, Kreislaufsstörungen)	Ursachen abklären und symptomatisch behandeln
psychische Störungen (lebhafte Träume bzw. Albträume, Verwirrtheitszustände, visuelle Halluzinationen, Depressionen)	Antidepressiva oder Antipsychotika, Umstellung der Parkinson-Medikation
Einschlafattacken (»sleep attacks«) am Tage besonders unter der Therapie der Nicht-Ergot-Dopaminagonisten	Dosis reduzieren oder umstellen auf Ergot-Dopaminagonisten Dopaminagonisten absetzen
Restless-Legs-Syndrom (RLS) und periodische Bein- und Armbewegungen	L-Dopa Dopaminagonisten
schlafassoziierte Atemstörungen (Schlaf-Apnoe-Syndrom)	polysomnographische Untersuchung, medikamentöse Behandlung

Weitere Ursachen für Schlafstörungen sind das »Syndrom der unruhigen Beine« (Restless-Legs-Syndrom, RLS) mit periodischen Bein- und Armbewegungen und schlafassoziierte Atemstörungen (Schlaf-Apnoe-Syndrom).

Schlaffördernde Maßnahmen

Es gibt eine Vielzahl nichtmedikamentöser Ratschläge für den idealen Umgang mit dem Schlaf (Schlafhygiene), die auf den Abbau von schlafstörenden Verhaltensweisen, auf eine schlaffördernde Umgebung und Lebensweise zielen. Sie selbst müssen Ihren ganz individuellen »Schlaf finden«.

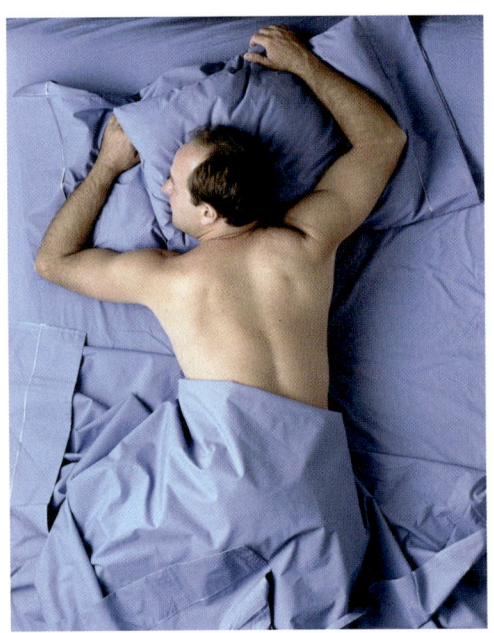

Vermeiden Sie möglichst den Tagesschlaf oder halten Sie den Mittagsschlaf kurz. Ein Spaziergang vor dem Schlafengehen oder sportliche Betätigung einige Stunden vor dem Schlaf wirken oft Wunder. »Vom Fernseher ins Bett« oder Fernsehen im Schlafzimmer »bis zum Flimmern« ist sicherlich keine gute Lösung.

Späte voluminöse Mahlzeiten, übermäßiger Alkohol-, Kaffee- und Zigarettengenuss stören den Schlaf. Ein gutes (entspannendes) Buch, Musik (Kopfhörer) usw. können das Einschlafen fördern. Gestalten Sie Ihr Schlafzimmer schlaffördernd und angenehm. Sie sollten im Bett keine dienstlichen Schriftstücke bearbeiten oder Probleme für den nächsten Tag durchdenken. Das Bett ist – außerhalb der sexuellen Aktivität – nur zum Schlafen bestimmt!

▲ Es gibt diverse Maßnahmen, die auch ohne Medikamente, den Schlaf fördern.

Wenn Sie nachts wach werden, bleiben Sie nicht zu lange im Bett liegen, und versuchen Sie nicht, den Schlaf zu erzwingen. Trotz der Schlafunterbrechung sollten Sie am Morgen zur gewohnten Zeit aufstehen, auch wenn Sie nicht mehr im Berufsleben stehen. Wenn der Partner durch häufiges Aufstehen oder durch Schnarchen stört, ist es vernünftig, getrennte Schlafzimmer zu haben.

Welche Medikamente gibt es?

Nach unserer Erfahrung gehen Parkinson-Patienten in der Regel sehr kritisch mit Schlafmitteln um. Neben Naturstoffen (Baldrian, Hopfen, Melisse, Kawain, Passionsblume) steht eine breite Palette lang bis kurz wirksamer Benzodiazepin-Schlafmittel, schwach wirksamer Neuroleptika, Antihistaminika, Alkoholderivate, sedierender Antidepressiva und neuerer Nichtbenzodiazepine zur Verfügung.

Bei Einschlafstörungen werden eher kurz wirkende Schlafmittel und bei Ein- und Durchschlafstörungen mittellang wirksame Mittel gewählt. Es besteht bei einzelnen Schlafmitteln der Nachteil, dass man nachts zwar schlafen kann, jedoch am nächsten Morgen müde ist.

Ob die neuen Nichtbenzodiazepine Zopiclon (Ximovan) und Zolpidem (Stilnox, Bikalm) ein geringes Abhängigkeitsrisiko haben, wird unterschiedlich beurteilt. In der Regel reicht die Einnahme in individueller Dosierung über einen Zeitraum von 2–3 Wochen. Auch die so genannte Bedarfsintervalltherapie führt zum Erfolg, sodass wir in begründeten Fällen Schlafmittel wie z. B. Benzodiazepine, Zopiclon und Zolpidem in individueller Dosierung über einen Zeitraum von 2 Wochen verordnen.

INFO

Stoffgruppen für den Einsatz bei Schlafstörungen

- Benzodiazepinhypnotika (z. B. Noctamid),
- neue Nichtbenzodiazepine (z. B. Stilnox, Bikalm, Ximovan),
- Tranquilizer (z. B. Adumbran, Lexotanil),
- Antidepressiva (z. B. Aponal, Saroten),
- Neuroleptika (z. B. Atosil, Dipiperon, Neurocil),
- Alkoholderivate (z. B. Choraldurat),
- Antihistaminika (z. B. Halbmond, Dolestan),
- Naturstoffe (Baldrian, Hopfen, Melisse, Kawain, Passionsblume),
- Melatonin (bisher keine ausreichenden Erfahrungen).

Operative Behandlung

Neurochirurgische Maßnahmen kommen erst in Betracht, wenn die Medikamente nicht oder nicht ausreichend helfen. Welche operativen Verfahren zur Verfügung stehen, wie die Erfolgsaussichten sind und mit welchen unerwünschten Ereignissen zu rechnen ist, erfahren Sie im folgenden Abschnitt. Wir werden Sie auch über den Stand der Forschung zur Transplantation dopaminerger Zellen in das Gehirn informieren.

138 Was ist eine stereotaktische Gehirnoperation?

Stereotaktische Operation bedeutet, dass eine feine Sonde durch ein kleines Bohrloch im Schädel in das Gehirn geführt wird. Die Operation kann in lokaler Betäubung am wachen Patienten durchgeführt werden, da das Gehirn selbst schmerzunempfindlich ist. Mithilfe der rechnergesteuerten Computer- oder Magnetresonanztomographie (CT, MRT) gelingt es heute, millimetergenau den gewünschten Zielort zu finden. Für Parkinson-Patienten stand zunächst nur das so genannte läsionelle Verfahren zur Verfügung, bei dem durch Hitzeeinwirkung bestimmte Kerngebiete in der Tiefe des Gehirns ausgeschaltet wurden (Thermokoagulation). Die Behandlung zielte vornehmlich auf die Verbesserung eines medikamentös nicht ausreichend behandelbaren Tremors. Später wurde die Indikation auch auf Spätkomplikationen wie Fluktuationen und Dyskinesien ausgedehnt. Die Nebenwirkungsrate war – besonders bei beidseitiger Operation – relativ hoch: fast 20 % der Operierten hatten neurologische und neuropsychologische Defizite. Weiterer Nachteil der läsionellen Methode war, dass Hirngewebe unwiderruflich zerstört wird.

Ende der 80er-Jahre wurde ein Verfahren eingeführt, bei dem bestimmte Kerngebiete mit Hochfrequenzimpulsen stimuliert werden. Bisher sind weltweit schon über 30 000 und in Deutschland über 1500 Patienten mit dieser Methode behandelt worden. Über diese moderne so genannte tiefe Hirnstimulation werden wir Sie nun ausführlicher informieren.

139 Wie funktioniert die tiefe Hirnstimulation (THS)?

Bei der läsionellen Stereotaxie hatte man beobachtet, dass die elektrische Reizung im Zielort den Tremor ebenso gut unterdrücken konnte wie die spätere Zerstörung des Zielorts selbst. Aus diesen Beobachtungen hat sich die Methode der funktionellen Ausschaltung von Basalganglienkernen als tiefe Hirnstimulation entwickelt. Konstante hochfrequente Impulse werden über implantierte Elektroden in die kranke Hirnregion geleitet und führen dort zu einer funktionellen Blockade der Kerngebiete. Während bisher die Hirnstimulation als hochfrequente Dauerstimulation erfolgt, versucht man neuerdings auch eine bedarfsgerechte Impulsmodulation, die zur Desynchronisation der kranken Hirnzellen führt. Vor der Operation wird unter stationären Bedingungen überprüft, wie der Patient auf den Entzug seiner Parkinson-Medikamente (OP-Dauer) und einen L-Dopa-Test reagiert (erwarteter Therapieerfolg).

▼ Bei der tiefen Hirnstimulation werden Elektroden ins Gehirn eingesetzt, die bestimmte kranke Hirnzellen reizen und daran hindern, ihren krankmachenden Einfluss auszuüben (mit freundlicher Genehmigung der Fa. Medtronic).

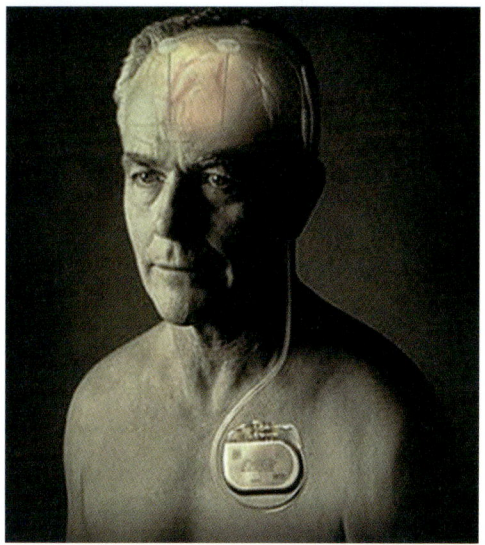

Einsetzen der Elektroden
Über ein Bohrloch wird eine feine Sonde (0,8 mm) mit mehreren Elektroden an den Zielort geführt. Die Operationstechnik wird meist am wachen Patienten vorge-

nommen. So kann während der Stimulation die Besserung der Parkinson-Symptome geprüft werden. Die Lokalisation des Zielorts basiert auf Bildgebungstechniken (CT, MRT) und mikroelektrischen Ableitungen. Die Testelektrode wird erst dann durch eine Dauerelektrode ausgetauscht, wenn durch elektrische Testreize der günstigste Zielpunkt gefunden wurde.

Anschließend oder in einer zweiten Operation, die in Allgemeinnarkose erfolgt, wird ein Verbindungskabel in einem Hautkanal vom Bohrloch bis unter das Schlüsselbein (oder zur Bauchdecke) verlegt. In einer Hauttasche wird der Impulsgeber (Neurostimulator) implantiert.

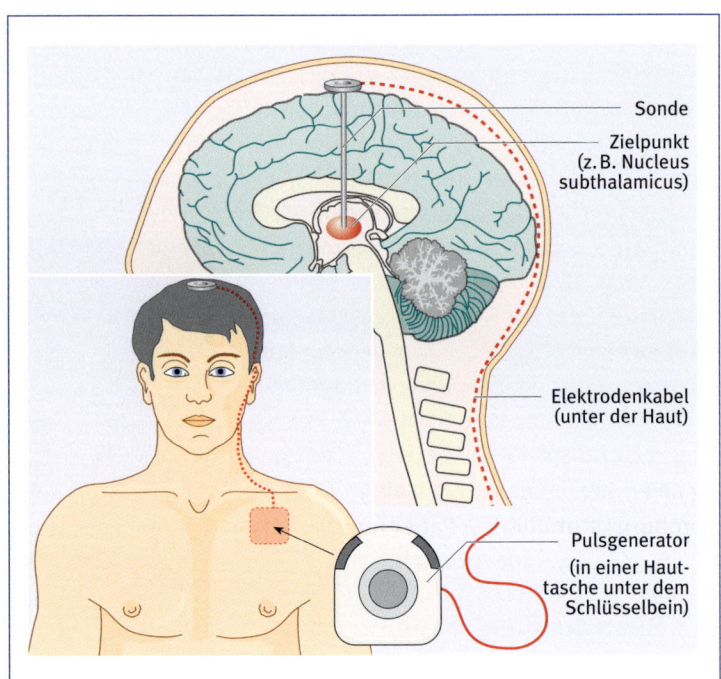

Sonde

Zielpunkt (z. B. Nucleus subthalamicus)

Elektrodenkabel (unter der Haut)

Pulsgenerator (in einer Hauttasche unter dem Schlüsselbein)

▶ Schematische Darstellung der tiefen Hirnstimulation.

Bedienung und Anpassung

Der Arzt programmiert den implantierten Impulsgenerator über eine Telemetrieverbindung zwischen Neurostimulator und externem Programmiergerät. Mit einem handlichen kleinen Magneten kann der Patient den Impulsgenerator selbstständig ein- und ausschalten. Der Arzt kann mit Hilfe eines Senders computergesteuert die Einstellung des Stimulators anpassen.

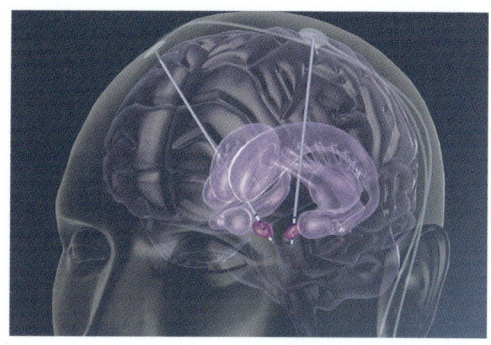

▲ Position der Elektroden in 3-D-Ansicht (mit freundlicher Genehmigung der Fa. Medtronic).

Nachteil der Tiefenhirnstimulation ist, dass die Batterien nach 3–7 Jahren im Rahmen einer kleinen Operation gewechselt werden müssen, das implantierte System empfindlich gegenüber elektromagnetischen Störfeldern reagieren kann, einen Fremdkörper darstellt und relativ teuer ist (12 000–15 000 €). Die Kosten werden von den gesetzlichen Krankenkassen übernommen.

140 Für wen kommt die tiefe Hirnstimulation infrage?

Die ersten Hirnstimulationen wurden einseitig im Kerngebiet des Thalamus (Nucleus ventralis medialis, VIM) durchgeführt. Es zeigte sich eine sehr gute und anhaltende Wirkung auf den Parkinson-Tremor (80–100 %). Fast ebenso gut war der Therapieerfolg beim essenziellen Tremor. Wir beobachten nun seit über 9 Jahren die beiden ersten in Deutschland (Prof. Moringlane, Homburg) stimulierten Patienten (Parkinson-Tremor, essenzieller Tremor) mit einem anhaltenden beeindruckenden Therapieerfolg.

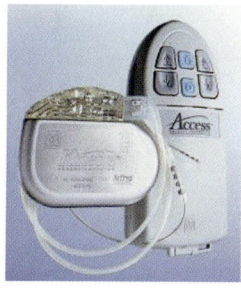

▲ Impulsgenerator mit Sonde (links) und Magnet zum Ein- und Ausschalten rechts; (mit freundlicher Genehmigung der Fa. Medtronic).

Die Thalamusstimulation führte bei Parkinson-Patienten jedoch zu keiner Besserung der übrigen motorischen Störungen, wie Akinese und Dyskinesie. Man ist deshalb in den letzten Jahren dazu übergegangen, die Stimulation in einem anderen Kernge-

INFO

Voraussetzungen für die tiefe Hirnstimulation

Nach den Leitlinien der Deutschen Gesellschaft für Neurologie (DGN) ist die tiefe Hirnstimulation für das idiopathische Parkinson-Syndrom geeignet für Patienten:

▪ mit anders nicht behandelbaren hypokinetischen oder hyperkinetischen Fluktuationen,
▪ mit medikamentös nicht einstellbarem Tremor,
▪ die wegen Psychosegefahr nicht ausreichend mit Dopaminergika behandelt werden können.

Voraussetzungen für die Operation sind:

▪ Die Zielsymptome müssen nachgewiesenermaßen Dopa-sensitiv sein (formaler, ggf. wiederholter L-Dopa-Test erforderlich).
▪ Es muss eine schwere und objektive Beeinträchtigung bestehen.
▪ Schwere Allgemeinerkrankungen und eine Demenz müssen ausgeschlossen sein.
▪ Neurochirurgische Kontraindikationen (ausgeprägte Hirnatrophie, Blutungsneigung) müssen ausgeschlossen werden.
▪ Durch Dopaminergika induzierte Psychosen sind keine Kontraindikation.

biet durchzuführen, das man Nucleus subthalamicus (STN) nennt (sub = unter, also „Kern unterhalb des Thalamus"). Mittlerweile wird die STN-Stimulation auch bei Parkinson-Patienten bevorzugt, bei denen der Tremor (noch) deutlich im Vordergrund steht. Diese Entscheidung wird von der Erfahrung getragen, dass auch tremordominante Fälle später eine deutlichere Akinese und womöglich auch Dyskinesie entwickeln.

Wichtige Voraussetzung ist also, dass die motorischen Störungen (Akinese, Dyskinesie, Tremor) anders, d. h. mit Medikamenten, nicht behandelbar sind (auch wegen eines Psychoserisikos) und zu einer schweren objektiven Beeinträchtigung geführt haben. Weitere Voraussetzungen sind, dass die Akinese auf L-Dopa anspricht und sonst keine schweren Allgemeinerkrankungen oder eine Demenz bestehen. Darüber hinaus muss der Patient neurochirurgisch (und natürlich auch internistisch) operationsfähig sein.

Weiterhin hat die DGN festgestellt, dass die bislang geringen Erfahrungen bei Patienten mit nichtidiopathischen Parkinson-Syndromen (MSA, PSP etc.) negativ sind und diese Patienten deshalb von der THS ausgeschlossen sind.

Wie geht es nach der Schrittmacherimplantation weiter?

Die stereotaktische Operation erfordert eine sehr sorgfältige Indikationsstellung, Dokumentation und Nachsorge, die nur in enger Kooperation mit einem Team aus erfahrenen Neurologen und Neurochirurgen geleistet werden kann. In der Regel bleiben die Patienten nach der Operation noch stationär in der Klinik, bis durch Optimierung der Stimulationsparameter und Anpassung der Antiparkinson-Medikation ein stabiler Zustand erreicht wurde. Die weitere ambulante Kontrolle erfolgt zunächst in kürzeren Abständen.

Patienten mit einem implantierten Elektrodensystem müssen ständig einen Ausweis mit allen wichtigen technischen Daten bei sich tragen, um in einer Notfallsituation den behandelnden Arzt rasch informieren zu können. Bei Stimulationsstörungen (Kabelschaden, Verschiebung der Sonde) könnten bedrohliche akinetische Phasen eintreten, die medikamentös behandelt werden müssen. Konventionelle Röntgenuntersuchungen (z.B. Röntgen der Lunge) und CT-Untersuchungen dürfen bei implantierten Patienten durchgeführt werden. In der Region des implantierten Impulsgenerators sollte keine Ultraschalldiagnostik durchgeführt werden. Eine Kurzwellenbestrahlung ist nicht erlaubt. Das starke Magnetfeld des Kernspin-Tomographen kann den Impulsgenerator stören, weshalb vor der geplanten Untersuchung der betreuende Neurochirurg bzw. Neurologe kontaktiert werden sollte.

Bei strenger Indikation, fachkompetenter Durchführung und postoperativer Rehabilitation führt die tiefe Hirnstimulation zu einer Verbesserung der Beweglichkeit, der Alltagsaktivitäten und der emotionalen Ausgeglichenheit und übertrifft bei dieser Gruppe die medikamentöse Wirkung.

Das Fortschreiten der Parkinson-Krankheit kann durch die Hirnstimulation nicht aufgehalten werden. Im weiteren Verlauf können sich die Parkinson-Symptome wieder verschlechtern und es

TIPP

Elektromagnetische Störwellen können mit dem Impulsgenerator interferieren und ihn schlimmstenfalls ausschalten: Signalsicherungsanlagen in Kaufhäusern, Metalldetektoren auf Flughäfen (Einzeluntersuchung fordern), Lautsprecher und Verstärkeranlagen, Funkgeräte, Mobiltelefone (Freisprecheinrichtung nutzen), schnurlose Telefone, Mikrowellenherde (nur bei geöffneter Tür). Zu den genannten Geräten sollte ein Abstand von mindestens 30 cm eingehalten werden. Eine Untersuchung der genannten motorisch-evozierten Potenziale sollte vermieden werden.

könnten neue hinzukommen. Nur in Einzelfällen kann auf Medikamente ganz verzichtet werden. Neuere Stimulationsverfahren (bedarfsgesteuerte Stimulation, Desynchronisation) werden derzeit untersucht. Unter dem Dach der dPV entsteht derzeit eine Untergruppe für tiefenhirnstimulierte Patienten und Angehörige.

141 Welche Nebenwirkungen können auftreten (STN)?

Operative Komplikationen: In einzelnen Fällen kann es zu Blutungen kommen, die mit Lähmungen, Sprachstörungen und kognitiven Beeinträchtigungen einhergehen. Auch epileptische Anfälle sind beschrieben worden. Als technisch bedingte Komplikationen sind Kabelbrüche, Verlagerungen der Elektroden im Gehirn und des Impulsgebers in der Hauttasche möglich. Am Ort der Generatorimplantation kann es ebenfalls zu Infektionen kommen. Die Komplikationsrate wird mit 1–3 % angegeben.

Therapiebedingte Nebenwirkungen: wie z. B. Doppeltsehen lassen sich teilweise mit der Stimulation benachbarter Nervenbahnen erklären und durch Veränderung der Reizparameter bessern. Artikulationsstörungen mit Heiserkeit (Dysarthrophonie) und vermehrter Speichelfluss werden im Sinne einer Demaskierung der Reduktion der dopaminergen Medikation zugerechnet. In einzelnen Fällen werden ein Blepharospasmus im Sinne einer Lidöffnungsstörung und eine Restless-legs-Symptomatik beschrieben. Die Ursache einer teilweise erheblichen Gewichtszunahme ist durch die »motorisch verbesserte Nahrungsaufnahme« allein nicht zu erklären. Kognitive Leistungseinbußen können durch die STN-Stimulation verstärkt werden, insbesondere bei älteren prämorbiden Patienten. Vorübergehend können sich depressive Reaktionen unter der Stimulation verstärken und nach Erhöhung der dopaminergen Medikation wieder bessern, Über einzelne Suizide wurde berichtet. Die teilweise auch anekdotisch erwähnten psychosozialen Veränderungen und Verhaltensauffälligkeiten unter der tiefen Hirnstimulation lassen sich abschließend nicht bewerten. Umso wichtiger ist neben einer strengen Indikationsstellung die ausführliche präoperative Psychodiagnostik und die fachkompetente postoperative Betreuung mit engmaschigen neurologisch-psychiatrischen und neuropsychologischen Verlaufskontrollen.

ZUSAMMENFASSUNG

Wichtige Nebenwirkungen der tiefen Hirnstimulation (STN)

operative Komplikationen:
- Hirnblutung mit Lähmungen, Sprachstörungen, kognitiven Defiziten
- epileptische Anfälle
- zerebrale Infektionen

technisch bedingte Komplikationen:
- Kabelbrüche
- Verlagerung der Hirnelektroden
- Verlagerung des Impulsgenerators
- lokale Infektionen

therapiebedingte Komplikationen:
- Doppelsehen
- Dysarthrophonie
- vermehrter Speichelfluss
- Blepharospasmus mit Lidöffnungsstörung
- Depression
- psychosoziale Veränderungen

---

142 Wie wird heute die Zelltransplantation in das Gehirn beurteilt?

Bei der Zelltransplantation handelt es sich um ein neurochirurgisches Therapieverfahren, bei dem frisches Gewebe mit dopaminergen Zellen ein- oder beidseitig in besondere Kerngebiete des Gehirns (Putamen, Nucleus caudatus) injiziert wird. Ziel ist, die Dopaminproduktion zu erhöhen und die Wiederherstellung geschädigter Neurone zu fördern. Die Implantation von körpereigenem Nebennierenmark (autologe Transplantation) wurde mittlerweile verlassen. Die Implantation von menschlichem embryonalen Mittelhirngewebe (heterologe Transplantation) ist nicht nur ethisch problematisch, sondern auch vom Therapieerfolg her umstritten.

Transplantation embryonaler dopaminerger Mittelhirnzellen

Die Transplantation von menschlichem embryonalen Mittelhirngewebe (heterologe Transplantation) wurde weltweit bei mehr als 500 Patienten durchgeführt. In Deutschland ist die Transplantation von menschlichem embryonalen Gewebe derzeit nicht erlaubt.

Technische Durchführung: Aus mehreren 6 bis 8 Wochen alten Embryonen (Fehlgeburten) wird Mittelhirngewebe präpariert und als Suspension über eine stereotaktische Operation (siehe Abbildung) in das Gehirn des Parkinson-Patienten injiziert. Die Injektionen der Zellsuspension erfolgen ein- oder beidseitig an mehreren Stellen des Striatums.

Man geht davon aus bzw. hofft, dass implantierte dopaminerge Zellen die gestörte Speicher- und Pufferfähigkeit von Dopamin verbessern können, wobei durch Zufuhr von Wachstumsfaktoren das Überleben der implantierten Zellen gefördert werden sollte. Die bisherigen Ergebnisse sind eher enttäuschend. Bei vielen Patienten konnte kein therapeutischer Nutzen festgestellt werden, nicht wenige Patienten bekamen schwere Dyskinesien. Die Ergebnisse weiterer Studien müssen zunächst abgewartet werden.

Im experimentellen Stadium befindet sich die Zelltherapie mit menschlichen Pigmentzellen aus der Netzhaut (Speramine), die in das Gehirn implantiert werden.

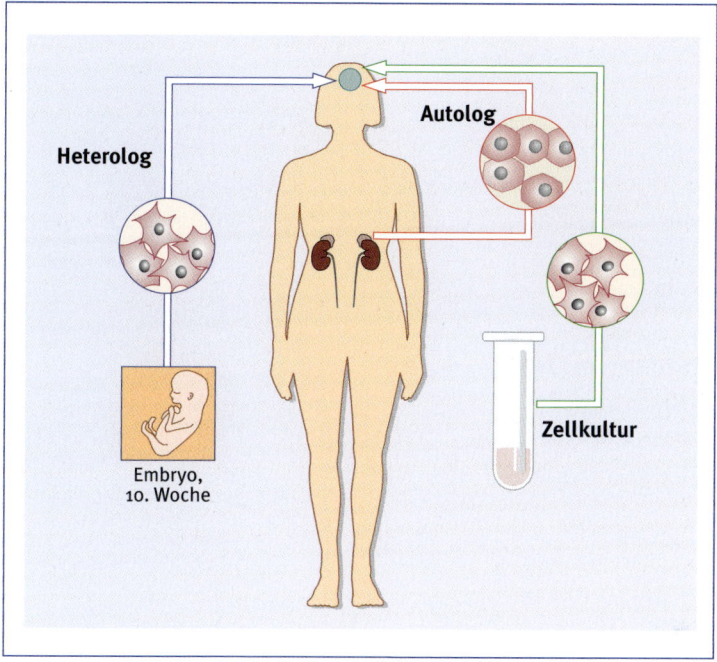

◀ Transplantation dop-
aminerger Zellen aus
körpereigenem Nieren-
gewebe (autolog) oder
fetalem Gewebe (hete-
rolog).

143 Wie wird die Transplantation von Stammzellen beurteilt?

Stammzellen sind Vorläuferzellen, aus denen sich differenzierte Zellen oder auch
ganze Organe entwickeln können. Em-
bryonale Stammzellen werden aus frühen
Embryonen gewonnen. Bei der künstlichen
Befruchtung werden Eizelle und Sper-
mium im Reagenzglas zusammengeführt.
Daraus können sich Embryonen entwickeln und einer Frau eingepflanzt werden. Bis zum achten Tag kann man über-
zähligen Embryonen Stammzellen für die
Forschung entnehmen.

INFO

Das deutsche Embryonengesetz verbie-
tet die Herstellung menschlicher Embryonen zu Forschungszwecken. Alterna-
tiven sind erwachsene (adulte) Stammzellen, die Reprogrammierung von Kör-
perzellen zu undifferenzierten Zellen und
die Entwicklung von Stammzellen aus
Nabelschnurblut.

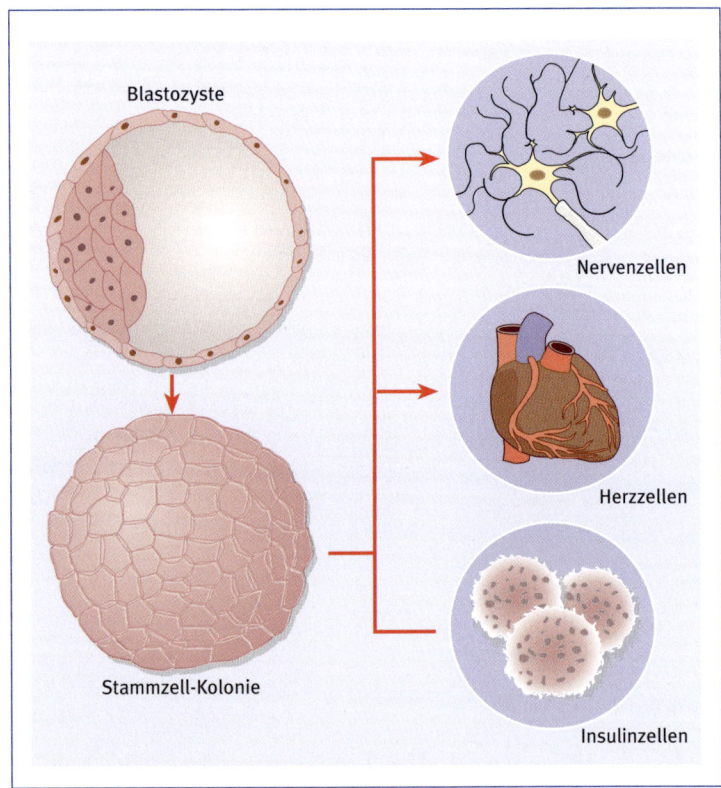

Blastozyste

Nervenzellen

Herzzellen

Stammzell-Kolonie

Insulinzellen

▶ Aus Stammzellen können sich unterschiedliche Organzellen, wie z. B. Herzzellen, Insulinzellen aber auch Nervenzellen bilden, die Dopamin produzieren können.

Beim therapeutischen Klonen werden Eizellen entkernt und dafür Erbanlagen, z. B. aus einer Hautzelle, eingesetzt. Den daraus wachsenden Embryonen können Stammzellen entnommen werden.

In Tierversuchen ist es bereits gelungen, aus Stammzellen dopaminproduzierende Zellen zu entwickeln. Die Methode befindet sich noch in einem sehr frühren experimentellen Stadium, die Anwendung beim Menschen wird frühestens in 10–15 Jahren erwartet.

144 Ausblick: Was erhoffen wir uns von der Parkinson-Forschung?

Vornehmliches Forschungsziel ist es, die auslösende(n) Ursache(n) für die Parkinson-Krankheit zu finden und geeignete Therapiemaßnahmen zu entwickeln, die die Erkrankung heilen. Wenn es dann noch gelänge, die Erkrankung frühzeitig zu diagnostizieren, möglichst noch vor Ausbruch der ersten klinischen Zeichen, wäre die Parkinson-Krankheit besiegt.

Mittelfristig erwarten wir von der Parkinson-Forschung eine verbesserte symptomatische Behandlung mit Medikamenten, die eine günstigere Wirkung mit weniger Nebenwirkungen haben und insbesondere die Komplikationen im Langzeitverlauf mildern oder verzögern können. Weiterhin erhoffen wir uns von der medikamentösen Therapie einen verstärkten wirksamen Einfluss auf das Fortschreiten der Erkrankung (Neuroprotektion).

Mit der Weiterentwicklung und Verfeinerung der »tiefen Hirnstimulation« werden sich die Therapiemöglichkeiten für medikamentös bisher schwer behandelbare Tremorsyndrome, Überbewegungen und Fluktuationen weiter ausdehnen.

Neben Fortschritten in der Therapie erwarten wir eine verbesserte und möglichst frühe Diagnostik unter Einschluss kostengünstiger und breit anwendbarer Diagnoseverfahren, z.B. Blutuntersuchungen, Ultraschallverfahren in Kombination mit MRT. Die bildgebenden Verfahren wie PET- und SPECT-Untersuchungen werden bei der differenzialdiagnostischen Abgrenzung der Parkinson-Krankheit von anderen Parkinson-Syndromen und für Patienten mit einem erhöhten genetischen Risiko künftig eine größere Bedeutung haben.

Ein weiteres fernes Ziel ist die Entwicklung von Zellersatztherapien (z.B. Stammzelltherapie), wobei abgestorbene Hirnzellen durch neue, Dopamin produzierende Zellen ersetzt werden.

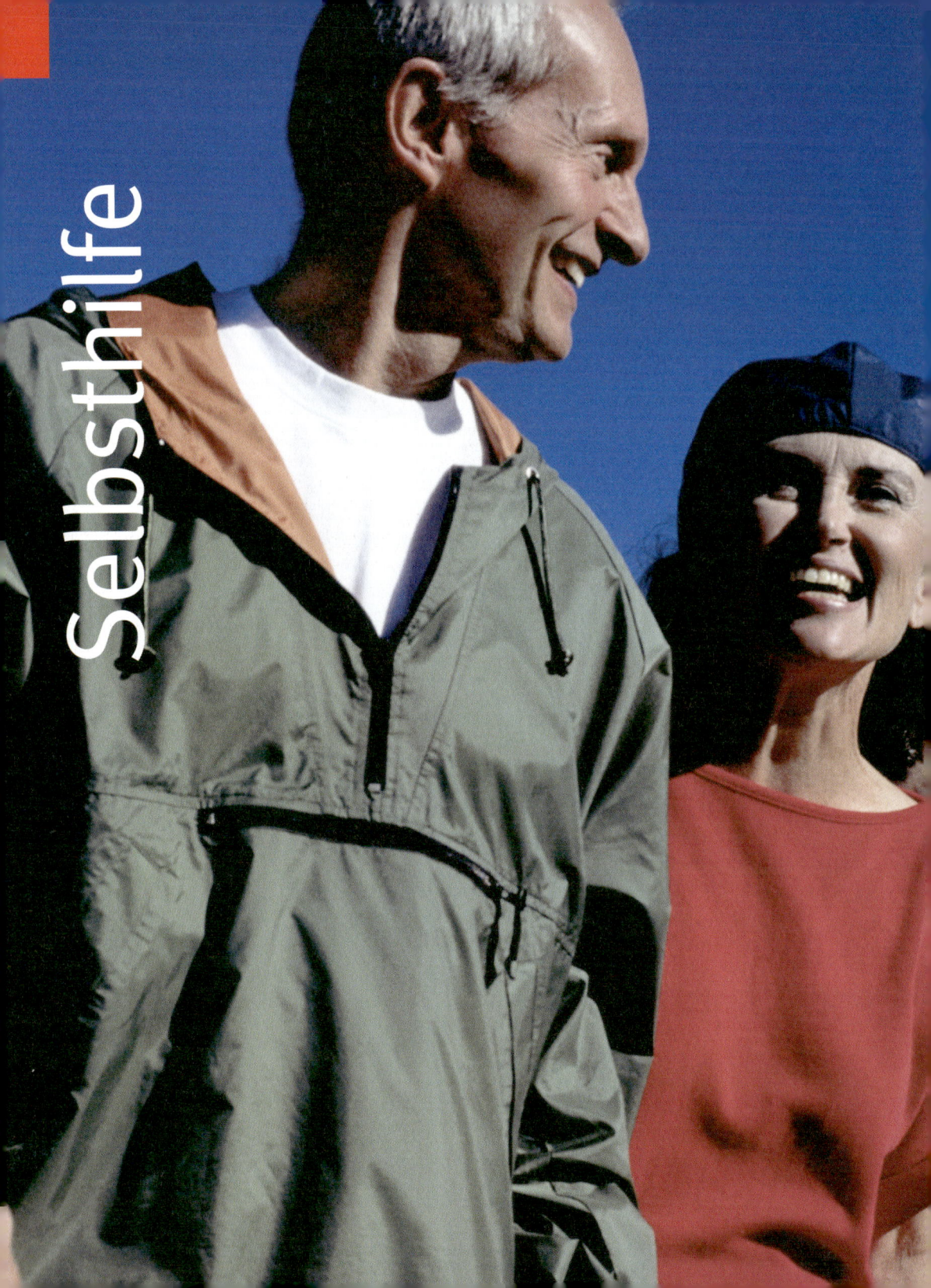

Selbsthilfe

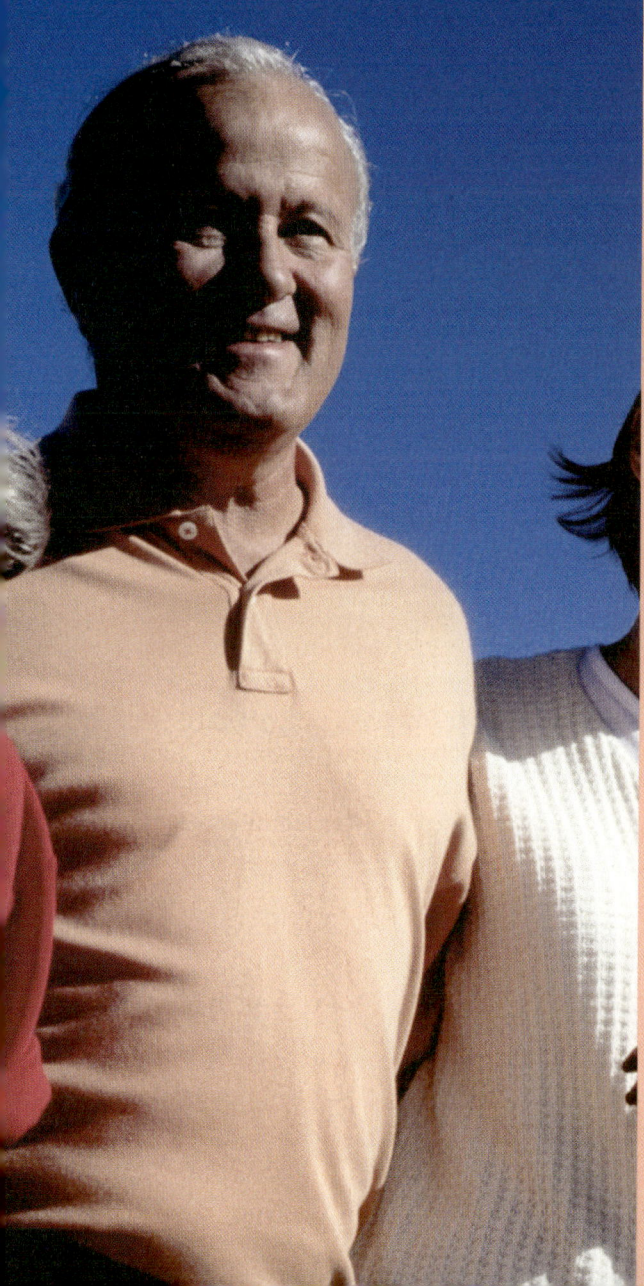

Mit der Parkinson-Krankheit leben

Bleiben Sie in Bewegung! Gerade weil die Erkrankung Ihre Beweglichkeit einschränkt, sind regelmäßige körperliche Übungen umso wichtiger. Nutzen Sie dabei auf jeden Fall krankengymnastische Unterstützung (siehe Fragen 145–152).

Sozial- und rechtsmedizinische Probleme werden in den Fragen 153 bis 163 dargelegt. Sowohl im Berufsleben als auch im Alltag gilt es, Ihre Selbstständigkeit und Einsatzfähigkeit möglichst lange zu erhalten und sich nicht vorzeitig abschieben zu lassen. Bleiben Sie aktiv!

Krankengymnastik und ergänzende Therapien

Allgemeine Übereinstimmung besteht heute darüber, dass Physiotherapie (Krankengymnastik), Ergotherapie, Logotherapie und auch die psychologische Betreuung nicht nur Ergänzung, sondern wesentlicher Bestandteil im Therapiekonzept der Parkinson-Krankheit sein müssen. Die Befindlichkeit kann auch durch Techniken und Anwendungen, die meditative Elemente mit einschließen, verbessert und stabilisiert werden.

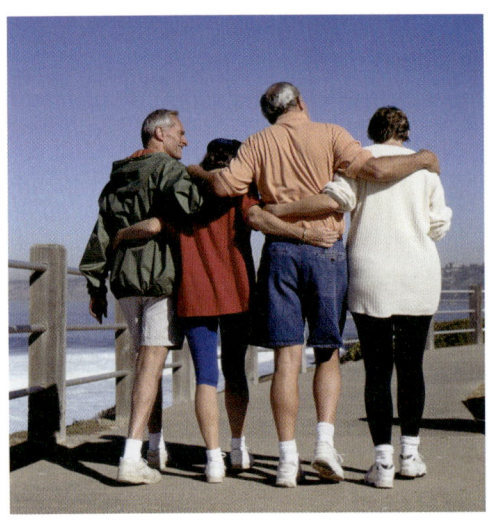

▲ Bleiben Sie in Bewegung.

Ob Verfahren der traditionellen fernöstlichen Medizin wie Tai Chi, Chi Gong, Reiki, Yoga oder rhythmische Massagen oder Heileurythmie (Eurythmie = schöner Rhythmus) für Sie ergänzend hilfreich sein können, sollten Sie erproben. Kontrollierte Studien bei Parkinson-Patienten sind nicht bekannt. Fragen Sie in Ihrer Selbsthilfegruppe oder wenden Sie sich an die deutsche Parkinson-Vereinigung (dPV). Entsprechende Kurse werden in Volkshochschulen angeboten. In Ihrer Buchhandlung finden Sie sicherlich weiterführende Literatur.

145 Wie sollte das krankengymnastische Programm aussehen?

Nach neurophysiologischen Gesichtspunkten unterscheidet sich das krankengymnastische Übungsprogramm bei Parkinson-Patienten wesentlich von der Krankengymnastik bei einer peripheren Nervenschädigung oder Hirnschädigung mit einer Spastik. Bradykinese ist nicht einer Lähmung gleichzusetzen. Die Bewegungen des Parkinson-Patienten sind zwar langsam und verzögert, aber in der Regel nur wenig kraftgemindert.

Das krankengymnastische Programm wird individuell nach dem klinischen Gesamtbild erstellt, wobei natürlich auch die körperliche Belastbarkeit zu berücksichtigen ist. In einer Symptom- und zielorientierten Einzelbehandlung werden die wichtigsten Übungsabläufe vorgestellt und eingeübt. Für die Gruppenbehandlung (z.B. in der Selbsthilfegruppe) ist es vorteilhaft, wenn je nach Krankheitsausprägung Teilgruppen gebildet werden können, um so eine angepasste Behandlung zu ermöglichen. Die Gruppenbehandlung mit gemeinsamen Übungen dient nicht nur der Verbesserung der Gesamtbeweglichkeit, sondern wirkt auch Isolationsneigungen entgegen.

INFO

Ziel der Krankengymnastik ist es, die verbliebene Bewegungsfähigkeit zu erhalten und die verloren gegangene Automatisierung und Harmonisierung der Bewegungsabläufe neu einzuüben. Dadurch werden nicht nur die Beweglichkeit, sondern auch Körperstabilität (Sturzprävention) gefördert. Die Übungen sollten motivationsfördernd sein, Spaß machen und für Sie keine Schwerstarbeit bedeuten.

TIPP

Als Angehöriger sollten Sie unbedingt in die Behandlung mit einbezogen werden. Sie erfahren während der Behandlung die entsprechenden Übungsabläufe, das Anwenden von Hilfsmitteln und Hilfsgeräten, um auch im häuslichen Umfeld unterstützend mitwirken zu können. Erst wenn Sie in den Übungsablauf und die Zielvorstellungen ausreichend eingeweiht sind, haben Sie bessere Möglichkeiten, mit mehr Verständnis und Geduld dem erkrankten Familienmitglied beizustehen.

Bewegungsabläufe zerlegen

Ein wichtiger Schritt ist es, sich die einzelnen Bewegungsabläufe bewusst zu machen, indem man sie in einzelne Bewegungskomponenten zerlegt. So werden zum Beispiel für das Aufstehen von

Selbsthilfe

einem Stuhl (Transfer Sitz-Stand) zunächst die einzelnen Teilbe-
wegungen eingeübt, um dann später zu einer Gesamtbewegung
zusammengefasst zu werden. Hierbei geht es neben der Kräfti-
gung bestimmter Muskelgruppen (z. B. Hüftextensoren, Ge-
säßmuskeln) um die Verbesserung der Haltungsstabilität.

Hilfen bei motorischen Blockaden (Freezing)

Sie können Freezing-Episoden durch kurze energische Eigen- oder
Fremdkommandos (wie »los!«, »auf!«, lautes Zählen) besser überwinden. In Gruppen- oder Einzelübungen fördert die rhythmische
Taktgebung den Bewegungsablauf. Mehr Spaß macht Marschmu-
sik, geeigneter ist ein Metronom oder rhythmisches Klopfen.

Hilfsbewegungen bei Starthemmung

Die Kehrtwendung auf der Stelle sollte nicht in einem Bewegungsablauf, sondern in einzelnen Schritten und unter (lautem) Zählen
durchgeführt werden. Einige Patienten haben besondere Techniken für einen bestimmten Bewegungsvorgang durch Eigen-
erfahrung erlernt. So müssen sie z. B. vor dem Aufstehen vom Stuhl
zunächst zur Verlagerung des Schwerpunktes eine bestimmte Haltung einnehmen, um sich dann ruckartig aufzurichten. Oder sie
drehen sich in eine bestimmte Position im Bett und können dann
mit vorangehendem Schwung des Armes das Bein nachführen.

Diese Hilfsbewegungen oder -stellungen zur raschen Überwindung einer drohenden posturalen Instabilität werden in der Krankengymnastik genutzt und eventuell modifiziert. Einer unserer Patienten kann sich nachts ohne große Schwierigkeiten auf die Bettkante setzen. Der erste Schritt gelingt jedoch nur, wenn er seinen
Gehstock mit nach unten gerichtetem Griff vor den Fuß stellt. Das
Überwinden von Starthemmungen oder Engpass-Schwierigkeiten
wird in Einzelübungen geübt, wobei Sie die Wirkung taktiler, opti-
scher und akustischer Trigger kennen lernen. Als optische Trigger
eignen sich z. B. farbige Markierungshilfen auf dem Boden (Tep-
pichfliesen, Klebebänder, Laserpointer; siehe auch Frage 147).

Trainieren Sie beide Körperhälften

Patienten neigen dazu, die stärker betroffene Körperseite mehr als störungsbedingt zu vernachlässigen oder zu schonen, daher sollte diese bevorzugt in die Übungen einbezogen werden. Übungen an der Sprossenwand oder mit Stäben wirken einer Haltungsanomalie entgegen.

Die krankengymnastische Übungsbehandlung versteht sich nicht als isolierte Behandlungsstrategie gegen Rigor, Bradykinese oder Haltungsstörung. So erscheint es z. B. nicht sinnvoll, einen Nackenrigor mit Schulterschmerzen allein durch Massage zu behandeln und auf Bewegungsübungen im Schulter-, Arm- und Halsbereich zu verzichten. Das Übungsprogramm schließt auch Atemübungen mit ein, um die Lungenbelüftung zu verbessern und der Gefahr einer Lungenentzündung entgegenzuwirken.

> **TIPP**
>
> Führen Sie die von Ihrer Physiotherapie vorgeschlagenen Übungen regelmäßig durch (nicht unbedingt als Krafttraining – aber dafür häufiger). Optimal wären zweimal tägliche Übungen für jeweils 15 bis 20 Minuten. Die Physiotherapie soll insbesondere die Stand- und Gangstabilität verbessern. Nehmen Sie regelmäßig an den Bewegungsübungen Ihrer Selbsthilfegruppe teil.

Führen Sie die Übungen regelmäßig durch

Entscheidend sind nicht die Dauer und der Kraftaufwand, sondern die Regelmäßigkeit. Festgelegte Übungszeiten zu Hause nach einem festgelegten Übungsplan fördern dieses Ziel. Vielleicht überrascht es auch Sie, dass Sie trotz deutlicher Bewegungseinschränkung noch gut Fahrrad fahren können, wenn Ihnen jemand beim Auf- und Absteigen oder Anhalten Hilfestellung leistet und Sicherheit vermittelt.

146 Ist ein Krafttraining sinnvoll?

Es ist unbestritten, dass ein regelmäßiges Bewegungstraining die motorischen Störungen verbessert und die Verbesserungen die einzelnen Übungen überdauern. Übrigens verbessert Bewegung auch die Hirnleistung! Es wird vermutet, dass ein konse-

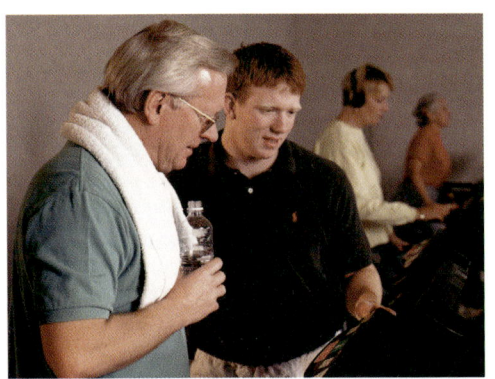

quentes Bewegungstraining die Bildung und den Umsatz von Dopamin steigert. Darüber hinaus fördert körperliche Aktivität die Resorption von L-Dopa aus dem Darm. Wir hatten jedoch darauf hingewiesen, dass es nicht notwendig und auch nicht sinnvoll ist, ein Krafttraining unter stärkster Anstrengung durchzuführen.

Alle Übungen, die Sie durchführen, sollten also ohne allzu große körperliche Anstrengung ablaufen. Wenn es Ihnen Spaß macht, in ein Fitness-Studio zu gehen, ist das zu begrüßen. Dosieren Sie aber Ihren Kräfteeinsatz. Achten Sie auch auf ausreichende Entspannung zwischen Ihren Übungen.

147 Wie kann man Geh- und Startschwierigkeiten überwinden?

Achten Sie darauf, dass Ihre Füße beim Gehen nicht zu eng nebeneinander stehen (breitbasiger Gang). Konzentrieren Sie sich zwischendurch immer wieder auf das Gehen und heben Sie bewusst Ihre Füße vom Boden. Wenn das Gehen ins Stocken gerät, bleiben Sie stehen und leiten den nächsten Schritt mit einem (inneren) Kommando ein. Um Stürzen vorzubeugen, versuchen Sie nicht während des Gehens eine weitere Tätigkeit auszuführen, z.B. den Regenschirm aufzuspannen. Bleiben Sie kurz stehen, öffnen Sie den Schirm und gehen Sie dann weiter. Auch das Sprechen mit der Begleitperson kann die Sturzgefahr erhöhen (»stopp walking when talking – also stehen bleiben, wenn sie sprechen wollen«). Haken Sie sich bei der gehfähigen Begleitperson unter und/oder benutzen Sie einen Stock.

Spontan, durch psychische Belastung oder durch vermeintliche Hindernisse (z.B. enge Durchgänge, Bodenwellen, Türschwellen,

Bordsteinkanten, Teppiche) kann plötzlich eine Bewegungs- oder Startblockade auftreten, die im englischsprachigem Raum treffend mit »freezing« (einfrieren) bezeichnet wird. Wie »ein- oder angefroren« kann der Patient keinen Schritt weitergehen (»die Füße kleben am Boden«, »es hält mich jemand fest«). Die Blockierung bezieht sich in der Regel nur auf das Gehen oder auf den Start (Start- hemmung) und kann Sekunden bis Minu- ten andauern. Freezing-Attacken können sogar zu Stürzen führen.

Plötzlich auftretende Phasen einer vermin- derten Beweglichkeit oder besonders auch Startschwierigkeiten können durch kurze energische Eigen- oder Fremdkommandos (wie »auf!«, »los!« oder lautes Zählen) überwunden werden. Weitere Tricks sind das bewusste Entspannen der Beinmusku- latur kurz vor dem Aufstehen von einem Stuhl, das mehrmalige Hin- und Herschaukeln mit dem Oberkör- per vor dem ersten Schritt, ein kurzer Schlag mit der Hand auf den Oberschenkel, das Anziehen der Knie, die Vorstellung einer kleinen Stufe, Tretbewegungen und vieles mehr.

> **TIPP**
>
> ## Antifreezing – Triggermaßnahmen
>
> taktil:
> - Klaps auf Oberschenkel
>
> visuell:
> - Bodenmarkierung
> - Anti-Freezing Stock
> - Laserpointer
> - Anti-Freezing Brille
>
> akustisch:
> - Kommandos
> - Marschmusik
> - Metronom

Ihrem Einfallsreichtum sind da keine Grenzen gesetzt, probieren Sie verschiedene Techniken zunächst zu Hause aus, Ihre An- gehörigen zeigen sicherlich Verständnis. Außerhalb Ihrer häusli- chen Umgebung reicht es manchmal schon, den Ablauf einer hilfreichen Technik im Geiste ablaufen zu lassen, um dann bes- ser starten zu können.

Einer unserer Patienten hat sich vor vielen Jahren an seinem Gehstock eine kleine klappbare Stange angebracht, die als opti- sche Hilfe seine Starthemmung mindert. Wenn der erste Schritt nicht gelingen will, stellt er den Stock mit abgeklappter Stange vor den Fuß und kann so das Gehen einleiten (eine derartige Hilfe ist inzwischen auch im Handel erhältlich). Oft reicht es auch, einen Spazierstock oder einen Stockschirm umzudrehen und den auf dem Boden stehenden Handgriff als optische Starthilfe zu nutzen. Im Handel gibt es einen Laserpointer, mit dem Sie jeweils einen Zielpunkt auf dem Boden vor Ihnen markieren und so den ersten Schritt einleiten können. Eine neuere Methode ist die Antifreezing-Brille, die bewegliche horizontale Lichtbalken in das Gesichtsfeld projiziert. Eine sehr wirksame Methode ist das Laufbandtraining. Überlegen Sie sich, ob Sie sich nicht doch zu Ihrer Sicherheit einen Rollator oder Gehwagen anschaffen sollten. Plattformen zur Erzeugung von Ganzkörperschwingungen erreichen nur kurzfristige Wirkungen.

148 Sind Bewegungsbäder und Schwimmen zu empfehlen?

Bewegungsbäder und Schwimmen im warmen Wasser (32 bis 34°C) unterstützen das krankengymnastische Übungsprogramm

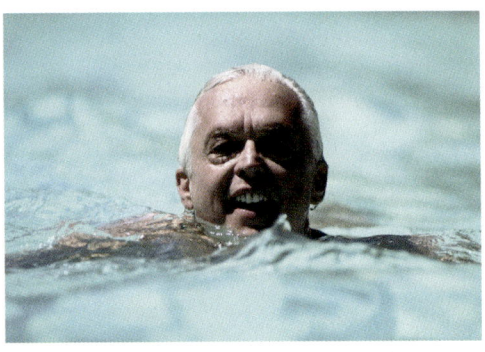

und sind bei Parkinson-Patienten sehr beliebt. Sie sollten das Schwimmen jedoch nicht zu lange ausdehnen (Sprechen Sie vorher mit Ihrem Arzt, ob Sie Ihren Kreislauf entsprechend belasten dürfen). Unter der Einwirkung des Auftriebs im Wasser kann die Koordination der Bewegungen leichter trainiert werden. Es versteht sich, dass bei deutlicher Bewegungseinschränkung und Neigung zu Beweglichkeitsschwankungen (Fluktuationen) im Wasser eine Hilfskraft bereitstehen und die Wassertiefe geringer als Ihre Körpergröße sein muss.

▲ Wenn Sie gern schwimmen, gönnen Sie sich regelmäßig ein Bad im warmen Wasser.

149 Wann ist eine Massage sinnvoll?

Bei deutlichen Muskelverspannungen sind neben der Krankengymnastik Massagen und Wärmeanwendungen als zusätzliche Behandlungsmethoden hilfreich. Es erscheint jedoch nicht sinnvoll, eine Verspannung der Nackenregion nur durch Massage zu behandeln und auf Bewegungsübungen zu verzichten. Sprechen Sie mit Ihrem Arzt, ob daneben auch Packungen, Bestrahlungen oder medizinische Bäder verordnet werden sollten.

150 Was bringt Ihnen eine Ergotherapie?

In Ihrem Falle zielt die Ergotherapie vornehmlich auf ein Training der Geschicklichkeit in den Alltagsleistungen (eventuell mit Hilfsmitteln) und schließt bei Bedarf ein Hirnleistungstraining mit ein. Vorrangiges Ziel ist dabei Ihre Unabhängigkeit von fremder Hilfe.

Die Übungen umfassen vor allen Dingen die Aktivitäten des täglichen Lebens, wie Körperpflege, Ankleiden, selbstständiges Essen und Haushaltsversorgung. Neben dem Training allgemeiner manueller Fähigkeiten (z.B. Bastelarbeiten, Kneten mit Plastilin, Malen) steht die Übung an praktischen Beispielen im Vordergrund.

Es sind viele kleine, aber äußerst nützliche Hilfsmittel entwickelt worden, die Sie kennen sollten und deren Gebrauch man natürlich erst erlernen muss. (Hilfsmittelkataloge erhalten Sie über Ihre Selbsthilfegruppe oder Sanitätsfachgeschäfte.)

TIPP

Tipps für Angehörige

Der Betroffene sollte unbedingt dazu ermuntert werden, seinen Interessen und Hobbys weiterhin nachzugehen. Geduld, Zuspruch und Aufmunterung fördern die Motivation. Die Vorschläge für eine sinnvolle Ergotherapie müssen auf die Behinderung abgestimmt sein, dem Betroffenen Freude machen und Sie, als seine Bezugspersonen, mit einschließen. Eine Überforderung des Betroffenen führt sehr rasch zur Aufgabe.

Falls Sie kognitive Störungen haben, stehen Ihnen Übungsmaterialien zum Training von Hirnleistungen zur Verfügung, wobei in jüngerer Zeit auch spezielle Computerprogramme eingesetzt werden. Vorher sollten Art und Ausmaß der Hirnleistungsstörung ermittelt werden. Trainiert werden Gedächtnisleistungen, Konzentrationsfähigkeit sowie Denk- und Handlungsabläufe.

Führen Sie Ihre früheren Hobbys so weit wie möglich weiter – auch wenn der Zeitaufwand erheblich größer geworden ist.

151 Welche Bedeutung hat die Sprachtherapie (Logopädie)?

Die Logopädie befasst sich mit Stimm-, Sprach- und Sprechstörungen. Zunächst ist für eine optimale medikamentöse Therapie zu sorgen, die meist auch die Sprechstörung bessert.

Eine Sprachtherapie bzw. Logopädie wird notwendig, wenn die Sprechstörung zu einem Kommunikationsproblem geworden ist. Durch die Parkinson-Krankheit sind Sie neben der Sprechstörung möglicherweise zusätzlich durch eine verminderte Mimik und in manchen Fällen auch durch eine kognitive Leistungseinbuße in Ihrer Kommunikationsfähigkeit beeinträchtigt.

Es ist verständlich, dass Sie unter dieser Einschränkung leiden und die Gefahr besteht, dass Sie sich als Gesprächspartner zurückgesetzt fühlen. Trotzdem möchten wir Sie gerne ermuntern, sich nicht zurückzuziehen und Gesprächen aus dem Weg zu gehen, sondern im Gegenteil kommunikativ zu bleiben. Hierbei kann Ihnen die Sprachtherapie helfen. Zum logopädischen Übungsprogramm gehören mundmotorische Übungen (z. B. vor dem Spiegel), Sprechübungen mit lautem Sprechen und Kontrolle der Sprechgeschwindigkeit und Sprechmelodie (eventuell mit akustischer Taktgebung) sowie Atem- und Schluckübungen. Speziell für Parkinson-Patienten ist die nach einer Patientin benannte Lee-Silverman-Sprachtherapie (LSVT) entwickelt worden.

152 Probleme mit dem Umfeld – was ist hilfreich?

An dieser Stelle wollen wir einige Punkte ansprechen, die sich auf die Probleme im Umgang mit der Parkinson-Krankheit und im Umgang mit der Umwelt beziehen. Krankheitsbewältigung hat bei allen chronisch fortschreitenden Erkrankungen einen hohen Stellenwert. Eine Besonderheit der Parkinson-Krankheit besteht jedoch darin, dass die Erkrankung wegen der motorischen Störungen sofort für jedermann äußerlich sichtbar wird.

Die Diagnose Parkinson-Krankheit »verdauen«

Nach der Diagnosestellung müssen Sie sich zunächst einmal damit auseinander setzen, dass Sie an einer chronisch fortschreitenden Erkrankung leiden, für die es derzeit keine Heilung gibt. Das ist sicher nicht leicht. Umso wichtiger ist die gleichzeitige Aufklärung darüber, dass das idiopathische Parkinsonsyndrom in der Regel einen relativ günstigen Krankheitsverlauf zeigt und dass heute sehr wirksame Therapiemaßnahmen zur Verfügung stehen. Dennoch bleibt für Sie verständlicherweise die Ungewissheit der eigenen Krankheitsentwicklung.

Inwieweit sollten Arbeitgeber und Kollegen informiert werden?

Sie sollten als Parkinsonerkrankter eine etwaige Leistungsminderung zum Bespiel an Ihrem Arbeitsplatz nicht verbergen. Sprechen Sie mit Ihrem Arbeitgeber und Ihren Arbeitskolleginnen und -kollegen über Ihre Erkrankung. Erklären Sie ihnen in einfachen Worten den Mechanismus der Erkrankung, indem Sie vielleicht den Vergleich mit dem Insulinmangel bei Zuckerkranken verwenden.

Sagen Sie ihnen, dass in Ihrem Falle ein Botenstoff, der die Bewegungssignale überträgt und steuert, vermindert ist. Es ist nicht

Selbsthilfe

TIPP

Die Diagnose schürt zunächst Ängste

Als Angehöriger sollten Sie bedenken, dass der mit der Diagnose »Parkinson« konfrontierte Betroffene in der Folgezeit sehr sensibel gegenüber allen Hinweisen aus seinem Umfeld und aus den Medien (Presse, Fernsehen) reagieren wird, die sich mit dieser Erkrankung beschäftigen. Er wird z.B. auch Patienten in fortgeschrittenen Krankheitsstadien sehen, die seine Befürchtungen und Ängste weiter verstärken.

notwendig, dass Sie von einem Zelluntergang bestimmter Hirnareale sprechen, da hierdurch die falsche Assoziation einer geistigen Störung abgeleitet werden könnte. Erklären Sie Ihren Kollegen, dass aus Ihrer Mitteilung keinesfalls eine Unterforderung abgeleitet werden sollte. Scheuen Sie sich auf der anderen Seite aber auch nicht, auf eine Überforderung hinzuweisen, wenn Sie z.B. bestimmten Arbeitsabläufen nicht mehr nachkommen können.

Möglicherweise kann durch eine innerbetriebliche Umorganisation Abhilfe geschaffen werden. Ihre engsten Angehörigen und Freunde werden Sie möglicherweise ausführlicher über Ihre Erkrankung informieren.

Verhalten in Stresssituationen

Für die oftmals schwierigen Symptom verstärkenden Stress-Situationen in der Öffentlichkeit haben Sie vielleicht selbst wirksame Strategien erprobt. Besonders betroffen sind Tremor-Patienten, aber auch diejenigen, die unter Stress eine Zunahme der Bewegungsverlangsamung oder Überbewegungen erfahren. Hier nun einige Tipps:

Vorher bewusst entspannen. Bevor Sie an der Kasse bezahlen, in einer Behörde oder am Bankschalter unterschreiben, im Lokal das Besteck oder das Glas führen, versuchen Sie sich und besonders den geforderten Arm bzw. die Hand zu entspannen. Oft hilft der rasche Wechsel einer kurzen Anspannung und Entspannung vor der geplanten Aktion. Für einige Patienten kann es sich günstig auswirken, wenn die Gegenseite während der Aktion kurz angespannt wird.

Geben Sie sich im Geiste Anweisungen. Wichtig ist, dass Sie die Erwartungsangst mildern oder erst gar nicht aufkommen lassen. Einige Patienten berichten uns, dass sie ein kurzes autogenes Training durchführen: »Meine Hand ist ganz ruhig, nichts kann mich stören«. Lassen Sie sich nicht aus der Ruhe bringen, wenn ein Vorgang etwas länger dauert. Weisen Sie z. B. die Kassiererin im Supermarkt darauf hin, dass es etwas länger dauert: »Es dauert bei mir leider etwas länger, ist das ok so?« Auch die Wartenden hinter Ihnen in der Schlange werden Verständnis haben.

Lassen Sie sich Zeit. Sie könnten z. B. auch den Kellner bitten, Ihre Tasse zunächst nur halbvoll einzuschenken und später nachzugießen. Nehmen Sie sich auch Zeit beim Telefonieren und legen Sie Pausen ein. Stürzen Sie nicht zum Telefon, auch wenn der Teilnehmer auflegen könnte. Er wird wieder anrufen. Wäre ein mobiles Telefon und/oder ein Anrufbeantworter eine Hilfe für Sie?

Halten Sie Kontakt. Rufen Sie regelmäßig Verwandte, Freunde und Bekannte an, dann wird man auch Sie wieder anrufen. Haben Sie schon einmal daran gedacht, sich über Internet mit Gleichbetroffenen auszutauschen oder Informationen zu bestimmten Fragestellungen zu bekommen? Wenn Sie einen Termin wahrzunehmen haben, gönnen Sie sich eine ausreichende Vorbereitungszeit. Allein die Vorstellung, einen Termin einhalten zu müssen, kann für Sie einen erheblichen Stress bedeuten, der Ihre Beweglichkeit noch weiter mindert.

Trainieren Sie schwierige Situationen. Trainieren Sie Ihre ganz speziellen Stress-Situationen, Sie werden erfahren, dass es mit jedem Versuch besser gelingt. Vermeidungsstrategien wie »ich setze mich erst gar nicht der Situation aus« führen dagegen zur Unselbstständigkeit, zum Ärger über das eigene Versagen und schließlich zur Isolation.

Auch die Angehörigen sind »mitbetrofffen«

Es soll an dieser Stelle nicht verschwiegen werden, dass auch die Angehörigen und Freunde einer besonderen Belastung ausgesetzt sind. Sie haben den schwierigen Balanceakt zwischen (den Gefühlen) einer Über- und Unterforderung umzusetzen und sind auch in ihrer eigenen Bewegungsfreiheit oder Lebensqualität eingeschränkt. Die psychosoziale Betreuung sollte deshalb möglichst früh einsetzen und die Angehörigen mit einbeziehen.

Der oft zitierte Ratschlag für ein Zusammenleben: »Versetzen Sie sich in die Lage des anderen«, ist an Betroffene und Betreuende in gleicher Weise gerichtet.

Sozial- und rechtsmedizinische Probleme

Für die Angaben zu sozial- und rechtsmedizinischen Fragen kann keine Gewähr übernommen werden. Die gesetzlichen Leistungen können sich in der Zwischenzeit ändern oder schon geändert haben, sodass Sie sich immer von den zuständigen Stellen aktuell beraten lassen sollten.

153 Wann besteht Schwerpflegebedürftigkeit?

»Schwerpflegebedürftigkeit ist gegeben, wenn ein Kranker oder Behinderter so hilflos ist, dass er für die gewöhnlichen und regelmäßig wiederkehrenden Verrichtungen im Ablauf des täglichen Lebens auf Dauer in sehr hohem Maß der Hilfe bedarf.« Die Feststellung der Schwerpflegebedürftigkeit trifft der Arzt des Medizinischen Dienstes der Krankenversicherung (MDK). Der Medizinische Dienst prüft in der Regel aufgrund einer Untersuchung in häuslicher Umgebung, wobei Art und Umfang des Hilfebedarfs abgeschätzt werden. Die Hilfebedürftigkeit bezieht sich auf die Bereiche Bewegungsfähigkeit, Hygiene, Ernährung und Verständigung mit der Umgebung. Es soll festgestellt werden, welche personellen Hilfen und Hilfsmittel notwendig sind.

Für die Gewährung von Leistungen werden pflegebedürftige Personen einer der folgenden drei Pflegestufen zugeordnet. Anträge stellen Sie bei Ihrer gesetzlichen oder privaten Pflegekasse.

Pflegestufe I (erheblich pflegebedürftig)
Pflegebedürftige, die bei der Körperpflege, der Ernährung oder der Mobilität für mindestens zwei Verrichtungen aus einem

oder mehreren Bereichen mindestens einmal täglich der Hilfe bedürfen und zusätzlich mehrfach in der Woche Hilfen bei der hauswirtschaftlichen Versorgung benötigen. Der Hilfebedarf für die Grundpflege und hauswirtschaftliche Versorgung muss pro Tag mindestens 1,5 Stunden betragen, wobei auf die Grundpflege mehr als 45 Minuten entfallen müssen.

Pflegestufe II (schwer pflegebedürftig)

Pflegebedürftige, die bei der Körperpflege, der Ernährung oder der Mobilität für mindestens dreimal täglich zu verschiedenen Tageszeiten der Hilfe bedürfen und zusätzlich mehrfach in der Woche Hilfen bei der hauswirtschaftlichen Versorgung benötigen. Der Hilfebedarf für die Grundpflege und hauswirtschaftliche Versorgung muss pro Tag mindestens 3 Stunden betragen, wobei auf die Grundpflege mindestens 2 Stunden entfallen müssen.

Pflegestufe III (schwerst pflegebedürftig)

Pflegebedürftige, die bei der Körperpflege, der Ernährung oder der Mobilität täglich rund um die Uhr, auch nachts, der Hilfe bedürfen und zusätzlich mehrfach in der Woche Hilfen bei der hauswirtschaftlichen Versorgung benötigen. Der Hilfebedarf für die Grundpflege und hauswirtschaftliche Versorgung muss pro Tag mindestens 5 Stunden betragen, wobei auf die Grundpflege mindestens 2 Stunden entfallen müssen.

Einteilung der Pflegestufen

Pflegestufe	Verrichtungen	Mindeszeitaufwand pro Tag in Stunden
I	2	1,5
II	3	3
III	rund um die Uhr	5

154 Welche Leistungen bestehen bei häuslicher und stationärer Pflege?

Für die häusliche Pflege sieht die Pflegekasse Sach- und Geldleistungen vor. Die Höhe der Leistungen hängt vom Schweregrad der vom MDK festgestellten Pflegebedürftigkeit (Pflegestufe) ab. Sie haben zwei Möglichkeiten, Leistungen für die häusliche Pflege in Anspruch zu nehmen. Entweder erhalten Sie eine Sachleistung, d. h. Pflegeeinsätze durch ambulante Pflegedienste und Sozialstationen werden bezahlt. Oder Sie kümmern sich selber um Ihre Pflege (z. B. durch Angehörige) und erhalten eine Geldleistung. Sie können auch beide Leistungen kombinieren.

Leistungen für die häusliche Pflege

Sachleistungen (ambulante Pflegedienste)	
Stufe I	bis zu 384 € pro Monat
Stufe II	bis zu 921 € pro Monat
Stufe III	bis zu 1432 € pro Monat
Härtefälle	bis zu 1918 € pro Monat
Geldleistungen (private Pflegeperson)	
Stufe I	bis zu 205 € pro Monat
Stufe II	bis zu 410 € pro Monat
Stufe III	bis zu 665 € pro Monat

Die private Pflegeperson ist während ihres Einsatzes unfallversichert. Fragen Sie Ihre Pflegeversicherung, ob sie die Beiträge zur gesetzlichen Rentenversicherung zahlt. Bei Urlaub oder Erkrankung der Pflegeperson besteht Vertretungsanspruch für bis zu 4 Wochen im Jahr im Gesamtwert von bis zu 1432 €.

Stationäre Pflege

Wenn die Pflege aus unterschiedlichen Gründen zu Hause nicht mehr möglich ist, übernimmt die Pflegeversicherung in Abhängigkeit von der Pflegestufe die Kosten für die stationäre Pflege. Die Kosten für Unterkunft und Verpflegung muss der Versicherte selbst tragen.

Leistungen für die stationäre Pflege

Stufe I	bis zu 1023 € pro Monat
Stufe II	bis zu 1279 € pro Monat
Stufe III	bis zu 1432 € pro Monat
Härtefälle	bis zu 1688 E pro Monat

155 Was bedeuten MdE und GdB?

Minderung der Erwerbsfähigkeit (MdE) und Grad der Behinderung (GdB) werden nach gleichen Grundsätzen bemessen. Der Unterschied besteht darin, dass sich die MdE ursächlich nur auf Schädigungsfolgen bezieht, während der GdB alle Gesundheitsstörungen erfasst, unabhängig von der Ursache. Allgemein können Gesundheitsstörungen körperliche, geistige, seelische und soziale Auswirkungen einer Funktionsbeeinträchtigung sein.

Erwerbsunfähigkeit (EU) im sozialen Entschädigungsrecht besteht, wenn eine Minderung der Erwerbsfähigkeit (MdE) von mehr als 90 v.H. vorliegt. In der gesetzlichen Rentenversicherung bezieht sich die MdE allein auf die Einschränkung der Möglichkeit, eine Erwerbstätigkeit auszuüben. Wenn Sie aufgrund Ihrer motorischen Verlangsamung nicht mehr in der Lage sein sollten, den Anforderungen Ihres derzeitigen Arbeitsplatzes zu genügen, überlegen Sie, ob ein Arbeitsplatzwechsel möglich und sinnvoll ist. Ihr Arzt (Betriebsarzt) wird Ihnen sicherlich eine entsprechende Bescheinigung ausstellen. Lassen Sie sich sorgfältig über alle Konsequenzen beraten.

156 Wann kann man eine Erwerbsminderungsrente beantragen?

Wenn Sie wegen Ihrer Krankheit (Parkinson-Syndrom und andere Leiden) nur noch teilweise oder gar nicht mehr erwerbstätig sein können, besteht die Möglichkeit einer Rente wegen teilweiser und voller Erwerbsminderung. Eine volle Erwerbsminderungsrente kann gewährt werden, wenn eine Arbeitstätigkeit unter den Bedingungen des allgemeinen Arbeitsmarktes nur noch unter drei Stunden ausgeübt werden kann.

Wer noch drei bis sechs Stunden arbeiten kann, erhält eine Teil-Rente. Für Personen, die nach dem 2.1.1961 geboren sind gilt, dass im Rahmen einer Restleistungsfähigkeit jede Tätigkeit angenommen werden muss. Einen Berufsschutz gibt es nicht mehr.

Voraussetzung für eine Erwerbsminderungsrente ist, dass die Erwerbsminderung nicht durch Rehabilitationsmaßnahmen behoben werden kann. Bei Ihnen als Parkinson-Patient wird dies die Regel sein,

> **TIPP**
>
> Zur Erwerbsminderungsrente dürfen Sie in bestimmtem Umfang Geld hinzuverdienen. Informieren Sie sich bei Ihrem zuständigen Rentenversicherungsträger. Bei einer geringfügigen Rente sind zusätzliche Leistungen über das Sozialamt möglich.

wenn sie optimal medikamentös eingestellt sind. Sie müssen allerdings eine Versicherungszeit von mindestens 60 Kalendermonaten nachweisen und innerhalb der letzten fünf Jahre mindestens drei Jahre Pflichtbeiträge geleistet haben. Die Erwerbsminderungsrente ist in der Regel auf drei Jahre befristet, danach wird der Anspruch erneut überprüft.

157 Welche Voraussetzungen gelten für einen Schwerbehindertenausweis?

Eine Behinderung liegt vor, wenn ein gesundheitlicher Schaden zu funktionellen Einschränkungen führt und diese Einschränkungen soziale Beeinträchtigungen zur Folge haben. Der gesundheitliche Schaden kann sich auf körperliche, geistige oder seelische Veränderungen beziehen. Es ist dabei unerheblich, ob die Behinderung auf einer Krankheit oder einem Unfall beruht. Bevor ein Behinderter Hilfen in Anspruch nehmen kann, muss sein Grad der Behinderung festgestellt und bescheinigt werden. GdB und MdE setzen voraus, dass sich die Gesundheitsstörung über einen Zeitraum von mehr als sechs Monaten erstreckt.

Behinderungen müssen nicht zwangsläufig zu einer Leistungsminderung im Arbeits- und Berufsleben führen. Der Grad der Behinderung wird in Zehnergraden von 10 bis 100 festgelegt. Als Behinderung wird nur die Auswirkung einer Funktionsbeeinträchtigung gewertet, die mindestens einen Grad der Behinderung von 20 hat. Bei mehreren Funktionsbeeinträchtigungen wird ein Gesamtbehinderungsgrad festgestellt, der sich nicht aus der Addition der Einzelwerte ergibt. Zu den Behinderungen im Sinne des Schwerbehindertengesetzes zählt nicht die allgemeine psychische und körperliche Leistungsminderung im Alter als normale Alterserscheinung.

> **TIPP**
>
> Mit der Anerkennung als Behinderter erwerben Sie bestimmte Rechte und Hilfen im Arbeitsleben und so genannte Nachteilsausgleiche, wie z. B. steuerliche und finanzielle Vergünstigungen.

Nach dem Schwerbehindertengesetz (SchwbG) gelten Personen als schwer behindert, die einen Grad der Behinderung (GdB) von mindestens 50 aufweisen. Nach den »Anhaltspunkten für die ärztliche Gutachtertätigkeit im sozialen Entschädigungsrecht und nach dem Schwerbehindertengesetz« ergeben sich für das Parkinsonsyndrom folgende Anhaltswerte für die GdB/MdE-Grade:

30–40 v. H.: ein- oder beidseitige geringe Störung der Bewegungsabläufe, keine Gleichgewichtsstörung, geringe Verlangsamung;

50–70 v. H.: deutliche Störung der Bewegungsabläufe, Gleichgewichtsstörungen, Unsicherheit beim Umdrehen, stärkere Verlangsamung;

80–100 v. H.: schwere Störung der Bewegungsabläufe bis zur Immobilität.

Die genannten Anhaltswerte beziehen sich nur auf die Bewegungsstörungen. Wenn zusätzlich vegetative Begleitsymptome und/oder psychische Störungen bestehen, werden diese Gesundheitsstörungen wie auch andere Begleiterkrankungen mit in die Beurteilung eingehen.

TIPP

Erhöhten Behinderungsgrad vermerken lassen

Da es sich bei der Parkinson-Krankheit um eine chronische Erkrankung handelt, muss in der Regel mit einer Zunahme der Krankheitszeichen und Beschwerden gerechnet werden. Wenn der Grad Ihrer Behinderung wesentlich zunimmt und im Ausweis vermerkt werden soll, sollten Sie einen Änderungsantrag stellen. Eine wesentliche Änderung im Ausmaß der Behinderung liegt vor, wenn der veränderte Gesundheitszustand mehr als 6 Monate angehalten hat, weiter anhalten wird und die Änderung der Gesamtbehinderung (GdB) wenigstens 10 beträgt.

158 Wann liegt eine Gehbehinderung vor?

Die Bewegungsfähigkeit im Straßenverkehr ist erheblich beeinträchtigt (Merkzeichen G im Schwerbehindertenausweis, Gehbehinderung), wenn der Betroffene infolge einer Einschränkung des Geh- oder Stehvermögens nicht ohne erhebliche Schwierigkeiten oder Gefahren für sich oder andere Wegstrecken im Ortsverkehr zurückzulegen vermag, die üblicherweise noch zu Fuß bewältigt werden (2 km in 20 Minuten). Die Beeinträchtigung der Bewegungsfähigkeit kann auch durch internistische Leiden bedingt sein (z. B. schwere Herz- und Lungenerkrankungen, Zuckerkrankheit mit häufigen »Zuckerschocks«, erhebliche Schmerzen beim Gehen).

TIPP

Das Merkzeichen G im Schwerbehindertenausweis berechtigt zur unentgeltlichen Beförderung im Nahverkehr. Behinderten-Parkplätze dürfen Sie benutzen, wenn »aG« eingetragen ist.

Außergewöhnlich gehbehindert sind Personen, die sich wegen der Schwere ihres Leidens dauernd nur mit fremder Hilfe oder nur mit großer Anstrengung außerhalb ihres Kfz bewegen können oder auf einen Rollstuhl angewiesen sind (Merkzeichen aG im Schwerbehindertenausweis, außergewöhnliche Gehbehinderung).

159 Kommt für meine Behandlung nur eine Parkinson-Spezialklinik infrage?

Es gibt in der Bundesrepublik Deutschland relativ wenige Parkinson-Spezialkliniken. In zahlreichen neurologischen Kliniken und Abteilungen stehen Ihnen jedoch auch im stationären Bereich Ärzte zur Seite, die langjährige Erfahrungen im Umgang mit Parkinson-Patienten haben. In der Regel sind ausreichend geschultes Pflegepersonal, Krankengymnasten, Logopäden und Ergotherapeuten vorhanden. Ihr behandelnder Arzt kennt die einzelnen Einrichtungen in Ihrer Umgebung und wird Ihnen sicherlich die richtige Adresse geben.

Auch für Patienten, die nicht mehr im Berufsleben stehen, kann eine stationäre Rehabilitationsmaßnahme mit dem Ziel einer Wiedereingliederung in den Alltag beantragt werden. Die stationäre Rehabilitationsmaßnahme erfolgt meist als Nachbehandlung nach einem Klinikaufenthalt, wenn das Behandlungsziel noch nicht erreicht wurde.

160 Wann werde ich als »chronisch krank« eingestuft?

Jemand gilt als chronisch krank, wenn er sich in ärztlicher Dauerbehandlung befindet und mindestens einmal pro Quartal zum Arzt geht. Zusätzlich muss mindestens eines der folgenden Merkmale vom Arzt bescheinigt werden:

▌ Pflegebedürftigkeit der Stufe 2 oder 3.
▌ Schwerbehinderung oder Erwerbsminderung von mindestens 60 Prozent.
▌ Eine kontinuierliche medizinische Versorgung ist erforderlich, ohne die eine lebensbedrohliche Verschlimmerung, verminderte Lebenserwartung oder dauerhafte Beeinträchtigung der Lebensqualität zu erwarten ist.

Merkmal 3 wird wohl für die meisten Parkinson-Patienten zutreffen.

161 Wie viel muss ich an Zuzahlungen aufwenden?

Erwachsene müssen nicht mehr als zwei Prozent ihres jährlichen Bruttoeinkommens an Zuzahlungen aufwenden. Dabei werden alle Zuzahlungen, die der Versicherte und seine mit ihm im selben Haushalt lebenden Angehörigen leisten, zusammengezählt.

Für chronisch Kranke gilt die niedrigere Belastungsgrenze von einem Prozent des jährlichen Bruttoeinkommens (Lohn/Gehalt, Miet- und Pachteinnahmen). Für jeden Familienangehörigen wird ein Freibetrag berücksichtigt, der 2004 für den Erwachsenen bei 4347 € und für jedes Kind bei 3648 € lag. Für einen verheirateten Alleinverdiener mit vier Kindern kann man folgende beispielhafte Rechnung aufstellen:

Beispiel zur Berechnung der Zuzahlungsgrenze

Bruttoeinkommen	30 000,00 € pro Jahr
Freibetrag der Ehefrau	4347,00 € pro Jahr
Kinderfreibeträge (4 x 3648 €)	14 592,00 € pro Jahr
Berechnungsbasis	11 061,00 € pro Jahr
davon 2 %	221,22 € pro Jahr
davon 1 %	110,61 € pro Jahr

162 Muss man seine Erkrankung dem Arbeitgeber mitteilen?

Wenn Sie in einem Arbeitsverhältnis stehen oder wenn bei einer Neueinstellung nicht ausdrücklich danach gefragt wird, müssen Sie dem Arbeitgeber Ihre Erkrankung nicht mitteilen. Es besteht allgemeine Übereinstimmung darüber, dass der Parkinson-Patient seine berufliche Tätigkeit möglichst lange – jedoch ohne Überforderung – fortführen sollte. Eine zu frühe Berufs- oder Erwerbsunfähigkeit führt nicht nur zu finanziellen Einbußen, sondern häufig auch zur sozialen Isolation mit psychischen Beeinträchtigungen.

> **TIPP**
>
> Leider wird Parkinson-Patienten zu häufig und zu früh schon bei geringerer Krankheitsausprägung von Angehörigen, Arbeitskollegen und auch Ärzten nahe gelegt, einen Rentenantrag zu stellen.

163 Darf ich weiterhin Auto fahren?

Der Parkinson-Kranke, der einen Führerschein besitzt, ist nicht verpflichtet, seine Behinderung der Behörde zu melden. Die Straßenverkehrsordnung nimmt ihn jedoch in die Pflicht, indem ganz allgemein formuliert wird, »in geeigneter Weise Vorsorge zu treffen«.

Unter der Federführung von H. Lewrenz sind neue Begutachtungs-Leitlinien zur Kraftfahrzeugeignung des Gemeinsamen Beirats für Verkehrsmedizin beim Bundesminister für Verkehr, Bau- und Wohnungswesen und Bundesministerium für Gesundheit erstellt worden.

Die neuen Führerscheinklassen

Gruppe 1	entspricht der früheren Führerscheinklasse III und den neuen Klassen A, B, B + E mit den Unterklassen A1 und B1
Gruppe 2	entspricht der früheren Führerscheinklasse II und den neuen Klassen C, C + E, D, D + E mit Unterklassen C1, C1 + E und D1 + E

In den neuen Begutachtungs-Leitlinien heißt es: »Wer unter einer extrapyramidalen (oder zerebellären) Erkrankung leidet, die zu einer herabgesetzten Leistungs- und Belastungsfähigkeit führt, ist nicht in der Lage, den gestellten Anforderungen zum Führen von Kraftfahrzeugen der Gruppe 2 gerecht zu werden.«

Die Fähigkeit, Kraftfahrzeuge der Gruppe 1 sicher zu führen, ist nur bei erfolgreicher Therapie oder in leichteren Fällen der Erkrankungen gegeben. Sie setzt die nervenärztliche/neurologische und, je nach den Umständen, psychologische Zusatzbegutachtung voraus. Nachuntersuchungen in Abständen von 1, 2 und 4 Jahren sind je nach den Befunden, die der Einzelfall bietet, zur Auflage zu machen.

Sie sollten überlegen, ob für Sie ein Automatikgetriebe nicht besser geeignet ist als ein Schaltgetriebe. Der Arzt kann zwar die Fahrtauglichkeit einschätzen, verantwortlich sind jedoch Sie als Patient. Im Zweifelsfalle sollten Sie mit dem Fahrlehrer einer Behindertenfahrschule sprechen. Beim TÜV können Sie eine medizinisch-psychologische Untersuchung (MPU) und eine Fahrprobe durchführen lassen, um auch versicherungsrechtlich ge-

Klinische Kriterien für die Einschätzung der Fahrtauglichkeit

Grad der motorischen Beeinträchtigung	▪ Tremor ▪ Fluktuationen (On-Off) ▪ Dyskinesien/Dystonie
Grad der kognitiven Störung	▪ Aufmerksamkeit ▪ Konzentration ▪ Reaktionsvermögen
Grad der psychiatrischen Störung	
Nebenwirkungen der medikamentösen Therapie	
Fortschreiten der Erkrankung	

schützt zu sein. Der TÜV kann Umkreis- und Geschwindigkeitsbegrenzungen empfehlen.

Bedenken Sie, dass vermindertes Reaktionsvermögen und Konzentrationsschwäche häufige kognitive Zeichen der Parkinson-Krankheit sind und darüber hinaus auch die Parkinson-Mittel die Fahrtüchtigkeit beeinträchtigen können. Verzichten Sie in vorhersehbaren Phasen schlechter Beweglichkeit auf Ihr Auto und lassen Sie sich fahren bzw. benutzen Sie öffentliche Verkehrsmittel. Die genannten Begutachtungs-Leitlinien weisen darauf hin, dass »es dem Verantwortungsbewusstsein jedes Teilnehmers aufgegeben ist, durch kritische Selbstprüfung festzustellen, ob er unter den jeweils gegebenen Bedingungen noch am Straßenverkehr, insbesondere am motorisierten Straßenverkehr, teilnehmen kann oder nicht«.

Über die Neigung zu Müdigkeit und Einschlafepisoden unter der Therapie von Dopaminagonisten haben wir Sie informiert.

Wie Sie Ihren Alltag leichter bewältigen

In den folgenden Fragen werden wir Ihnen und Ihren Angehörigen einige allgemeine Ratschläge zur Alltagsbewältigung
geben.

164 Welche Veränderungen sollte man in der Wohnung vornehmen?

Sie sollten Ihre Wohnung so einrichten oder verändern, dass
möglichst wenige Gefahren für Sie bestehen und Sie auf möglichst wenig fremde Hilfe angewiesen sind.

Wenn Türschwellen Stolpergefahren darstellen, sollten sie ent-
fernt werden. Sichern Sie Ihre Treppen durch Handläufe. Achten
Sie darauf, dass Ihr Teppich gut und fest verlegt und nicht zu
hoch ist. Zusätzlich verlegte Teppiche erhöhen die Stolpergefahr.
Sorgen Sie für genügend freie Stützflächen auf Tischen, Fenster-
bänken usw.

Hohe, schwer verrückbare Stühle mit stabiler, breiter Auflage-
fläche und festen erhöhten Armlehnen erleichtern das Aufstehen. Die Sitzauflagen sollten eine leicht nach vorn abfallende
Schräge aufweisen. Benutzen Sie keine plastiküberzogenen Sitzmöbel oder -kissen, da sie die Schweißabsonderung verstärken
und einen Hautreiz darstellen können.

Lichtschalter sollten gut erreichbar sein. Rufanlagen (Klingel,
Gegensprechanlage) haben sich besonders bei Sprechstörungen
bewährt. Fernsteuerungen für Fernsehen und Radio sind zwar
bequem, verleiten aber auch zur körperlichen Inaktivität. Bei

stärkerer Behinderung sollten Sie jedoch verschiedene elektronische Hilfsmittel nutzen (z. B. Fernsteuerung für Licht, Heizung, Rollläden usw.).

Schlafzimmer

Ihr Bett sollte so hoch sein, dass Sie es gut verlassen können. Über dem Bett angebrachte Haltemöglichkeiten (z. B. »Bettgalgen«, wie Sie ihn vielleicht aus dem Krankenhaus kennen) erleichtern das Aufstehen und Drehen im Bett. An der Schlafzimmerwand kann ein Geländer in einer Höhe von 30–40 cm über der Bettkante angebracht werden. Wenn erforderlich, sollten Männer die Urinflasche griffbereit am Bett haben.

Bad und Toilette

Besonders hingewiesen werden soll auf die Sicherheit im Bad und in der Toilette, die zu den gefährdeten Räumen in Ihrem Hause zählen. Diese Räume sind in der Regel eng, die Fußböden glatt und bei Feuchtigkeit glitschig. Auch hier erleichtern Haltegriffe (neben der Badewanne, Dusche, Waschbecken, Toilette) das Festhalten und Aufrichten.

Wenn Sie mehr Zeit zum Waschen, Zähneputzen usw. benötigen, sollten Sie Ihre Morgentoilette im Sitzen verrichten. Üblicherweise sind die Toilettendeckel zu tief angebracht, sodass Sie eine Erhöhung vornehmen sollten. Im Handel werden Zwischenaufsätze aus Kunststoff angeboten.

Das Duschen mit einer Handdusche auf einem Duschhocker ist einfacher und sicherer als das Ein- und Aussteigen aus einer tiefen Badewanne. Thermostate schützen vor Verbrennungen mit heißem Wasser. Alle Waschutensilien sollten sich in griffbereiter Nähe befinden. Achten Sie auf rutschfeste Bade- oder Duschmatten. Auch für Ihre Badewanne sind spezielle, in der Höhe verstellbare oder hydraulisch gesteuerte Sitze erhältlich.

165 Welche Regeln gelten für die Lagerung bettlägeriger Patienten?

Um Druckgeschwüre (Dekubitalulzera) und Gelenkversteifungen zu vermeiden, muss die Körperlage etwa alle 2–3 Stunden geändert werden. Besonders gefährdet sind der Steißbereich, Oberschenkel- und Hüftbereich, die Fersen, die Knöchel, die Knie und die Ellenbogen.

Für die Lagerung benötigen Sie ausreichendes Lagerungs- und Stützmaterial (Kissen, Rollen, Polsterringe, Schaumstoffblöcke). Die einzelnen Techniken für die Lagerung völlig hilfloser Parkinson-Patienten sollten Angehörige sich von geschulten Kräften – etwa von Sozialstationen – zeigen lassen. Sie werden erfahren, dass die Lagerung nicht immer mit einem großen Kraftaufwand verbunden sein muss.

Noch ein Wort zu besonderen (Antidekubitus-)Matratzen, die die Ausbildung von Druckgeschwüren vermeiden sollen: Eine Matratze, bei der auf ein Umlagern völlig verzichtet werden kann, gibt es nicht. Erkundigen Sie sich bei Ihrer Sozialstation oder beim Pflegepersonal einer entsprechenden Klinik.

166 Welche Kleidung ist besonders geeignet?

Achten Sie bei der Wahl Ihrer Kleidungsstücke darauf, dass diese einfach an- und auszuziehen sind. Naturstoffe können besser als Kunststoffe für einen Wärmeaustausch sorgen und den Schweiß besser aufnehmen. An der Vorderseite angebrachte Reiß- und Klettverschlüsse sind einfacher zu handhaben als Knöpfe oder Schleifen (benutzen Sie eine Knöpfhilfe). Kleidung, die nicht über den Kopf zu ziehen ist, erleichtert Ihnen den Kleidungswechsel. Für ein sicheres Gehen ist festes, gut sitzendes Schuhwerk mit gutem Einschlupf Voraussetzung. Benutzen Sie keine Schuhe mit hohen Absätzen und auch keine Hauspantoffeln (obwohl so bequem!). Schuhanzieher mit langem Griff und auch der alte Stiefelknecht bieten ebenfalls gute Hilfe beim An- und Ausziehen der Schuhe.

Bei tiefen Außentemperaturen und windigem Wetter sollten Sie auf schützende Bekleidung achten. Ihre eventuelle Neigung zum Schwitzen könnte Sie dazu verführen, sich zu leicht anzuziehen. Bei der Parkinson-Krankheit wird Kälte häufig nicht mehr ausreichend wahrgenommen, sodass Erkältungsgefahr besteht. An warmen Sommertagen sollten Sie sich dagegen luftig kleiden.

167 Wie soll man den Tagesablauf gestalten?

Auch wenn Sie nicht mehr berufstätig sind, sollten Sie für einen strukturierten Tagesplan sorgen. Nehmen Sie sich für den nächsten Tag auch Dinge vor, die Ihnen Spaß machen und Sie in Ihrer Bewegungsfähigkeit fördern. Stehen Sie nicht zu spät auf und führen Sie regelmäßig Ihre gymnastischen Übungen durch. Nach dem Mittagessen sollten Sie sich ruhig für eine (halbe) Stunde hinlegen.

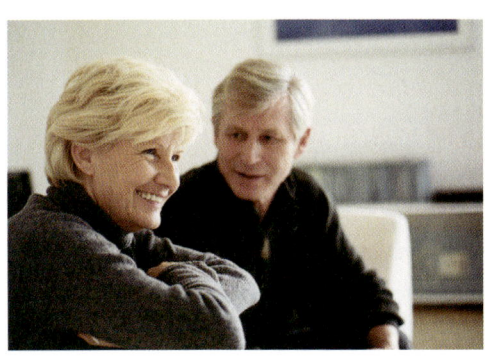

▲ Gehen Sie auch weiterhin unter Menschen.

Nehmen Sie weiterhin an Geselligkeiten teil, auch wenn Sie in Ihren Bewegungen und im Sprechen eingeschränkt sind. Ihre Freunde und Bekannten werden sicherlich Rücksicht nehmen. Unternehmen Sie vielleicht ab und zu etwas mit den Kindern aus dem Verwandten- und Freundeskreis. Aktivieren Sie z. B. einen Stammtisch (Skat und andere Kartenspiele). Interessieren Sie sich vielleicht für das Programm der Volkshochschule? Hatten Sie nicht schon immer einmal vor, sich einen Hund anzuschaffen? Er wird es Ihnen sicherlich erleichtern, sich zu einem Spaziergang aufzuraffen.

Versuchen Sie, Ihr Hobby zu pflegen – auch wenn es jetzt langsamer geht. Gönnen Sie sich ausreichende Ruhepausen. Wenn Sie bisher kein Hobby hatten, überlegen Sie, was Ihnen Freude machen könnte (Sammeln bestimmter Gegenstände, handwerkliche Tätigkeiten, die Sie noch leisten können usw.).

168 Welche Hilfsmittel gibt es bei Schreib- und Ess-Schwierigkeiten?

Bewährt haben sich Bestecke und Schreibstifte mit verbreiterten Griffen. In Baumärkten und Fachgeschäften bekommen Sie sehr preisgünstig Schlauchüberzüge (Isolierschläuche für Rohrleitungen), mit denen Sie die Grifffläche Ihrer Bestecke und Schreibstifte vergrößern können. Im Handel werden Messer, Löffel und Gabeln angeboten, deren Griffe nach Einbringen in warmes Wasser formbar sind und somit der Benutzerhand angepasst werden können.

Teller mit überhöhten Rändern verhindern das Überschwappen des Inhalts. Schnabeltassen und Trinkhalme erleichtern das Trinken, z.B. bei starkem Zittern. Der Fachhandel bietet für verschiedene Gefäße Saugfüße an, um ein Gleiten zu verhindern. Lassen Sie sich Zeit bei der Einnahme Ihrer Mahlzeiten. Benutzen Sie Warmhalteplatten für Ihre Speisen. Blättern Sie doch einmal in einem Fachkatalog, den Sie im Sanitätsfachgeschäft erhalten oder surfen Sie im Internet.

169 Welche Hilfsmittel gibt es für Haushalt und Garten?

Für Behinderte gibt es spezielle Fleisch-, Brot- und Küchenmesser. Elektrische Dosen- und Küchenmesser, Nagelbretter zum Aufstecken von Schneidgut, elektrische Allesschneider sind weitere Hilfen. Küchenwerkzeuge, z. B. Kartoffelschäler, lassen sich einhändig bedienen, wenn sie mit Saugnäpfen auf der Tischfläche befestigt werden. Für Gartenarbeiten sind spezielle Gartengeräte mit langen Stielen und Gartenscheren mit Zweihandgriff erhältlich. Telefone mit besonders großen Tasten oder Automatikwählern werden von der Post angeboten.

170 Was ist bei Urlaubsreisen zu beachten?

Natürlich sollten Sie auch weiterhin Urlaubsreisen durchführen, die Sie nicht nur aus Ihrem täglichen Einerlei herausführen, sondern auch Ihr Selbstvertrauen stärken. In Abhängigkeit von Ihrer Behinderung sollten Sie Ihre Urlaubsreise sorgfältig in Ruhe planen und vorbereiten. Meiden Sie Länder oder Zeiten mit extrem heißem, tropischem Klima und auch sehr kaltes, feuchtes Klima.

Grundsätzlich können Sie alle Verkehrsmittel benutzen, auch das Flugzeug. Überlegen Sie frühzeitig, wie Sie zum Bahnhof oder Flughafen kommen und wer Sie am Urlaubsort weitertransportiert. Sofern Sie bei Reisen mit der Deutschen Bahn Hilfe beim Aus-, Um- und Einsteigen benötigen, benachrichtigen Sie drei Werktage vor Reiseantritt die Bahnbehörde. Die meisten Luftfahrtgesellschaften bieten eine kostenlose Betreuung am Start- und Zielort an.

Stärker Behinderte sollten sich von vertrauten Personen begleiten lassen, die sich auf Ihre spezielle Behinderung gut einstellen können. Sorgen Sie für einen ausreichenden Vorrat an Medikamenten! Nehmen Sie bei einer Auslandsreise einen Medikamentenplan mit, in welchem neben der Arzneimittelbezeichnung auch der Wirkstoff aufgeführt ist. So kann der ausländische Arzt Ihr Medikament besser identifizieren.

171 Wie soll man bei Flugreisen seine Medikamente einnehmen?

Bei Flugreisen mit Zeitverschiebung sollten Sie Ihre Parkinson-Medikation dem Zielort anpassen, d. h. Sie nehmen die üblichen Medikamente bis zum Abflug. Am Zielort stellen Sie Ihre Medikation auf die dortige Tageszeit ein. Für den Fall einer hypokinetischen Phase während des Fluges sollten Sie lösliches L-Dopa (100–200 mg) als Reserve mitnehmen. Die folgenden Beispiele sollen die Umstellung verdeutlichen:

Flug Richtung Westen: Sie fliegen um 14.00 Uhr in Richtung Westen und hatten Ihre letzte Medikation um 13.00 Uhr. Die nächste fällige Medikamenteneinnahme wäre um 18.00 Uhr. Sie erreichen Ihren Zielort nach 8 Stunden mit einer Zeitverschiebung von 6 Stunden. Die Zeit am Zielort ist 16.00 Uhr. In diesem Falle würden Sie Ihre nächste Medikamenteneinnahme auf 18.00 Uhr am Zielort festlegen und diese nach dem Dosierungsplan des Heimatortes weiter nehmen.

Flug Richtung Osten. Abflug 14.00 Uhr Richtung Osten, Flugzeit 8 Stunden, Ankunft bei einer Zeitverschiebung von +6 Stunden um 04.00 Uhr morgens des nächsten Tages. Der nächste Dosierungstermin wäre dann der Morgen am Zielort. Die übliche Abenddosis des Heimatortes bliebe aus. Wenn Sie allerdings besondere nächtliche Probleme hatten, müsste Ihr Einnahmeplan entsprechend angepasst werden.

172 Was ist die Deutsche Parkinson Vereinigung?

Die Deutsche Parkinson Vereinigung (dPV) wurde 1981 von Parkinson-Patienten als Selbsthilfevereinigung gegründet und zählt heute 23 000 Mitglieder. In 450 Regionalgruppen und Kontaktstellen treffen sich Betroffene und Angehörige, um Erfahrungen auszutauschen, gemeinsam Übungen durchzuführen, Vorträge von Ärzten und Therapeuten zu hören und sich gegenseitig zu ermutigen.

Die dPV fördert wissenschaftliche Projekte der Parkinson-Forschung, führt Seminare für Ärzte und Therapeuten durch, pflegt den Kontakt zu Apothekern und setzt sich für eine enge Kooperation mit Gesundheitspolitikern, Kostenträgern und der Pharmaindustrie ein.

Deutsche Parkinson Vereinigung Bundesverband e.V.
Moselstraße 31, D-41464 Neuss 1
Tel.: 0 21 31/4 10 16 oder -17, Fax: 0 21 31/4 54 45
Faxabruf »dPV Aktuell«: 0 18 05/72 75 46
E-Mail: info@parkinson-vereinigung.de
Internet: www.parkinson-vereinigung.de

Bei der dPV erhalten Sie Informationen zu Selbsthilfegruppen in Ihrer Nähe. In nahezu allen Bundesländern haben sich Regionalgruppen, Kontaktstellen und Clubs für junge Parkinson-Kranke (Club U 40) gebildet, die wir aus Platzgründen hier nicht einzeln aufführen können. Sie erhalten die aktuellen Adressen über die Deutsche Parkinson Vereinigung. Als dPV-Mitglied erhalten Sie die regelmäßigen Nachrichten der Deutschen Parkinson Vereinigung (dPV-Nachrichten) mit hilfreichen Informationen.

Informationen erhalten Sie auch über
www.kompetenznetz-parkinson.de,
www.kompetenznetze-medizin.de

Parkinson-Vereinigungen in Österreich und der Schweiz

Parkinson-Selbsthilfegruppe Österreich

Innrain 43, 6020 Innsbruck, Tel.: 0 51 12/57 71 98, Fax: 0 51 12/56 43 11

E-Mail: vorstand@parkinson-sh.at, Internet: www.parkinson-sh.at

Geschäftsstelle Parkinson Schweiz

Postfach 123, Gewerbestrasse 12a, CH-8132 Egg, Tel.: 02 77/20 77, Fax: 02 77/20 78

E-Mail: info@parkinson.ch, Internet: www.parkinson.ch

Südtiroler Gesellschaft für Parkinson (deutschsprachig)

Galileo Galilei Str. 4a, Bozen, Tel./Fax: 04 71/93 18 88

E-Mail: parkinson@rolmail.net, Internet: www.parkinson.bz.it/parkinson%20homepage/

Sachverzeichnis

Sachverzeichnis

Sachverzeichnis

Bibliografische Information der
Deutschen Bibliothek
Die Deutsche Bibliothek verzeichnet diese
Publikation in der Deutschen Nationalbibliografie;
detaillierte bibliografische Daten sind im Internet
über http://dnb.ddb.de abrufbar

Programmplanung: Sibylle Duelli

Redaktion: Dipl. Biol. Anne Bleick

Umschlaggestaltung und Layout:
Cyclus · Visuelle Kommunikation, Stuttgart,

Bildnachweis:
Umschlagbild: P. Loenicker
Fotos im Innenteil:
Prof. Dr. H. H. Goebel und Dr. J. Bohl, Neuropatholo-
gisches Institut der Universität Mainz: S. 27; Med-
tronic: S. 229, 231; Prof. Dr. med. Reiner Thümler:
S. 57 ober, 92, 94, 95, 96, 97, 98, 105, 114;
alle übrigen: Archiv der Thieme Verlagsgruppe
Die abgebildeten Personen haben in keiner Weise
etwas mit der Krankheit zu tun.

Zeichnungen: Christine Lackner–Hawighordt,
Ittlingen

1. u. 2. Auflage:
© 1998, 2001 Georg Thieme Verlag
Rüdigerstraße 14,
70469 Stuttgart
Printed in Germany
3. vollständig aktualisierte Auflage
© 2006 TRIAS Verlag in MVS
Medizinverlage Stuttgart GmbH & Co. KG
Oswald-Hesse-Straße 50, 70469 Stuttgart

Printed in Germany

Satz: Fotosatz H. Buck, Kumhausen
Druck: AZ Druck und Datentechnik GmbH, Kempten

Gedruckt auf chlorfrei gebleichtem Papier

ISBN 3-8304-3321-2
ISBN 978-3-8304-3321-7   2 3 4 5 6

Wichtiger Hinweis:
Wie jede Wissenschaft ist die Medizin ständigen
Entwicklungen unterworfen. Forschung und klini-
sche Erfahrung erweitern unsere Erkenntnisse,
insbesondere was Behandlung und medikamentöse
Therapie anbelangt. Soweit in diesem Werk eine
Dosierung oder eine Applikation erwähnt wird, darf
der Leser zwar darauf vertrauen, dass Autoren und
Verlag große Sorgfalt darauf verwandt haben, dass
diese Angabe **dem Wissensstand bei Fertigstellung
des Werkes** entspricht.
Für Angaben über Dosierungsanweisungen und
Applikationsformen kann vom Verlag jedoch keine
Gewähr übernommen werden. **Jeder Benutzer ist
angehalten,** durch sorgfältige Prüfung der Beipackzettel der verwendeten Präparate und gegebenenfalls nach Konsultation eines Spezialisten festzustellen, ob die dort gegebene Empfehlung für
Dosierungen oder die Beachtung von Kontraindikationen gegenüber der Angabe in diesem Buch ab-
weicht. Eine solche Prüfung ist besonders wichtig
bei selten verwendeten Präparaten oder solchen,
die neu auf den Markt gebracht worden sind. **Jede
Dosierung oder Applikation erfolgt auf eigene
Gefahr des Benutzers.** Autoren und Verlag appel-
lieren an jeden Benutzer, ihnen etwa auffallende
Ungenauigkeiten mitzuteilen.

Geschützte Warennamen (Warenzeichen) werden
nicht besonders kenntlich gemacht. Aus dem Fehlen eines solchen Hinweises kann also nicht geschlossen werden, dass es sich um einen freien
Warennamen handelt.